OCT画像の比較と所見のポ...

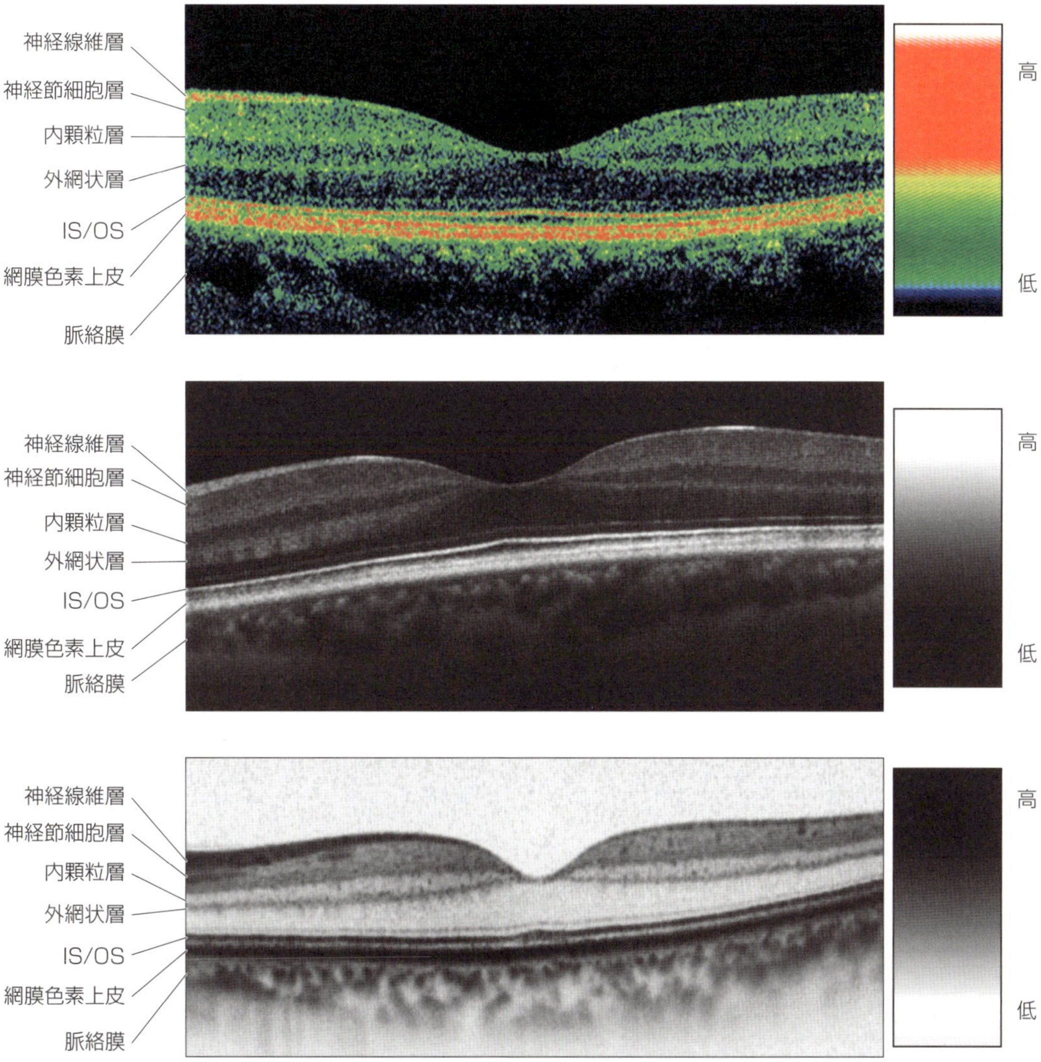

上段：疑似カラー表示．反射の強さを，白→赤→黄→緑→青→黒の順に表示している．
中段：白黒表示．反射の強さを，白→黒の順にグレースケールで表示している．
下段：白黒反転表示

ここに注目!!

- 網膜厚の増減はないか
- 網膜のどの層に異常があるか
- 視細胞外節の欠損や視細胞内節外節接合部（IS/OS）の異常はないか
- 黄斑剥離や網膜分離はないか
- 脈絡膜厚に変化はないか

身につく
OCTの撮り方と所見の読み方

著 | 群馬大学医学部眼科学 准教授
大谷 倫裕

金原出版株式会社

「身につくシリーズ」刊行にあたって

　外界の情報は眼から80％入るといわれている．そこで，一生において，眼は健全に保たれることが大切であり，ここに眼科医の役割がある．眼科は専門性の高い科であり，今や，眼球は種々の機器を駆使して眼球全体を隈なく見ることができ，この結果を診断に役立てている．そして，眼球に関する手術を含めた治療法の向上にも役立っている．そこで，眼科医は種々の機器の正確な使用法とその所見の読み方に精通して，その結果を診断や治療に役立てなければならない．

　最近の眼科検査機器の進歩は目覚しい．網膜の組織切片が生体眼で得られたり，これを3次元的に観察が可能になったり，視細胞が映像で捕らえられたりなど新しい検査機器によって細部までの観察が可能になり，診断の精度も増してきた．しかし，このような新しい機器を使用することには興味はあるが，特に，研修医は先ず，従来の基本的一般検査を正確な手技でできることが大切である．研修医のうちに，基本的手技がマスターできていないときとか，所見の見方が身についていないときには，一生，不確実な所見しか得られず，また，正確な診断ができずに，不十分な診療に終わる可能性がある．例えば，細隙灯顕微鏡は診療上，必ず使用する機器であるが，種々の検査手法があり，この機器のあらゆる操作をマスターし，見るべき所見を知っていれば，多くの重要な所見を把握でき，診断の力量も違ってくる．眼底検査にしても双眼倒像検眼鏡の使用法を最初からマスターすることが大切で，これによって圧迫子の使用が可能になり，眼球の内面すべてを観察することができる．蛍光眼底造影法，隅角検査なども検査の力量が問題になるが，一方では，得られた所見を正確に読めて診断治療に結びつけなければならない．そこで，疾患も含めて広い知識も必要である．すなわち，検査で何がわかるか，これが診断にどのように利用できるかを考えながら検査をすることが大切である．第一歩は基礎的な検査に精通することとこれを診断治療に如何に利用できるかを身につけることが大切であり，次の段階で新しい高度の機器の使用に熟練することが求められる．

　従来，検査法に関する書籍は多く見られるが，各手技や重要な疾患を1冊の本にコンパクトにまとめたものは少ない．本シリーズではシェーマ，イラストや写真を多用して，図を見ながら自然と検査手技や知識が頭に入るようにわかりやすく順を追って記載して頂いているので，必ずや，研修医や眼科臨床医にとって，身につくシリーズになると思う．

2010年10月

監修　所　敬

序

　1997年に初代のOCTが日本に導入されてから今年で16年になります．当時のOCTの画質は荒く，視細胞内節外節接合部（IS/OS）などはわかりませんでしたが，生体網膜の断面を観察できたことの驚きは相当なものでした．その後OCTは改良を重ね，タイムドメイン方式からスペクトラルドメイン方式に進歩し，現在のOCTは，まさに顕微鏡で組織切片を見るかのような精細画像を描出します．またスキャンスピードも格段に速くなり，数秒で眼底後極部の三次元画像を構築することが可能です．分解能の向上や解析ソフトの改善によって，眼底疾患だけではなく緑内障の診断にもOCTが応用可能となり，OCTは眼科臨床に必要不可欠な検査装置となっています．このような現状をふまえ，OCTを臨床の場で十分に活用していただくことを目的に本書を執筆しました．

　はじめにOCT検査に必要な基礎知識について解説しました．OCTは形態検査であり，OCT画像を読むには網膜や視神経の解剖と正常OCT断層像の理解が必須です．またOCTの原理を知り，アーチファクトによる誤った解釈を避けなければなりません．

　次にOCT所見の読み方のポイントを網膜厚マップとOCT断層像とに分けて述べました．最近のOCTは簡単に網膜厚をマップとして表示できるので，病変の分布や範囲を網膜厚マップで認識し，断層像で網膜のどこの層に異常があるのかを調べることが大切です．OCTからその疾患に特有のパターンを見つけることが診断へのヒントになると思います．

　疾患別OCT所見の読み方は，疾患についての記述は最小限にとどめ，眼底写真やOCT画像を多用しました．知識があっても実際に見たことがない疾患を診断することは容易ではありません．代表的な疾患，あるいはOCTが診断や評価に重要であるものについては取り上げることができたと考えています．

　本書によってOCTを臨床で活用するための手技や知識が身につくことを願っております．

　最後に，監修の労を賜りました所　敬先生，金原出版の中立稔生氏，群馬大学でご指導いただいてきた岸　章治先生に感謝いたします．

2013年3月

大谷　倫裕

目 次

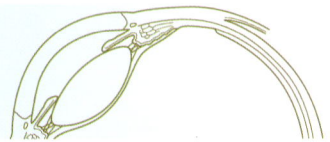

I OCT検査に必要な基礎知識 — 1
- (1) 黄斑部の解剖と機能 …… 1
- (2) 視神経の解剖と機能 …… 7
- (3) OCTの基本原理 …… 8
- (4) 検査手技 …… 15
- (5) OCTのアーチファクト …… 16
- (6) 正常眼底のOCT断層像 …… 19
- (7) 網膜厚と視神経乳頭の解析 …… 25

II OCT所見の読み方のポイント — 31
- (1) 網膜厚マップによる評価 …… 31
- (2) 網膜断層像による評価 …… 39

疾患別OCT所見の読み方
III 網膜血管病変 — 51
- (1) 糖尿病黄斑浮腫 …… 51
- (2) 網膜静脈閉塞症 …… 66
- (3) 網膜動脈閉塞症 …… 74
- (4) 網膜細動脈瘤 …… 80
- (5) 特発性傍中心窩毛細血管拡張症 …… 84

疾患別OCT所見の読み方
IV 網膜硝子体界面病変 — 89
- (1) 特発性黄斑円孔 …… 89
- (2) 特発性黄斑前膜 …… 99
- (3) 黄斑偽円孔 …… 104
- (4) 硝子体黄斑牽引症候群 …… 108
- (5) macular microhole …… 113

疾患別 OCT 所見の読み方

V 加齢黄斑変性 ― 115

1. 滲出型加齢黄斑変性 ……………………………………………………… 115
2. ポリープ状脈絡膜血管症 ………………………………………………… 125
3. 網膜内血管腫状増殖 ……………………………………………………… 129

疾患別 OCT 所見の読み方

VI 中心性漿液性脈絡網膜症 ― 135

疾患別 OCT 所見の読み方

VII 病的近視と黄斑病変 ― 141

1. 近視性網脈絡膜萎縮 ……………………………………………………… 141
2. 黄斑剥離・黄斑円孔・網膜分離 ………………………………………… 144
3. 近視性脈絡膜新生血管 …………………………………………………… 151

疾患別 OCT 所見の読み方

VIII 変性と先天異常 ― 157

1. 網膜色素変性 ……………………………………………………………… 157
2. 錐体ジストロフィ ………………………………………………………… 162
3. Stargardt 病 ………………………………………………………………… 164
4. 若年網膜分離症 …………………………………………………………… 167
5. 卵黄様黄斑ジストロフィ ………………………………………………… 169
6. 視神経乳頭ピット黄斑症候群 …………………………………………… 173
7. 中心窩低形成 ……………………………………………………………… 176

疾患別 OCT 所見の読み方
IX 炎症性疾患 ——————————————— 179
- (1) AZOOR ································· 179
- (2) MEWDS ································ 182
- (3) 原田病 ································· 186

疾患別 OCT 所見の読み方
X 緑内障 ——————————————————— 193

索 引 ································· 200

Ⅰ OCT検査に必要な基礎知識

> **Access Point**
> ▶ OCT所見を読むために黄斑部や視神経の解剖・OCTの原理・アーチファクトについての理解を深める．
> ▶ OCTの正常所見がわからなければ異常所見もわからない．正常所見の十分な理解が必要である．
> ▶ 網膜厚解析・神経線維層厚解析・神経節細胞層厚解析を臨床に活用する．

1 黄斑部の解剖と機能

A 網膜

- 網膜は主に3つのニューロン（第1ニューロン：視細胞，第2ニューロン：双極細胞，第3ニューロン：神経節細胞）からなり，光学顕微鏡所見から10層に区分される（硝子体側から，内境界膜・神経線維層・神経節細胞層・内網状層・内顆粒層・外網状層・外顆粒層・外境界膜・杆体錐体層・網膜色素上皮層）（図1）．
- 内境界膜はミュラー細胞の基底膜である．
- 外網状層はシナプス（内側1/3）とヘンレ線維層（外側2/3）からなる．
- 外境界膜は真の膜ではなく，ミュラー細胞と視細胞の接合部が光学顕微鏡で膜様に観察されるものである．
- 視細胞には杆体と錐体の2種類がある．
- 網膜に到達した光は視細胞（第1ニューロン）の外節で受容され電気信号に変換される．この電気信号は，双極細胞（第2ニューロン）・水平細胞・アマクリン細胞を介して神経節細胞（第3ニューロン）に伝わる．さらに神経節細胞の軸索である網膜神経線維から視神経乳頭→視神経→視交叉→視索を経て外側膝状体に情報が伝達される．ここでニューロンを換えて視放線となり後頭葉の視中枢に至る．

B 黄斑部（図2, 3）

(1) 黄斑部：中心窩を中心とした直径5〜6mmの領域
- 黄斑部の前方には硝子体液化腔が存在する〔後部硝子体皮質前ポケット（図4）〕．

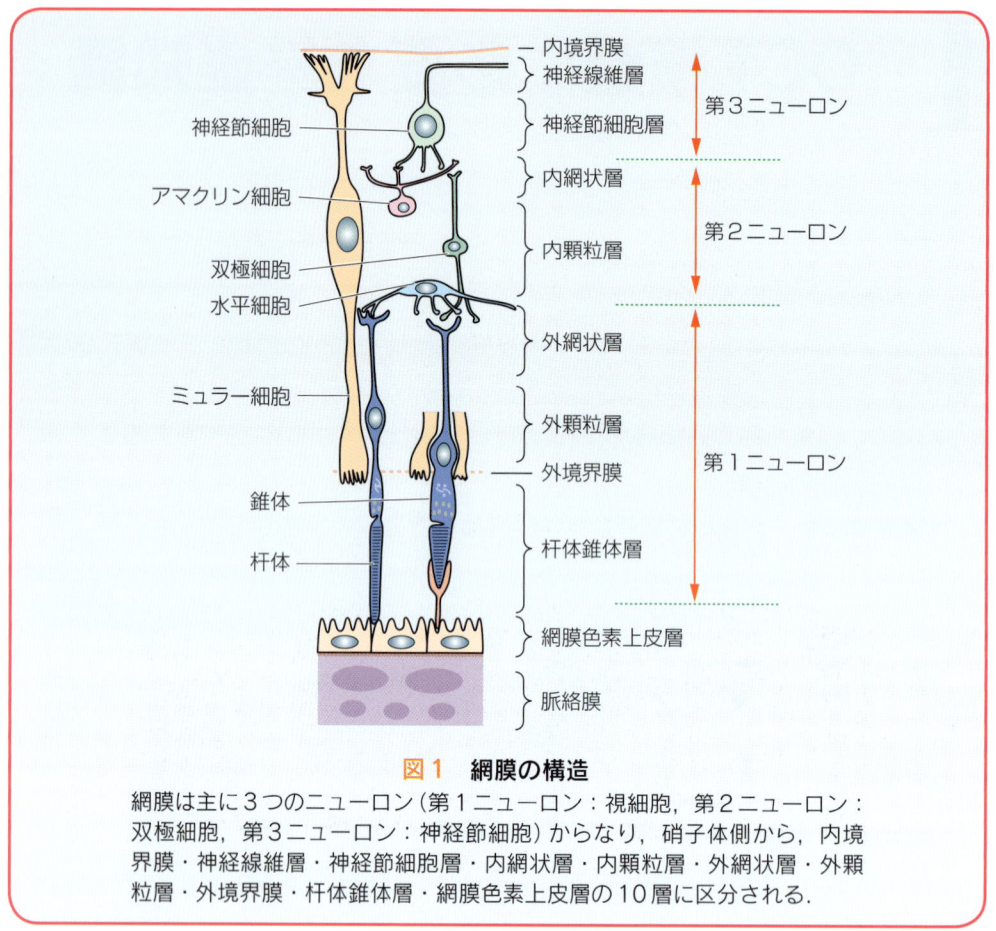

図1 網膜の構造
網膜は主に3つのニューロン（第1ニューロン：視細胞，第2ニューロン：双極細胞，第3ニューロン：神経節細胞）からなり，硝子体側から，内境界膜・神経線維層・神経節細胞層・内網状層・内顆粒層・外網状層・外顆粒層・外境界膜・杆体錐体層・網膜色素上皮層の10層に区分される．

- 硝子体ポケットの後壁は薄い硝子体皮質からなる[1]．

(2) 黄斑：中心窩を中心とした直径1.5〜2mmの領域

- 黄斑はなだらかな傾斜をもつ陥凹を示し，黄斑の平均網膜厚（central sufield thickness，直径1mmの領域）は約250μmである．
- 黄斑が黄色みをおびてみえるのは，キサントフィルカロチノイド（ルテインとゼアキサンチン）があるためで，ゼアキサンチンの密度は黄斑の錐体軸索（ヘンレ線維層）で高く，ルテインは黄斑周囲の杆体分布領域で高い．

(3) 中心窩：視神経乳頭中心から4mm耳側・0.8mm下方を中心とする直径0.35mmの領域

- 中心窩の網膜厚はおよそ180μmである．
- 中心窩では，光が効率よく視細胞に到達できるように網膜内層の細胞群（双極細胞や神経節細胞）は周囲に押しやられている（図5）．
- 中心窩には錐体とミュラー細胞が存在し，視細胞の軸索（ヘンレ線維）は中心窩を中心に放射状に配列する．

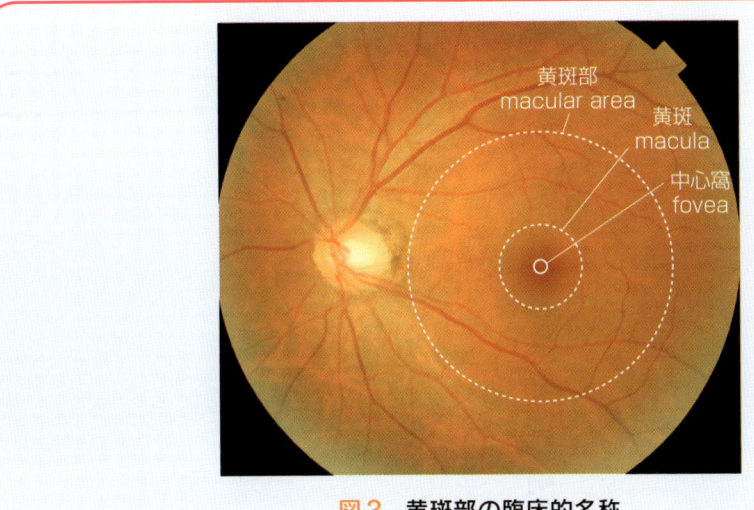

図2 黄斑部の臨床的名称

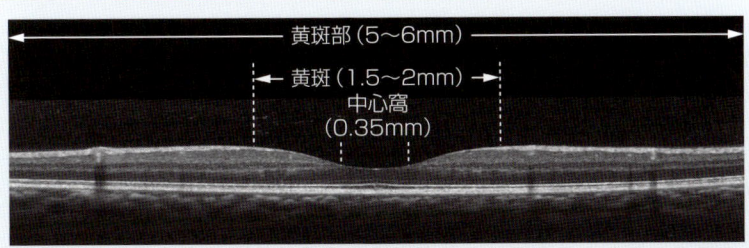

図3 黄斑部の網膜断層像（OCT）

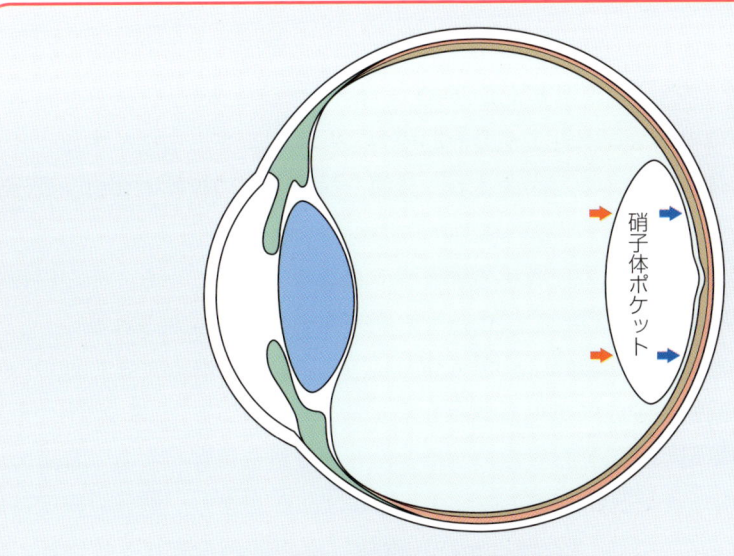

図4 後部硝子体皮質前ポケット
黄斑前には硝子体の液化腔（硝子体ポケット）が存在する．ポケットの前壁（赤矢印）は液化腔と硝子体ゲルとの境界に相当し，ポケットの後壁（青矢印）は薄い硝子体皮質からなる．

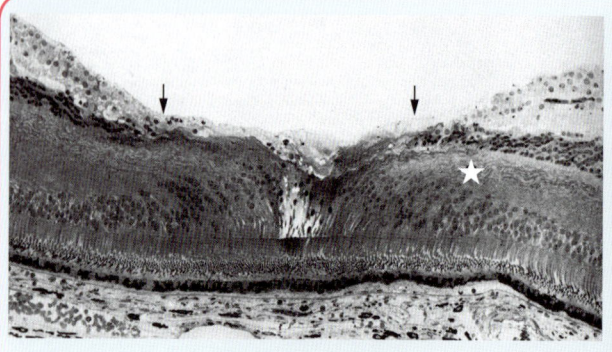

図5 中心窩の組織像
中心窩(矢印の間)では,双極細胞や神経節細胞は周囲に押しやられている.視細胞の軸索(ヘンレ線維)は中心窩を中心に放射状に配列する(☆).
(Hogan MJ:Histology of the Human Eye, WB Saunders, Philadelphia, 1971, p.492 から引用)

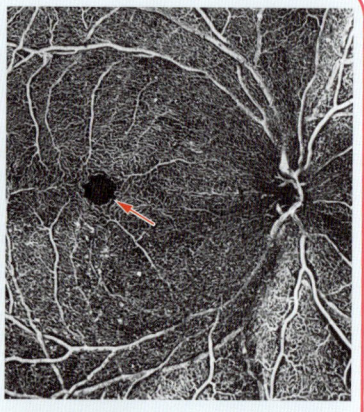

図6 網膜(サル)の鋳型標本
中心窩には毛細血管は存在せず,foveal avascular zone を形成する(赤矢印).
(Shimizu K, Ujiie K:Structure of Ocular Vessels. IGAKU-SHOIN, Tokyo, 1978, p.14 から改変)

- 黄斑部では内顆粒層外側にも網膜毛細血管網が分布するが,中心窩には毛細血管は存在せず,foveal avascular zone(直径200〜400μm)を形成する(図6).

C 視細胞(図7)

- 視細胞は,外節・内節・細胞核・軸索・シナプスから構成される(図7).
- 内節は,エリプソイド(網膜色素上皮側)とミオイド(硝子体側)に区分される.エリプソイドにはミトコンドリアが分布しており,エネルギーを供給する.ミオイドにはゴルジ体や小胞体などが含まれ,外節を構成する円板膜の蛋白合成が行われる.
- 外節は,視物質を含む多数の円板状の膜が積み重なってできている.光が円板膜に当たると,視物質との化学反応によって,光が電気信号に変換される.
- 視細胞は,杆体と錐体の2種類に分類され,ヒト網膜には杆体が1億1,000万〜1億2,500万個,錐体は630万〜680万個存在する.
- 錐体は色の識別や形態認識を行うため,ほとんどが黄斑部に存在する.黄斑の中心直径500μm内の視細胞は錐体からなり,杆体は存在しない.錐体の密度は中心窩の中心で最も高い(147,300個/mm^2).錐体は中心窩から離れるにつれて急速に減少し,網膜周辺部では5,000個/mm^{2}になる(図8).
- 錐体は中心窩と周中心窩(中心窩から2mm)で形態が異なる(図9).中心窩の錐体は,杆体のような形をしており,内節と外節の長さはほぼ等しい.外節はほぼ

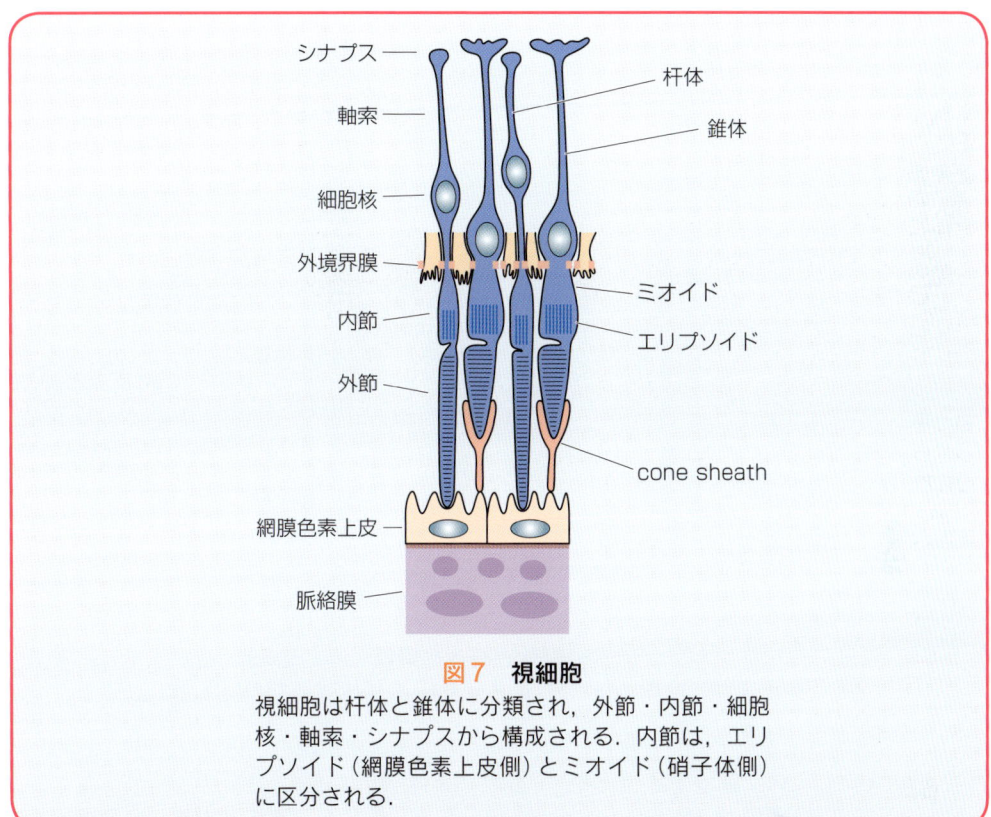

図7 視細胞
視細胞は杆体と錐体に分類され，外節・内節・細胞核・軸索・シナプスから構成される．内節は，エリプソイド（網膜色素上皮側）とミオイド（硝子体側）に区分される．

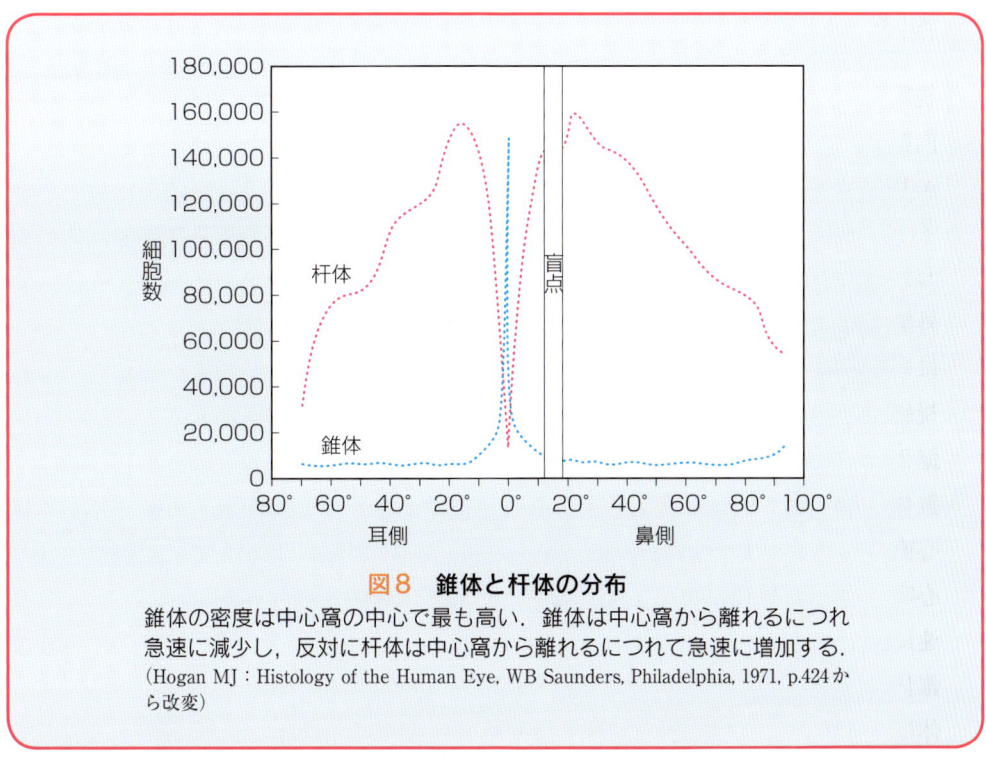

図8 錐体と杆体の分布
錐体の密度は中心窩の中心で最も高い．錐体は中心窩から離れるにつれ急速に減少し，反対に杆体は中心窩から離れるにつれて急速に増加する．
(Hogan MJ：Histology of the Human Eye, WB Saunders, Philadelphia, 1971, p.424から改変)

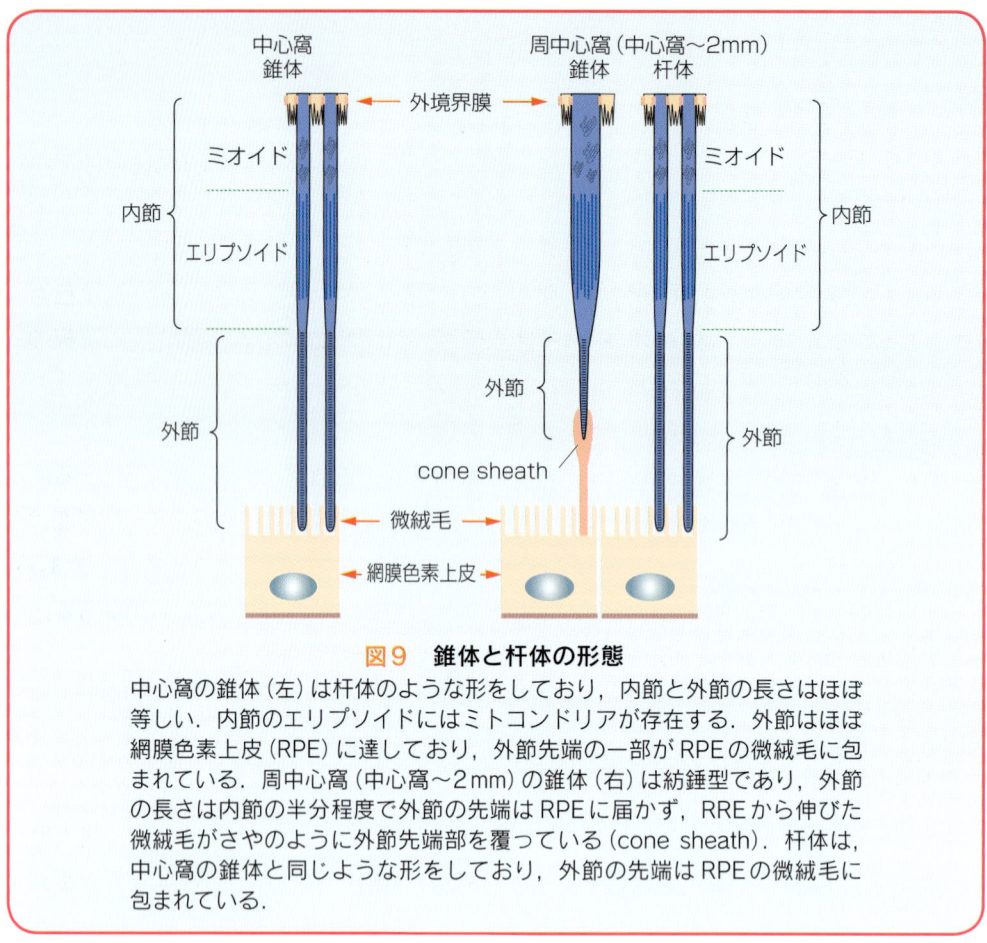

図9 錐体と杆体の形態
中心窩の錐体（左）は杆体のような形をしており，内節と外節の長さはほぼ等しい．内節のエリプソイドにはミトコンドリアが存在する．外節はほぼ網膜色素上皮（RPE）に達しており，外節先端の一部がRPEの微絨毛に包まれている．周中心窩（中心窩〜2mm）の錐体（右）は紡錘型であり，外節の長さは内節の半分程度で外節の先端はRPEに届かず，RREから伸びた微絨毛がさやのように外節先端部を覆っている（cone sheath）．杆体は，中心窩の錐体と同じような形をしており，外節の先端はRPEの微絨毛に包まれている．

網膜色素上皮に達しており，外節先端の一部が網膜色素上皮の微絨毛に包まれている．周中心窩の錐体は紡錘型であり，外節の長さは内節の半分程度で外節の先端は網膜色素上皮に届かず，網膜色素上皮から伸びた微絨毛がさやのように外節先端部を覆っている（cone sheath）．

- 杆体は明暗の識別を行う．杆体は中心窩から離れるにつれて急速に増加し，中心窩から5〜6mmで最大密度（160,000個／mm^2）に達する（図8）．
- 杆体の外節先端は微絨毛を介して網膜色素上皮に接している（図9）．
- 内節と細胞核との境界にあるのが外境界膜であるが，これは本当の膜ではなく視細胞とミュラー細胞の接合部（zonula adherens）に相当する．光学顕微鏡ではこの接合部の連なりが膜のようにみえるため外境界膜と呼ばれた．
- 細胞核は外顆粒層に相当する．細胞核からのびる軸索とシナプスによって外網状層が形成される．

D 網膜色素上皮と脈絡膜

(1) 網膜色素上皮細胞
- 1層の上皮細胞であり,黄斑部では立方体に近い(高さ14μm,幅10μm)が,周辺では扁平になる(高さ10~14μm,幅60μm).

(2) ブルッフ膜
- 網膜色素上皮と脈絡毛細管板の間にあり,電子顕微鏡では5層構造(網膜色素上皮の基底膜・内側膠原線維層・弾性線維層・外側膠原線維層・脈絡毛細管板の基底膜)を示す.

(3) 脈絡膜
- 硝子体側から強膜側に向かって,脈絡毛細管板・血管層・上脈絡膜からなる.
- 脈絡膜毛細管板はモザイク状に配列した1層の毛細血管からなり,血管密度は中心窩付近で高い.脈絡毛細管板の特徴は多数の窓 fenestration があることである.
- 血管層は,血管・細胞・膠原線維からなり,上脈絡膜付近では大血管がある.
- 上脈絡膜は主に結合組織からなり,メラノサイトに富む.

2 視神経の解剖と機能

- 視神経乳頭から視交叉までを視神経と呼び,その長さは35~55mmと個人差がある.視神経には,約120万本の網膜神経節細胞の軸索(神経線維)が含まれている.
- 視神経は,眼内・眼窩内・視神経管内・頭蓋内に分けられ,眼内の視神経を視神経乳頭部と呼ぶことが多い.
- 視神経乳頭部は,主に無髄の神経線維とグリア細胞からなる.神経線維の束が強膜を貫通する部位は篩状板(lamina cribrosa)と呼ばれ,結合組織が網目状になっている.視神経乳頭の直径は約1.5mmであるが,篩状板を貫いたあとの神経線維は有髄線維となるため,視神経は太くなる(直径約3.0mm).
- 近視眼では,眼軸の延長によって視神経乳頭の縁に半月状のコーヌスがみられることが多い.コーヌスには,脈絡膜コーヌス(網膜色素上皮が乳頭縁までとどいていないため脈絡膜がみえるもの),強膜コーヌス(網膜色素上皮と脈絡膜が乳頭縁まで達していないため強膜がみえるもの)などがある.

3 OCTの基本原理

A OCTは超音波エコーに似ている

- 音（音波）や光（光波）は，異なる媒質の境界面で反射が起こる．
- 超音波エコー検査では超音波を組織内に送り込み，各組織から戻ってきた反射波の時間的遅れと振幅をもとに画像化する（図10）．

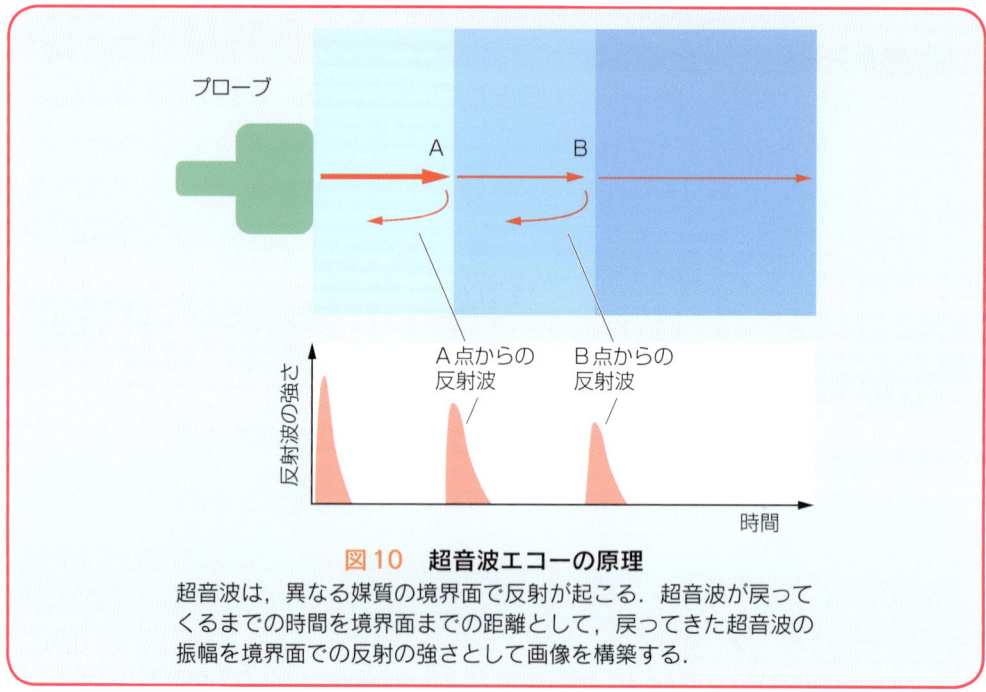

図10 超音波エコーの原理
超音波は，異なる媒質の境界面で反射が起こる．超音波が戻ってくるまでの時間を境界面までの距離として，戻ってきた超音波の振幅を境界面での反射の強さとして画像を構築する．

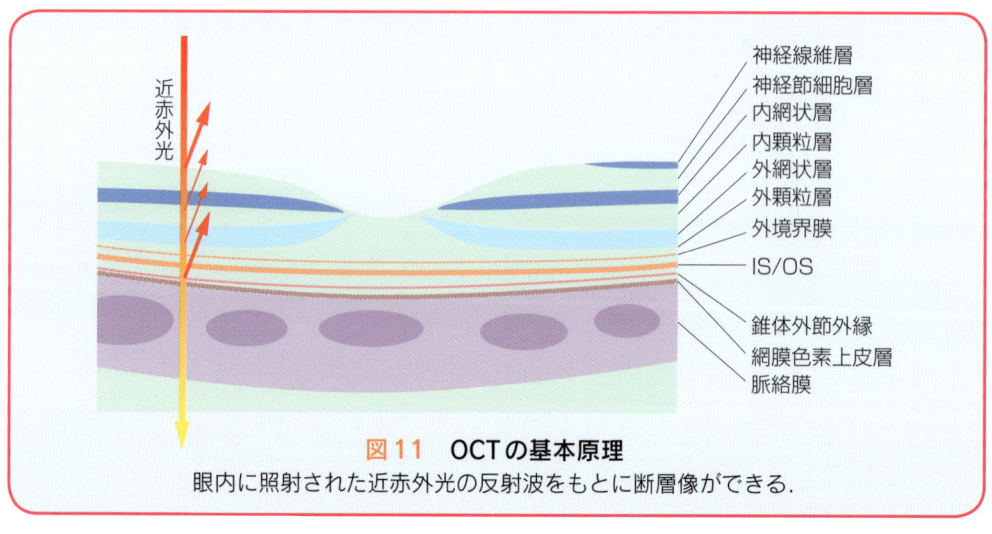

図11 OCTの基本原理
眼内に照射された近赤外光の反射波をもとに断層像ができる．

- OCTとは光干渉断層計（optical coherence tomography）の略で，近赤外光を測定光に用いている．
- 光は粒子（光量子）であるとともに，波（光波）の性質をもっている．OCTは眼内に近赤外光を送り込み，眼内の各組織から戻ってきた反射波の時間的遅れと振幅をもとに画像化する（図11）．ただし光はあまりにも高速なので光の干渉現象を用いて反射波の時間的な遅れを検出している．

B 光の干渉現象とは

- 光には波の性質があるため，2つの光を重ね合わせた場合，波の山がそろっていると重なり合って強め合い，ずれていればたがいに打ち消し合う．波の山が重なったところは明るく，打ち消し合ったところは暗くなるため明暗の縞ができる．このような現象が光の干渉である．レーザー光のような干渉性が強い光は，2つの光の光路差が数メートルであっても干渉縞ができる．
- OCTは，干渉性の低い光（低コヒーレンスビーム）を光源として用いている．低コヒーレンスビームは2つの光の光路差が数十ミクロンと短くなる場合にしか干渉縞が起こらない．OCTは，このような低コヒーレンス特性を利用することで高い分解能を得ている．

C time domain OCT（TD-OCT）と spectral domain OCT（SD-OCT）

(1) TD-OCTの原理（図12）

- 光源から発振された低コヒーレンスビームはビームスプリッターによって2つの光に分割される．一方の反射光はコントロール光として参照鏡に向かい，他方の

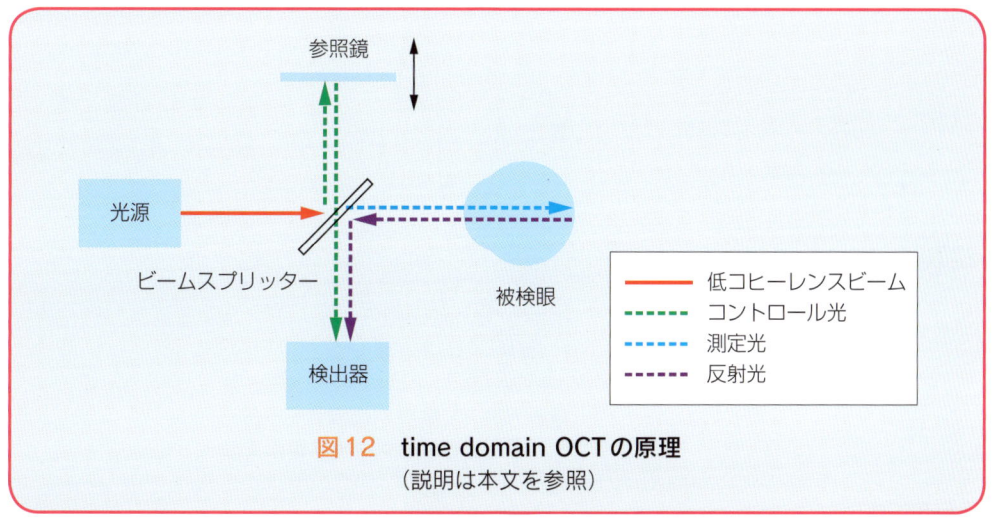

図12　time domain OCTの原理
（説明は本文を参照）

透過光は測定光として眼内に入る．
- 眼内からの反射光はビームスプリッターを経て，参照鏡から戻ってきたコントロール光と重ね合わされ光検出器に入る．この時，コントロール光と反射光との光路長がそろうように参照鏡を微妙に動かすと，干渉現象によって2つの波が強め合う．その時の参照鏡の位置から，反射が起こった眼内での位置情報が得られる．

(2) SD-OCTの原理
- 基本はTD-OCTと同じであるが，SD-OCTではビームスプリッターからもどってきた2つの光（コントロール光と眼内からの反射光）を分光器によって波長別に分解し，フーリエ変換によって眼内での位置情報が得られる．
- SD-OCTでは参照鏡を機械的に動かす必要がなくなるため，スキャンスピードがTD-OCTよりも格段に向上している．

D 反射波からの情報を表現する方法はA（amplitude：振幅）モードとB（brightness：輝度）モードが基本

- コントロール光と眼内からの反射光の干渉現象によって得られた位置情報（距離）を横軸に，反射波の振幅を縦軸にとると，Aモードエコーと同様のグラフが得られる（図13）．このようなAモードの結果を得るためのスキャンをAスキャンという．
- Aモードでは反射波の振幅と距離を表示していたが，この振幅を点の輝度として表示することによりBモードが得られる．Aスキャンを少しずつずらしながら眼底をスキャン（Bスキャン）するとBモードの2次元像（断層像）になる（図14）．

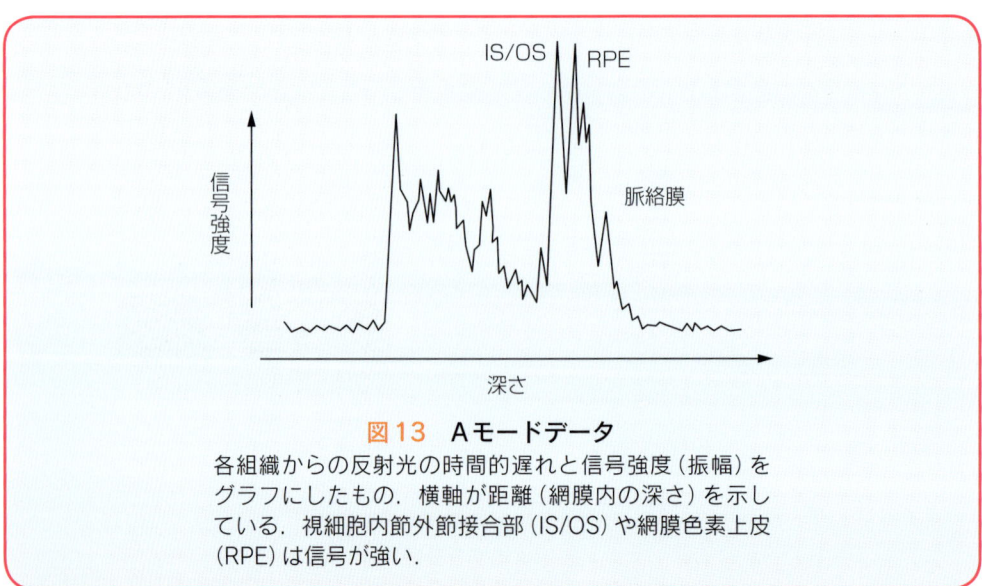

図13　Aモードデータ
各組織からの反射光の時間的遅れと信号強度（振幅）をグラフにしたもの．横軸が距離（網膜内の深さ）を示している．視細胞内節外節接合部（IS/OS）や網膜色素上皮（RPE）は信号が強い．

- 初期のTD-OCTのスキャン速度は100A-スキャン/秒であったが，SD-OCTでは30,000A-スキャン/秒に向上している．
- OCTの断層画像における濃淡や色の違いは，網膜からの反射強度を意味する．疑似カラー表示の場合は白が最も反射が強く，赤→黄→緑→青→黒の順に反射が弱くなる．グレースケール表示では，白が最も反射が強く黒が最も弱い場合とその逆の場合がある（図15）．
- 疑似カラーもグレースケールも基本的に同じものがみえるはずであるが，硝子体は疑似カラーのほうが，また，網膜の層構造はグレースケールのほうがわかりやすいように思われる（図16）．

E 画像の重ね合わせ（加算平均処理）によってスペックルノイズが減少

- OCT画像にはスペックルノイズ（測定光の照射によって生じる斑点模様）が含まれており，これがOCTの解像力を低下させている．
- 同一部位のOCT画像を撮影し，それらを重ね合わせる（加算平均）と画像に含まれるスペックルノイズを軽減させることができる（図17）．
- HRA OCT SPECTRALIS®（Heidelberg社）はeye trackingシステムによって，固視微動の影響を受けずに同一部位のOCT像を撮影することが可能となる．

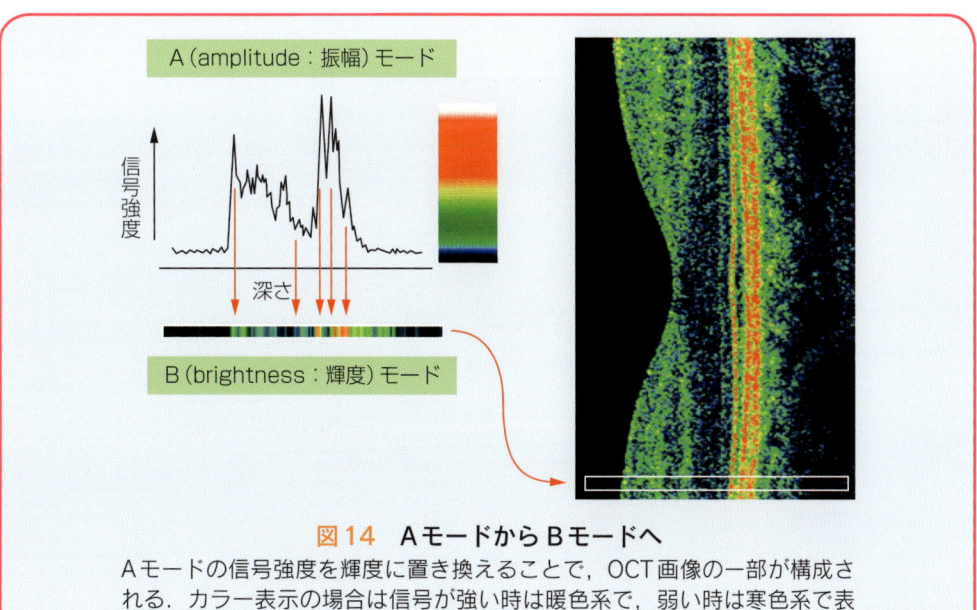

図14　AモードからBモードへ
Aモードの信号強度を輝度に置き換えることで，OCT画像の一部が構成される．カラー表示の場合は信号が強い時は暖色系で，弱い時は寒色系で表される．Aスキャンを眼底の定められたライン上で繰り返し行うことで断層像が得られる．

I OCT検査に必要な基礎知識

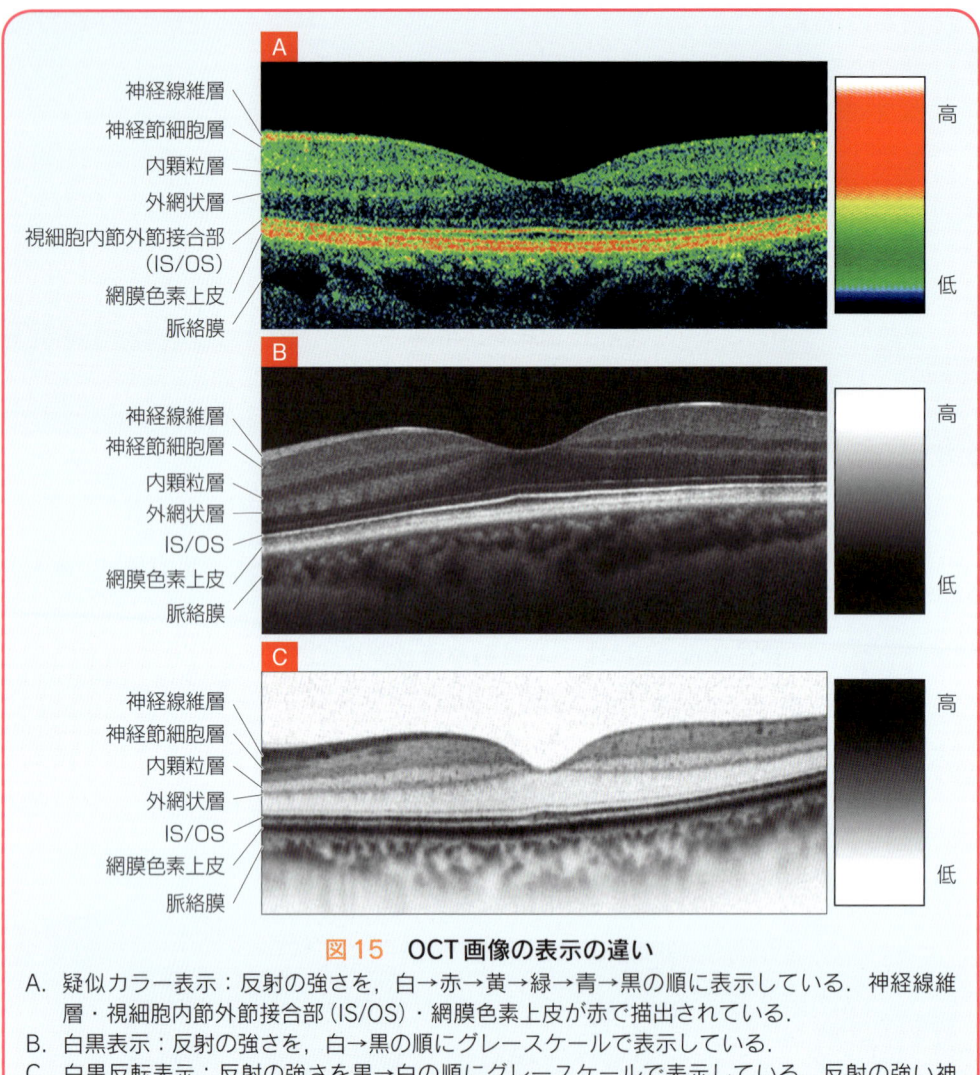

図15　OCT画像の表示の違い

A. 疑似カラー表示：反射の強さを，白→赤→黄→緑→青→黒の順に表示している．神経線維層・視細胞内節外節接合部(IS/OS)・網膜色素上皮が赤で描出されている．
B. 白黒表示：反射の強さを，白→黒の順にグレースケールで表示している．
C. 白黒反転表示：反射の強さを黒→白の順にグレースケールで表示している．反射の強い神経線維層・IS/OS・網膜色素上皮は黒に近いグレーで描出されている．

OCTの基本原理　13

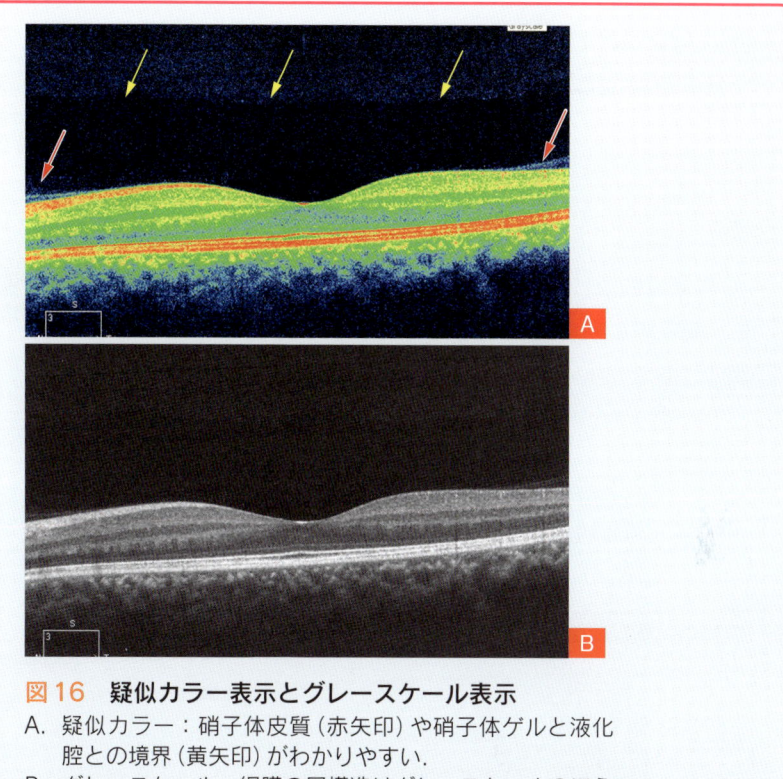

図16　疑似カラー表示とグレースケール表示
A. 疑似カラー：硝子体皮質（赤矢印）や硝子体ゲルと液化腔との境界（黄矢印）がわかりやすい．
B. グレースケール：網膜の層構造はグレースケールのほうが鮮明である．

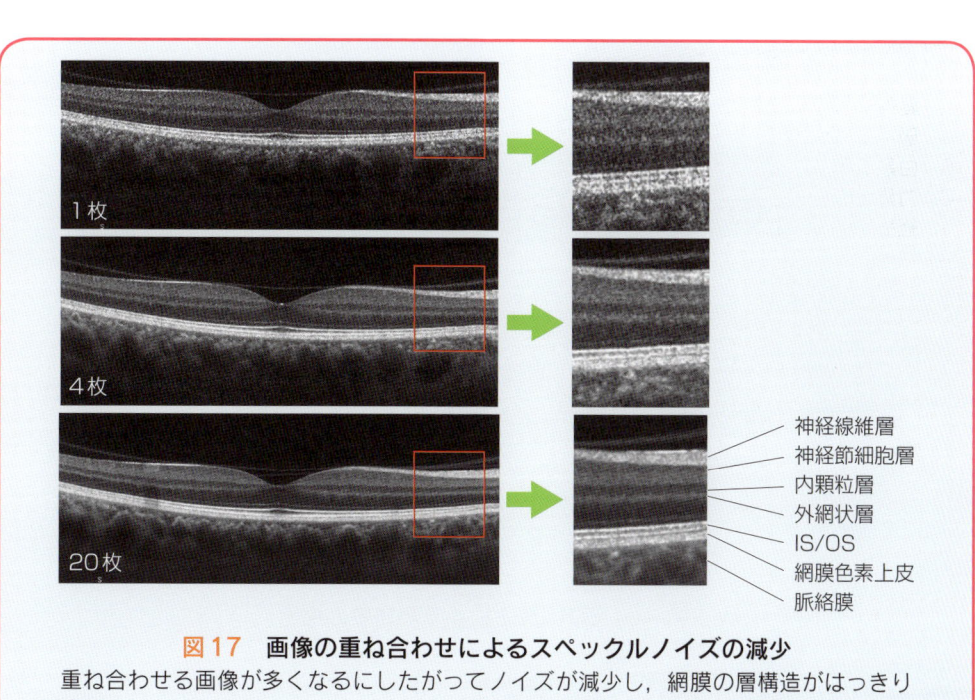

図17　画像の重ね合わせによるスペックルノイズの減少
重ね合わせる画像が多くなるにしたがってノイズが減少し，網膜の層構造がはっきりする．

F enhanced depth imaging OCT (EDI-OCT) による脈絡膜の描出

- OCT の測定光減衰によって，脈絡膜よりも深層（強膜側）の観察は困難であったが，EDI によって従来よりも脈絡膜が明瞭に描出できる．
- OCT 画像は，上側（硝子体側）が下側（脈絡膜側）よりも解像度が高い（図18）．OCT を被検眼に接近させて眼底の断層像を上下反転させると，脈絡膜が上側になり脈絡膜の解像度が高くなる．さらに画像を加算平均することで脈絡膜がより鮮明になる（図19）．

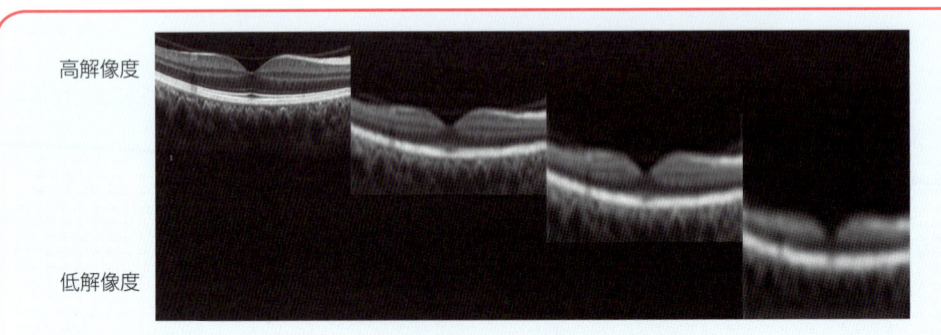

図18　撮影位置と OCT 画像の解像度
モニター画面で，断層像が上方に位置するように調節すると解像度の高い画像となる．

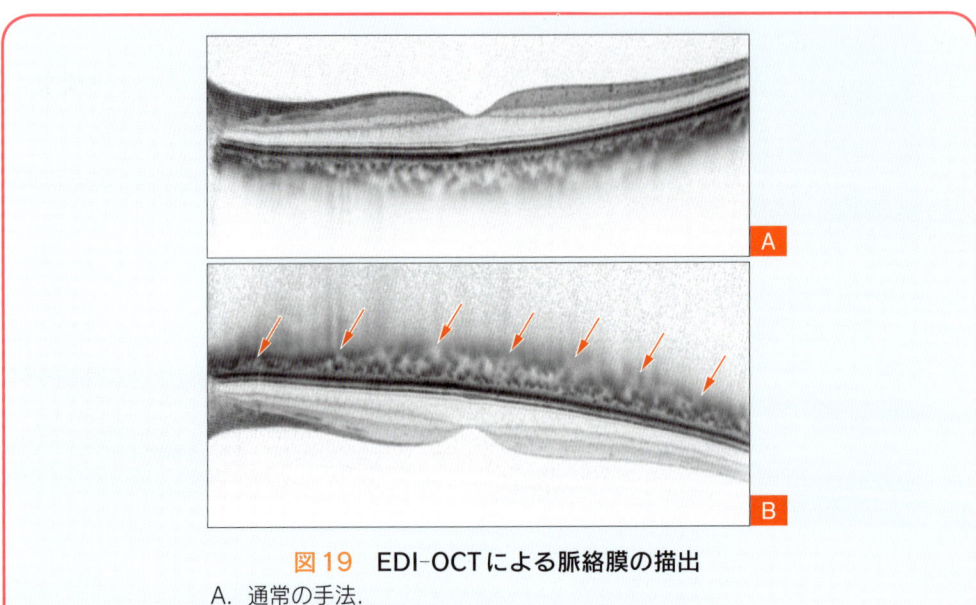

図19　EDI-OCT による脈絡膜の描出
A．通常の手法．
B．EDI 画像：EDI では脈絡膜がより鮮明に描出されている．赤矢印は脈絡膜と強膜の境界を示す．

4 検査手技

A 検査前の準備

- あご台や椅子の高さを調節して，患者が無理のない姿勢を保てるようにする．
- 撮影中にあご台からあごを浮かさないように注意する．
- OCTのレンズが汚れている時はきれいにする．
- 瞳孔は散瞳させておくほうがよい．白内障がある場合，水晶体の混濁のないところから測定光を入射できるからである（図20）．
- 基本的には内部固視灯をみるように患者に説明する．

B 撮影モードの選択

- 眼底疾患であれば，基本的に，中心窩を含む垂直・水平方向のラインスキャンと黄斑を含む3Dスキャンをとるようにする．
- 緑内障では視神経乳頭周囲の神経線維厚と黄斑部の神経節細胞層厚を測定する．

C センタリング

- センタリングの方法は機種によって異なるが，基本的に瞳孔の中心から測定光を入射させるようにする．
- Cirrus™ HD-OCT（Carl Zeiss Meditec）では，モニター画面の瞳孔中央に赤い標的がくるように調節する．3D-OCT（Topcon）では眼底カメラと同じ要領で瞳孔中央に合わせるようにOCTを被検眼に近づける．
- モニターに写し出されたOCT画像がどちらかに傾いている時には，水平断なら

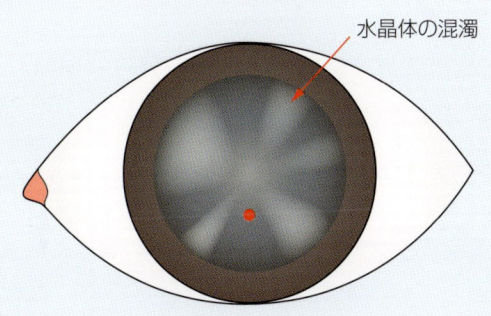

図20 白内障の混濁を避ける
白内障がある眼では散瞳した状態で，水晶体の混濁がなく，できるだけ中心に近い部位を狙って測定光を眼内に入れる（赤丸）．

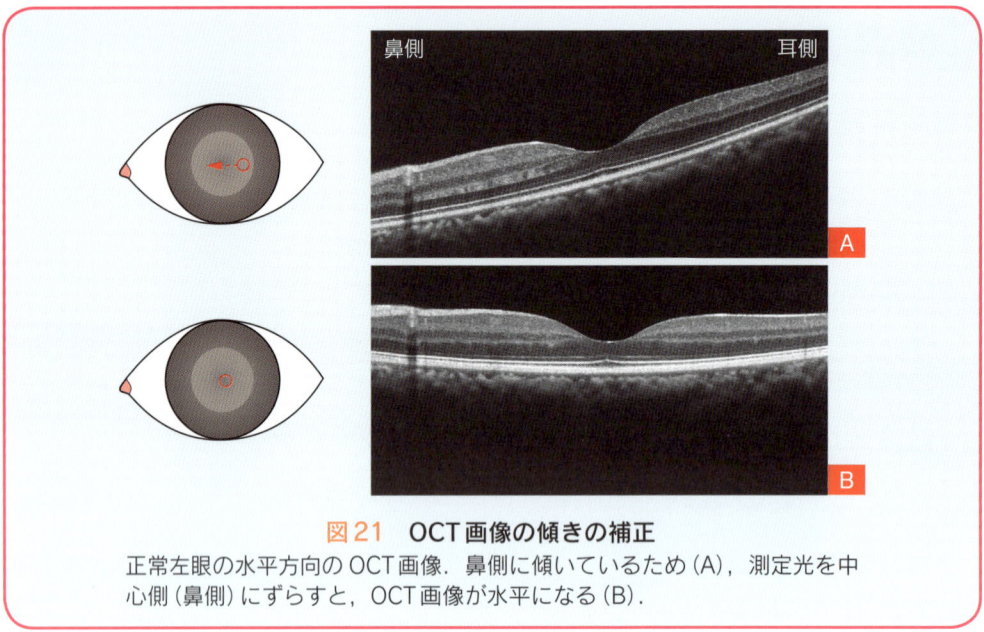

図21 OCT画像の傾きの補正
正常左眼の水平方向のOCT画像．鼻側に傾いているため(A)，測定光を中心側(鼻側)にずらすと，OCT画像が水平になる(B)．

ばセンタリングを左右どちらかにずらす(垂直断ならば上下にずらす)と傾きが是正される(図21)．

D ピント合わせ

- ピント合わせは機種によって方法が異なるが，ピントが合うとモニター画面の眼底像が鮮明になりOCT画像の反射が全体的に強くなる．強度近視などでオートフォーカスでうまくピントが合わない場合は手動で調節する．

5 OCTのアーチファクト

OCTは光によるエコー断層装置であるため，光の特性に関係したアーチファクトや限界がある．

A 測定光のブロックによる低反射 (図22)

- 硬性白斑や血腫があるとOCTの測定光は強い反射が起こり，測定光は減衰する．その後方は組織が欠損しているかのように低反射となる．これは超音波エコーにおけるアコースティックシャドーに似ている．

B 測定光の過剰透過による後方組織の高反射 (図23)

- 網膜色素上皮の萎縮があると，測定光の深達度が良くなるため，脈絡膜が厚い高

OCTのアーチファクト　17

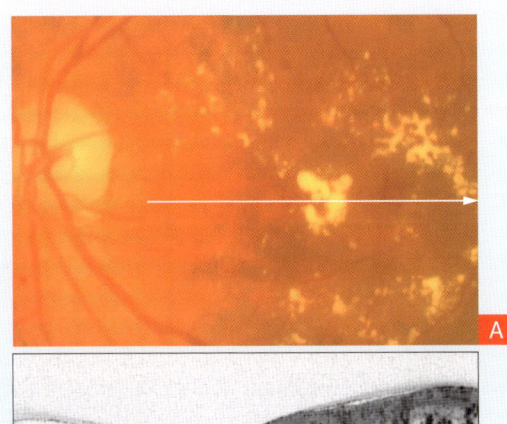
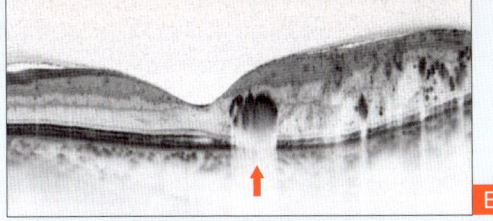

図22　硬性白斑による測定光のブロック
A. 糖尿病黄斑浮腫があり硬性白斑が網膜内に沈着している．
B. 硬性白斑があると測定光は減衰するため，その後方は組織が欠損しているかのように低反射となる（赤矢印）．

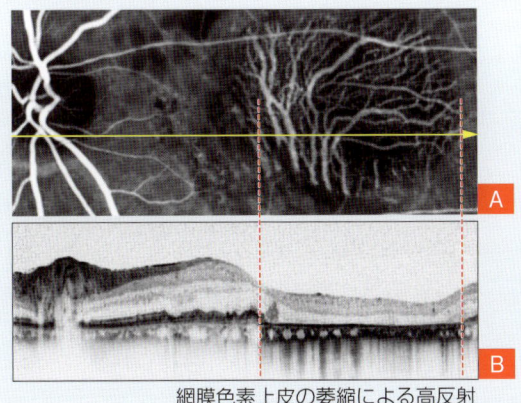

網膜色素上皮の萎縮による高反射

図23　測定光の過剰透過による後方組織の高反射
A. 萎縮型の加齢黄斑変性：網膜色素上皮の萎縮によって脈絡膜血管が透見される．
B. 網膜色素上皮の萎縮により測定光の深達度が良くなるため，脈絡膜が異常に高反射となっている（赤点線内）．

反射帯として描出される．

C 測定光の入射角度の違いによるアーチファクト（図24）

- 測定光が組織に対し斜めに入射すると同軸方向にもどる後方散乱光が減少するため，実際よりも低反射になることがある．

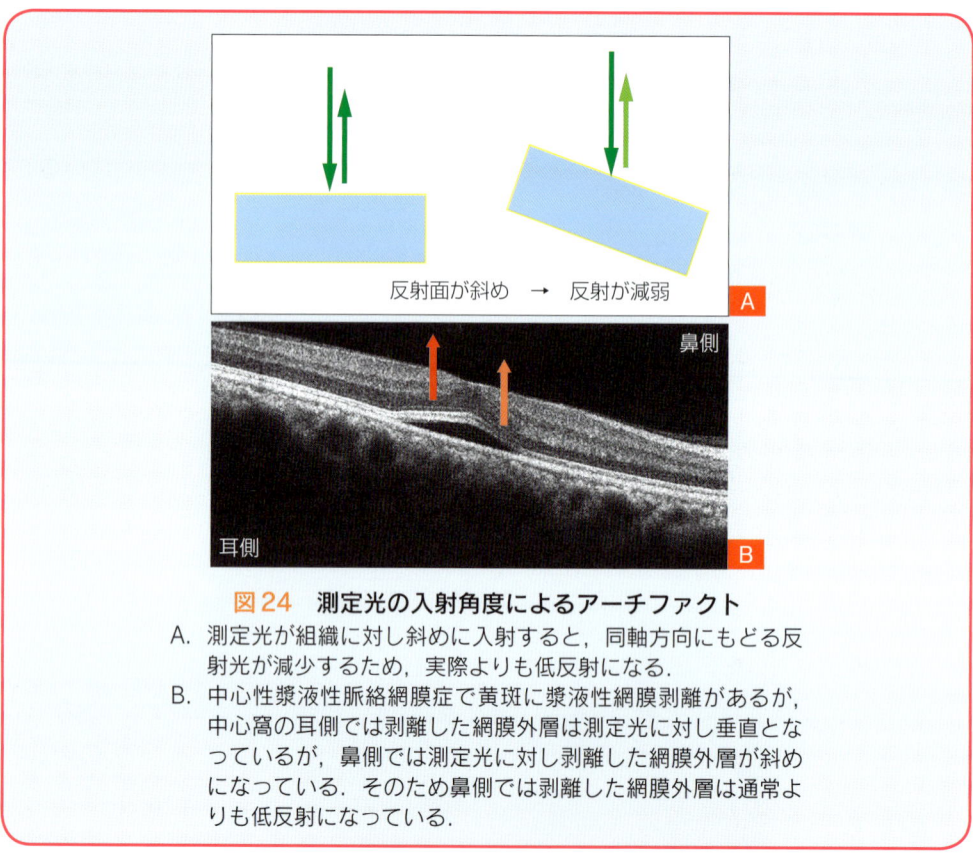

図24 測定光の入射角度によるアーチファクト
A．測定光が組織に対し斜めに入射すると，同軸方向にもどる反射光が減少するため，実際よりも低反射になる．
B．中心性漿液性脈絡網膜症で黄斑に漿液性網膜剥離があるが，中心窩の耳側では剥離した網膜外層は測定光に対し垂直となっているが，鼻側では測定光に対し剥離した網膜外層が斜めになっている．そのため鼻側では剥離した網膜外層は通常よりも低反射になっている．

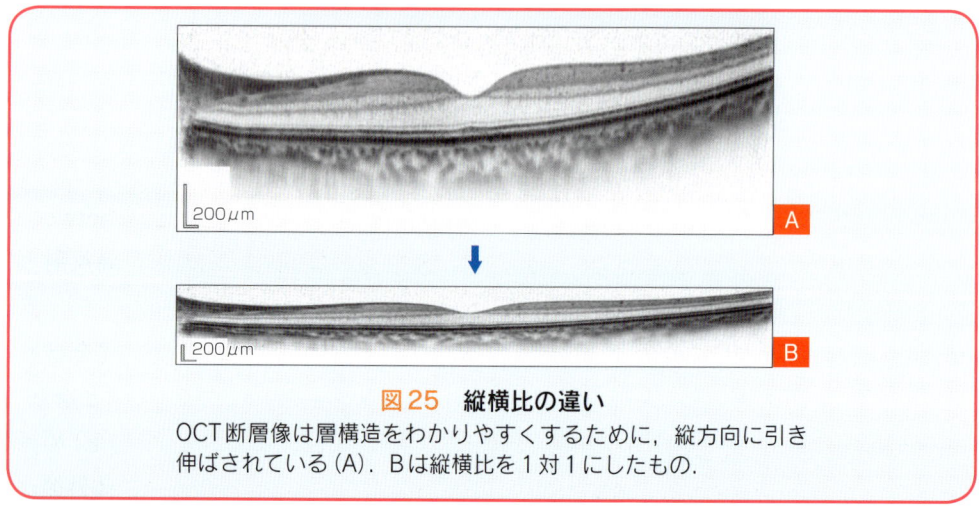

図25 縦横比の違い
OCT断層像は層構造をわかりやすくするために，縦方向に引き伸ばされている（A）．Bは縦横比を1対1にしたもの．

D センタリングや焦点不良

- ピントやセンタリングが悪いと OCT 画像が全体的に低反射になる．

E 中間透光体の混濁や人工水晶体の影響

- 白内障や硝子体混濁があると測定光や反射光が減弱するので，OCT 画像が全体的に低反射になる．

F 縦横比の違い（図25）

- OCT 断層像は層構造をわかりやすくするために，縦方向に引き伸ばされている．

6 正常眼底の OCT 断層像

A 中心窩を含む正常黄斑の断層像

- 中心窩では網膜が薄くなるため，なだらかな陥凹を示す（図26-A）．
- 網膜色素上皮は強膜側に向かってわずかに湾曲するが，近視があると硝子体側に向かって湾曲することがある（図26-B）．
- 硝子体未剥離眼では，硝子体ポケットの前壁と後壁（黄斑前の硝子体皮質）が観察できることが多い（図27，28）．
- 50歳以上の約半数で黄斑前の硝子体皮質の部分剥離が起こる（図29）[2]．
- 水平断の黄斑鼻側では視神経乳頭に近づくにつれて神経線維層が厚くなる（図30-A）．黄斑耳側では，神経線維層は縫線となるため（図31），神経線維層はみえない（図30-B）．
- 垂直断では，上下の神経線維層の厚さはほぼ等しい．水平断にくらべて垂直断では，網膜血管による測定光のブロックによる影が多い（図30-B）．

B 網膜の層構造（図32，33）

- 内境界膜は描出されない．
- 神経線維層・内外網状層・外境界膜・視細胞内節外節接合部（junction between photoreceptor inner and outer segment；IS/OS）・網膜色素上皮層が高反射となり，神経節細胞層・内外顆粒層は低反射となる．
- 神経線維層・神経節細胞層・内顆粒層は中心窩に存在しない．中心窩を含むOCT では，これらの層構造は中心窩付近で消失し，中心窩の内層は低反射となる．
- 中心窩付近ではIS/OS と網膜色素上皮（retinal pigment epithelium；RPE）の間にもう一本の高反射ラインが描出される．視細胞の項で述べたように錐体外節は

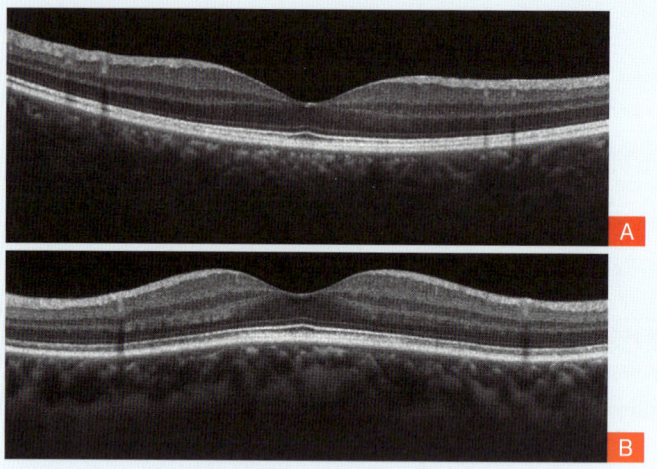

図26　正常眼のOCT
A. 中心窩では網膜が薄くなるため，なだらかな陥凹を示す．網膜色素上皮は強膜側に向かってわずかに湾曲する．
B. 近視があると，網膜色素上皮は硝子体側に向かって湾曲することがある．この症例は47歳男性で−7.50Dの近視がある．

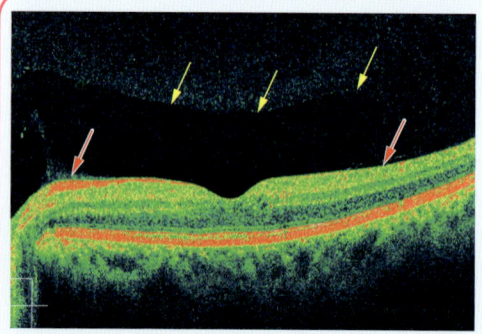

図27　硝子体ポケット
硝子体未剥離眼では，硝子体ポケットの前壁（黄矢印）と後壁（赤矢印）が観察できることが多い．

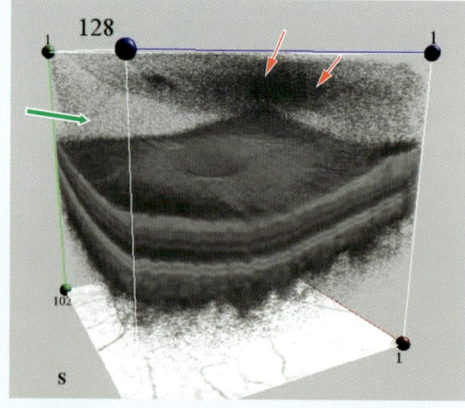

図28　硝子体ポケットの3次元画像
黒雲のように浮いてみえるものが硝子体ゲル（赤矢印）であり，黄斑と硝子体ゲルの間には液化腔（硝子体ポケット）が存在している（緑矢印）．

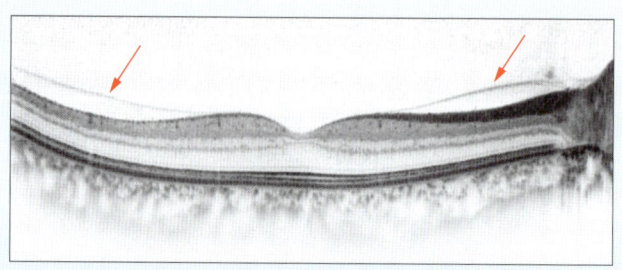

図29　硝子体皮質の部分剥離
硝子体皮質が部分的に剥離している（赤矢印）．

正常眼底のOCT断層像　21

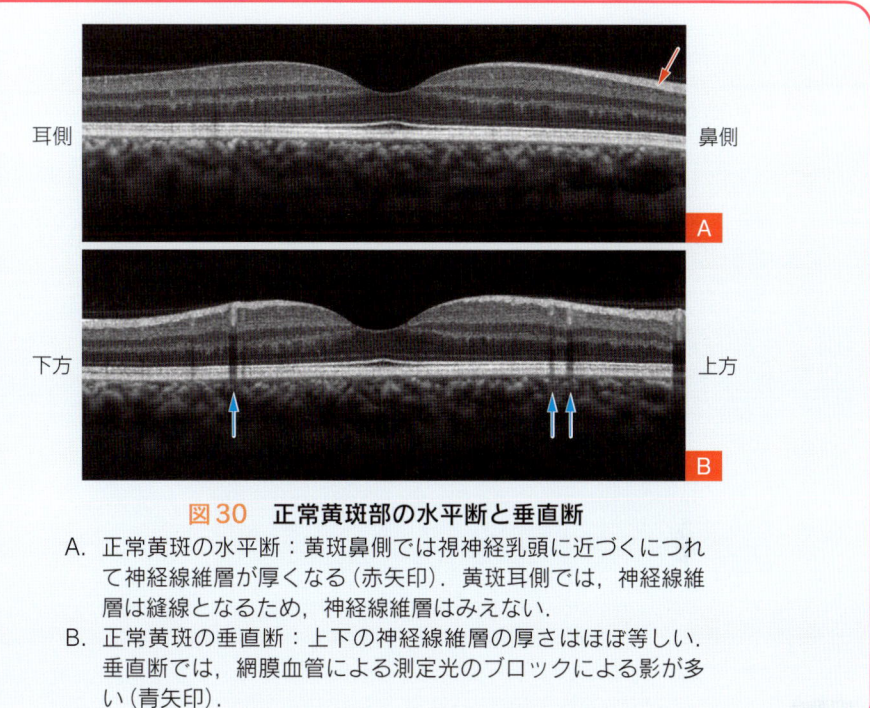

図30　正常黄斑部の水平断と垂直断
A. 正常黄斑の水平断：黄斑鼻側では視神経乳頭に近づくにつれて神経線維層が厚くなる（赤矢印）．黄斑耳側では，神経線維層は縫線となるため，神経線維層はみえない．
B. 正常黄斑の垂直断：上下の神経線維層の厚さはほぼ等しい．垂直断では，網膜血管による測定光のブロックによる影が多い（青矢印）．

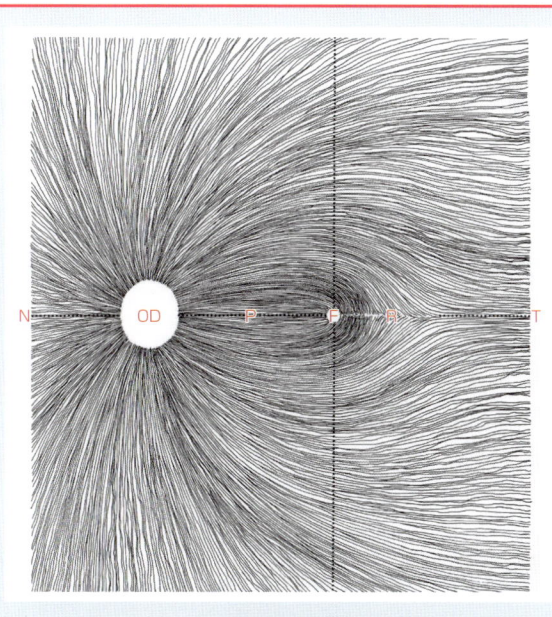

図31　網膜神経線維の分布
乳頭黄斑間（P）は神経線維層が厚い．黄斑耳側では縫線（R）となるため神経線維層はない．
N：鼻側，OD：視神経乳頭，P：乳頭黄斑線維束，F：中心窩，R：水平縫線，T：耳側
（Hogan MJ：Histology of the Human Eye, WB Saunders, Philadelphia 1971, p.536から引用）

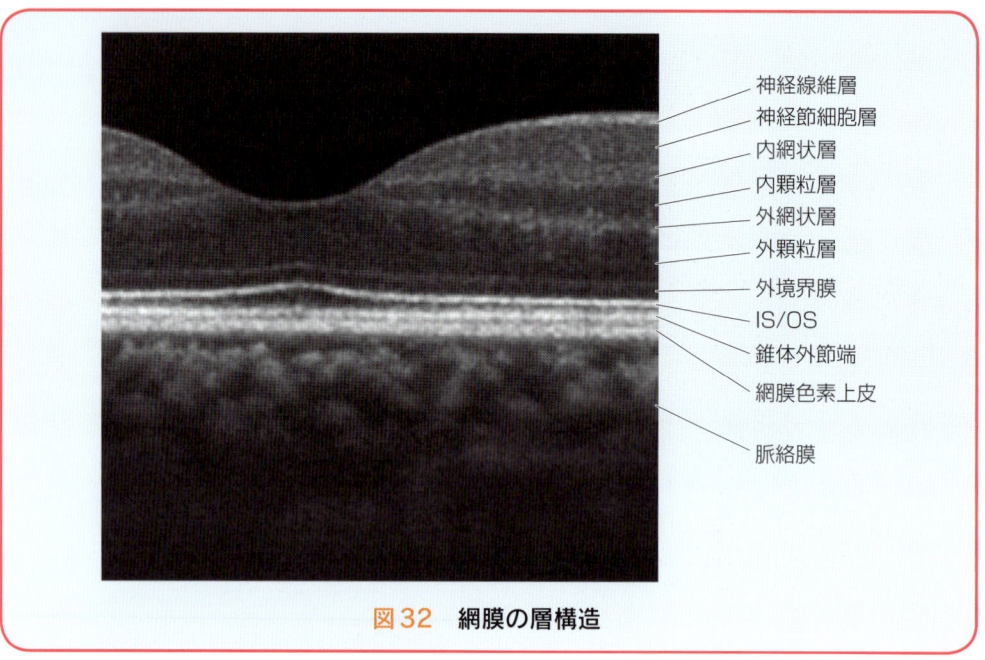

図32　網膜の層構造

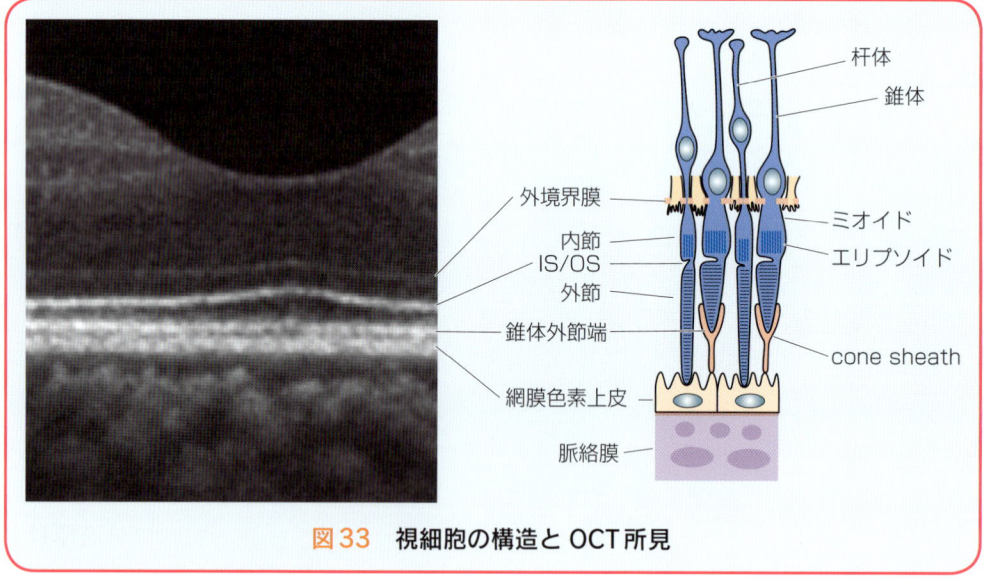

図33　視細胞の構造とOCT所見

cone sheathに包まれており，その先端はRPEまで達していない．この錐体外節端（cone outer segment tip；COST）がIS/OSとRPEの間の高反射ラインであると考えられている（図33）．

- Spaideらは網膜組織に関する文献を参考にして視細胞（外境界膜からRPEまで）の縮尺図を作成し，OCT画像における高反射ラインとの対応を調べた（図34）．その結果，いわゆるIS/OSは内節のエリプソイドに一致し，COSTは錐体の外

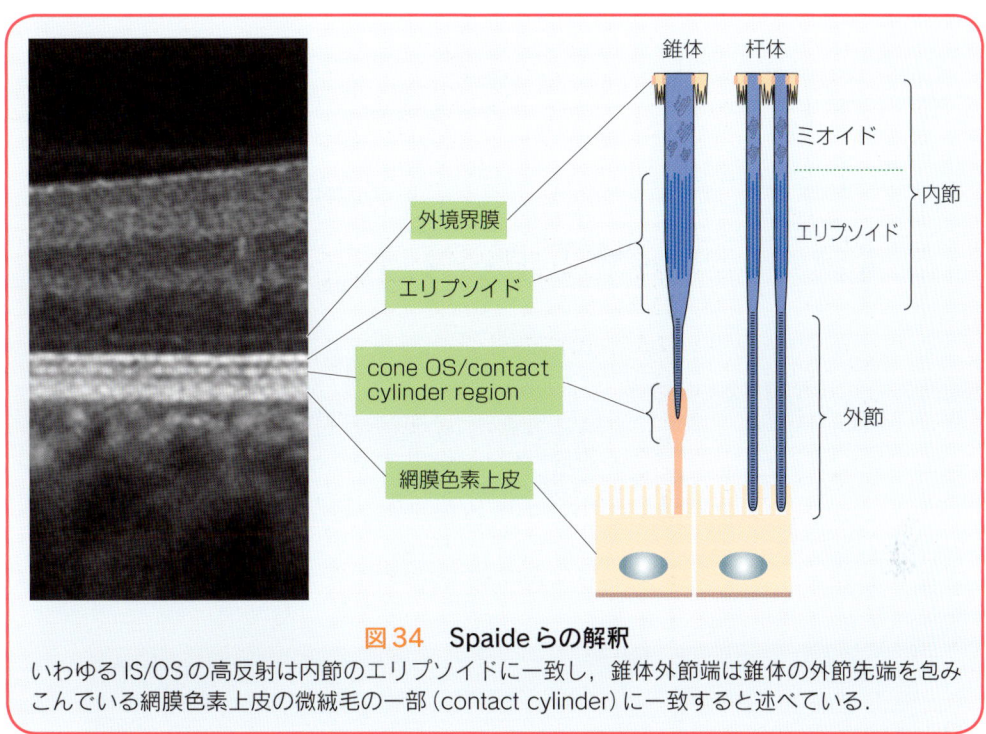

図34　Spaideらの解釈
いわゆるIS/OSの高反射は内節のエリプソイドに一致し，錐体外節端は錐体の外節先端を包みこんでいる網膜色素上皮の微絨毛の一部（contact cylinder）に一致すると述べている．

節先端を包みこんでいるRPEの微絨毛の一部（contact cylinder）に一致すると述べている[3]．

- 外網状層の外側2/3を構成するヘンレ線維は斜めに走行する．OCTの測定光はヘンレ線維に斜めに入射するため，ヘンレ線維からの反射は減弱する（アーチファクトを参照）．
- 測定光がヘンレ線維に垂直になるように測定光の入射角度を変えると，ヘンレ線維層が明瞭に描出される（図35，36）[4]．

C 脈絡膜（図37）

脈絡膜と強膜との境界は，強膜側がやや高反射となる．黄斑部の脈絡膜厚は約350μmである[5]．

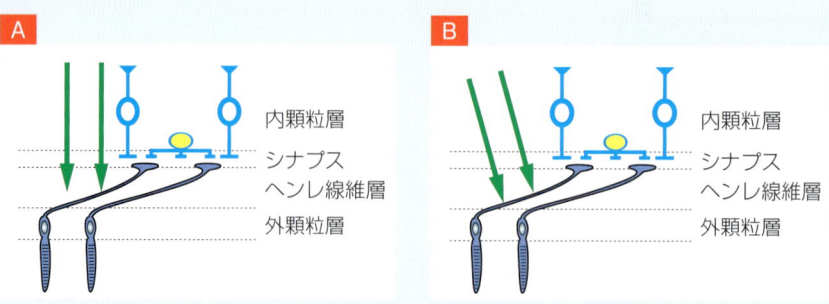

図35　ヘンレ線維と測定光との入射角度
A. ヘンレ線維は斜めに走行しているため，測定光（緑矢印）はヘンレ線維に対し斜めに入射する．したがってヘンレ線維からの強い反射は起こらない．
B. 測定光（緑矢印）を斜めに入射させると，ヘンレ線維に垂直になるため，ヘンレ線維からの反射が増強する．

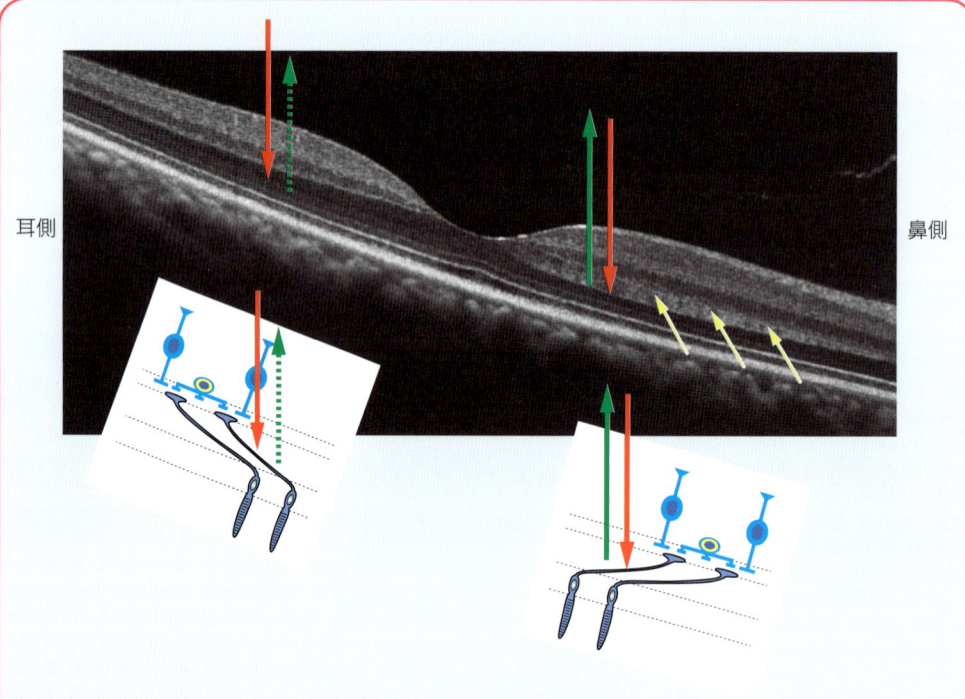

図36　ヘンレ線維層の描出
右眼黄斑部の水平断．OCTの測定光を瞳孔中心から耳側にずらして入射させるとOCT画像は鼻側に傾く．その結果，黄斑の鼻側ではヘンレ線維が測定光（赤矢印）に対し垂直となり，反射光（緑矢印）が増強しヘンレ線維層が明瞭に描出されている（黄矢印）．反対側の耳側では反射光はさらに減弱している．

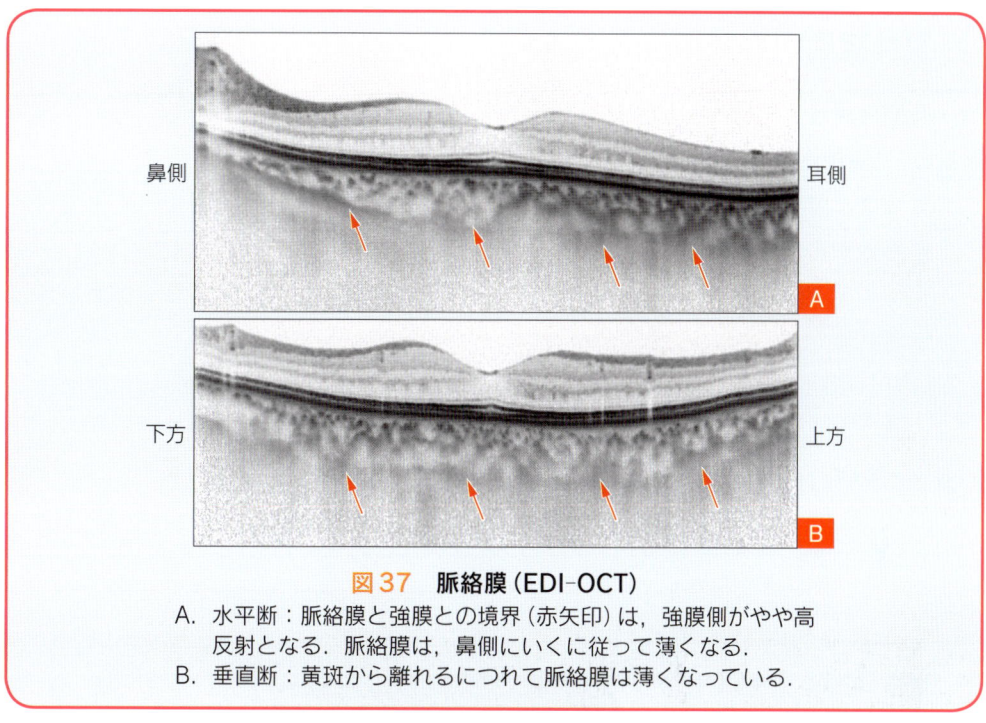

図37　脈絡膜（EDI-OCT）
A．水平断：脈絡膜と強膜との境界（赤矢印）は，強膜側がやや高反射となる．脈絡膜は，鼻側にいくに従って薄くなる．
B．垂直断：黄斑から離れるにつれて脈絡膜は薄くなっている．

7. 網膜厚と視神経乳頭の解析

　TD-OCTからSD-OCTになってスキャンスピードが格段に速くなり，網膜や視神経を3次元的に解析することが可能になった．網膜厚（全層）・神経線維層厚・神経節細胞層厚が数秒でマップとして表示できるので，黄斑浮腫の治療効果の判定，緑内障の診断に活用できる．

A 網膜厚（全層）の解析（図38）

- 網膜厚カラーマップ：網膜厚（内境界膜〜網膜色素上皮までの距離）がカラーコード（厚い部位は暖色系で，薄い部位は寒色系）に準じて表示される．
- ETDRS（Early Treatment Diabetic Retinopathy Study）グリッド：黄斑部を9セクターに分割して，各セクターの平均網膜厚が表示される．正常データベースとの比較で，平均網膜厚が正常（正常者の5〜95％）の時は緑，ボーダーライン（5％未満）は黄，異常（1％未満）は赤で表示される．若年者のデータはデータベースにないため，これらの色分けは表示されない．
- 3D表示：機種によっては，網膜厚・網膜表面（内境界膜）・網膜色素上皮が3Dで表示される．

B 視神経乳頭形状解析（図39）

- 乳頭外縁とカップを自動検出し，それらの輪郭を描出する．
- OCT画像から得られたブルッフ膜の断端を乳頭外縁と定義する．
- カップとリムの境界の決め方は機種によって異なる．Cirrus™ HD-OCTでは乳頭外縁から網膜表層との最短距離の部位をカップとリムの境界としている．
- 上記の結果をもとに，リム面積・ディスク面積・平均C/D比・カップ面積が表示される．

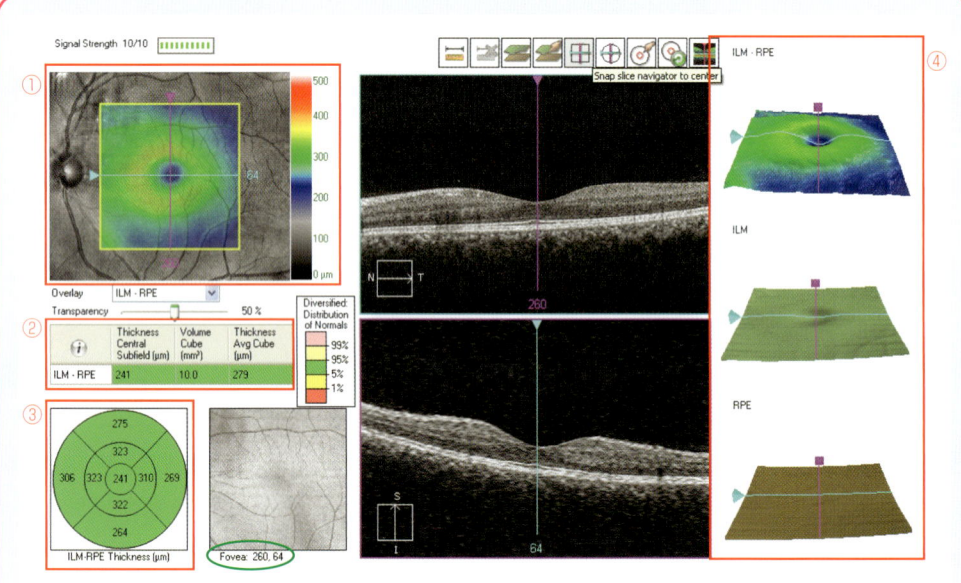

図38 網膜厚解析（Cirrus™ HD-OCT）

①網膜厚カラーマップ：網膜厚が画面右のカラーコードに準じて表示．画面内の水平ライン（水色）および垂直ライン（紫色）をスライドすると，任意の網膜断層像が中央に表示される．
②中心1mmの平均網膜厚，スキャンエリア（6×6mm）の網膜体積，スキャンエリア内の平均網膜厚が示されている．
③ETDRS（Early Treatment Diabetic Retinopathy Study）グリッド網膜厚：黄斑部を9セクターに分割して，各セクターの平均網膜厚を表示．Cirrus™HD-OCTでは「Auto Fovea Finder」という機能があり，中心窩を通る水平断，垂直断を自動的に表示させ，ETDRSグリッドもそこで検知した中心窩を中心とした数値を算出する．緑円内の数値は，中心窩を通るスキャンが水平512Aスキャンのうちの何本目か，また，垂直128Aスキャンのうちの何本目かを示している．「Fovea：260,64」と表示された場合は，水平スキャンの260本目と垂直スキャンの64本目に中心窩があると認識した，という意味になる．
④3D表示：網膜厚・網膜表面（内境界膜）・網膜色素上皮が3Dで表示．

C 網膜神経線維層（retinal nerve fiber layer；RNFL）厚解析
（図39）

- RNFL厚カラーマップ：神経線維層の厚さがカラーコードに準じて表示される．正常では上耳側・下耳側が厚い．
- RNFLデビエーションマップ：正常データベースとの比較で，正常は無色，正常の5%未満は黄色，正常の1%未満は赤等で表示される．
- RNFL厚グラフ：乳頭周囲を一定の直径の円に沿ってサークルスキャンして神経線維層厚を計測する．サークルスキャンによって得られたデータは，横軸に乳頭を中心とする座標軸（temporal→superior→nasal→inferior→temporal；TSNIT），縦軸にRNFL厚を示すグラフ（TSNITグラフ）として表示される．正常眼では視神経乳頭の上方と下方でRNFLが厚く，鼻側と耳側で薄い（double

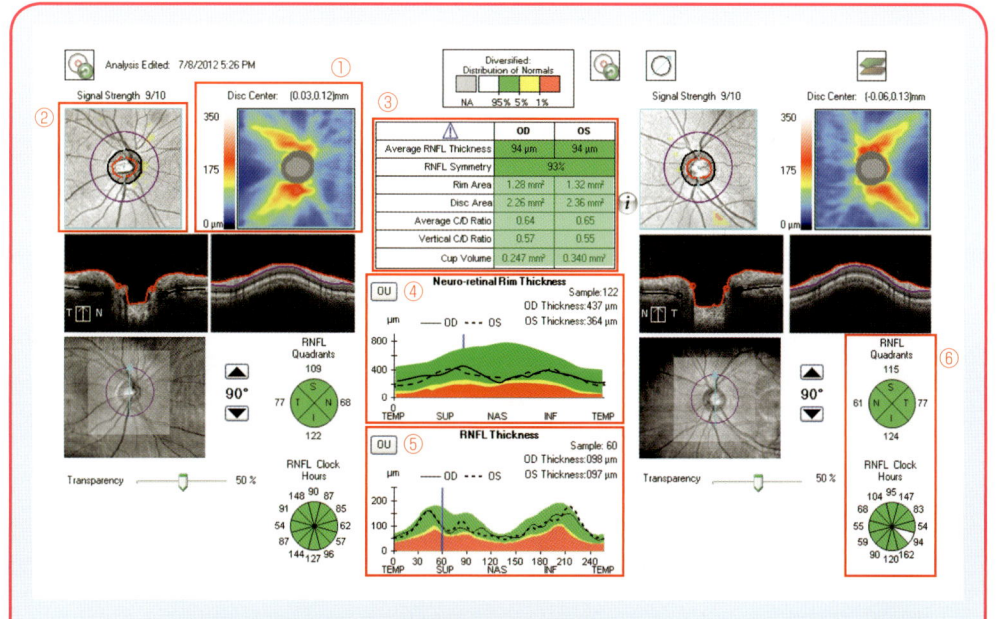

図39 視神経乳頭および網膜神経線維層（RNFL）の解析（Cirrus™ HD-OCT）
① RNFL厚マップ：RNFLの厚さがカラーコードに準じて表示されている．
② デビエーションマップ：正常データベースとの比較で，正常は無色，正常の5%未満は黄色，正常の1%未満は赤等で表示される．
③ RNFLと視神経乳頭解析：平均RNFL厚，左右RNFL厚の対称性，リム面積，ディスク面積，平均C/D比，垂直C/D比，カップ体積が表示されている．
④ リム厚（全周）：リムの厚さが左右で表示されている．
⑤ RNFL厚：直径3.46mmのサークルスキャンによるRNFL厚を表示．
⑥ RNFL厚（セクター別）：サークルスキャンによるRNFL厚を分割して，その平均値を表示．上は4分割，下は12分割．

hump pattern).サークルスキャンの結果は,正常データベースと比較することができる.RNFL厚正常確率分布表示では緑が5％以上(正常)・黄が5％未満(ボーダーライン),赤は1％未満(異常)を示す.

D 神経節細胞層(ganglion cell layer；GCL)解析(図40)

- 緑内障では網膜神経節細胞が消失するため,GCL厚の計測によって緑内障診断力の向上が期待されている.
- GCL厚の解析は,神経節細胞複合体(ganglion cell complex；GCC),つまりRNFL＋GCL＋内網状層(inner plexiform layer；IPL)の3層を合わせた厚さによって評価されている.
- 機種によっては,GCL＋IPLの厚さによって評価するものもある.

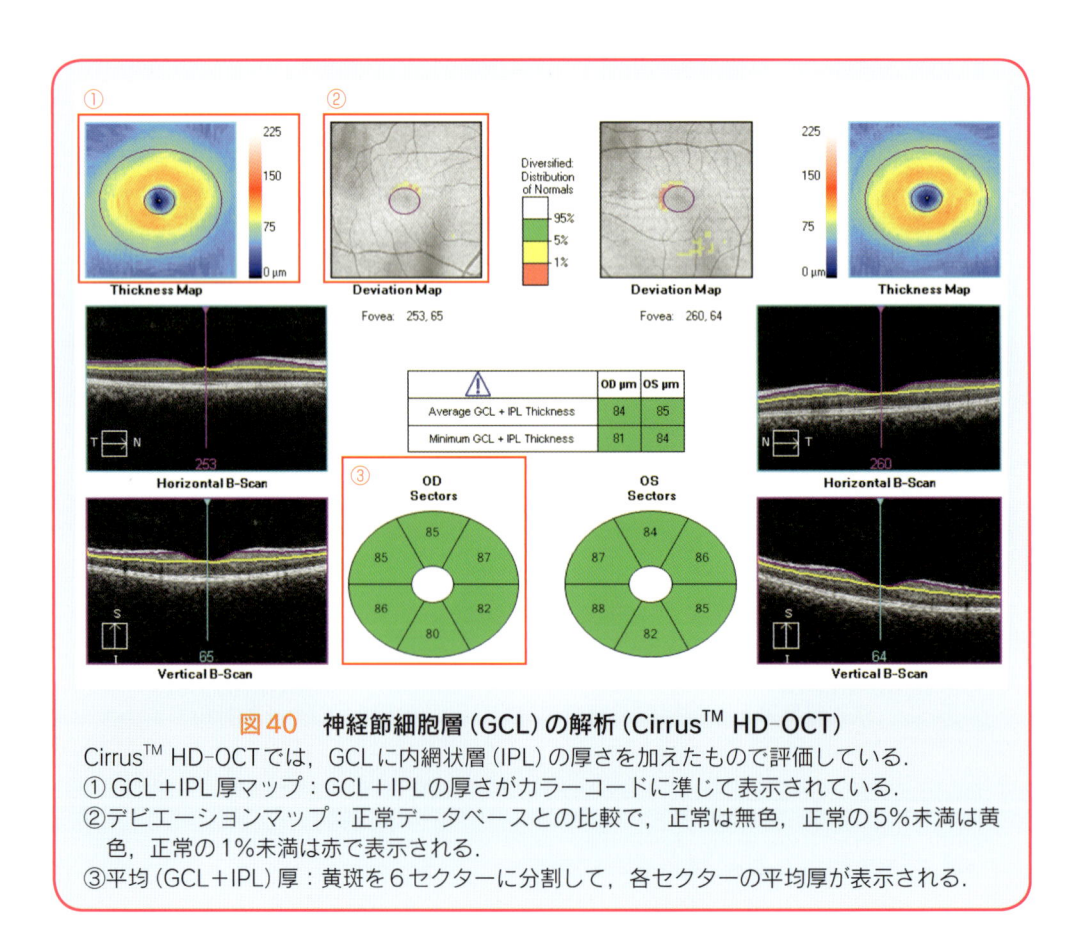

図40 神経節細胞層(GCL)の解析(Cirrus™ HD-OCT)
Cirrus™ HD-OCTでは,GCLに内網状層(IPL)の厚さを加えたもので評価している.
①GCL＋IPL厚マップ:GCL＋IPLの厚さがカラーコードに準じて表示されている.
②デビエーションマップ:正常データベースとの比較で,正常は無色,正常の5％未満は黄色,正常の1％未満は赤で表示される.
③平均(GCL＋IPL)厚:黄斑を6セクターに分割して,各セクターの平均厚が表示される.

文 献

1) Kishi S, Shimizu K : Posterior precortical vitreous pocket. Arch Ophthalmol 108 : 979-982, 1990
2) Itakura H, Kishi S : Aging changes of vitreomacular interface. Retina 31 : 1400-1404, 2011
3) Spaide RF, Curcio CA : Anatomical correlates to the bands seen in the outer retina by optical coherence tomography : literature review and model. Retina 31 : 1609-1619, 2011
4) Otani T, Yamaguchi Y, Kishi S : Improved visualization of Henle fiber layer by changing the measurement beam angle on optical coherence tomography. Retina 31 : 497-501, 2011
5) Agawa T, Miura M, Ikuno Y et al : Choroidal thickness measurement in healthy Japanese subject by three-dimensional high-penetration optical coherence tomography. Graefes Arch Clin Exp Ophthalmol 249 : 1485-1492, 2011

コラム 新しいOCT

▶▶▶ スウェプトソース OCT（swept source OCT：SS-OCT）

- DRI OCT-1 Atlantis（トプコン）は，スウェプトソース（swept source）方式による新しいOCTである．
- SS-OCTは，SD-OCTと同様に干渉信号をフーリエ変換することによって断層情報を得る．
- SD-OCTは分光器によって波長を分離するが，SS-OCTは光源の波長を順次変化させて発振している．
- SS-OCTのスキャン速度は100,000 A-スキャン/秒で，SD-OCTよりも高速である．
- SS-OCTの光源は長波長（1,050 nm）を用いているため，組織侵達性に優れている．つまり硝子体から脈絡膜までよく描出される（図Ⅰ，Ⅱ）．

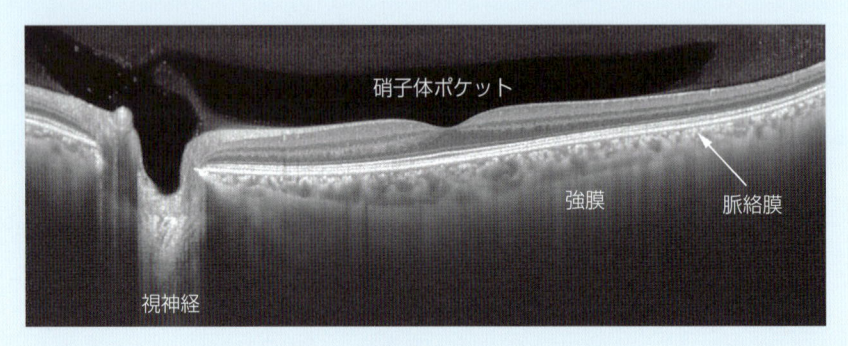

図Ⅰ　正常眼底；水平12 mm
視神経乳頭と黄斑を含むSS-OCTによる断層像である．硝子体ポケットから強膜まで描出されている．

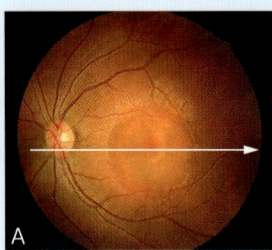

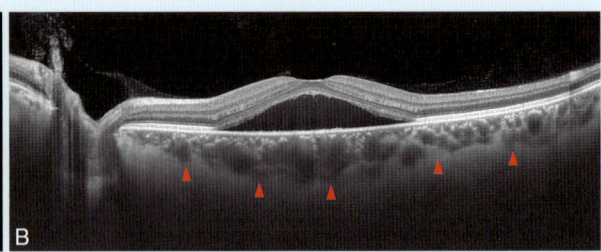

図Ⅱ　中心性漿液性脈絡網膜症；51歳男性　視力0.7
A. 黄斑には漿液性網膜剝離がある．
B. 水平12 mmのSS-OCT：黄斑には漿液性網膜剝離があり，脈絡膜は肥厚している．脈絡膜と強膜の境界が明らかである（赤矢頭）．

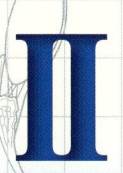

II OCT所見の読み方のポイント

> **Access Point**
> ▶ 眼底疾患の多くは網膜厚に変化が起こるので網膜厚解析を十分に活用する.
> ▶ 網膜厚の異常がどこの層にあるのかを確認し, 病態を理解する.

1 網膜厚マップによる評価

A 眼底疾患の多くは網膜厚に変化が現れる

- OCTは網膜断層像だけではなく網膜厚マップもチェックすると見落としが少なくなる. できれば視神経乳頭を中心にした神経線維層厚マップもあったほうがよい.
- 網膜厚マップで示される網膜厚の異常は, 各セクターの網膜厚の平均値が正常者データベースと比較されて判定される.
- 病変が限局している場合や病変の一部のみがスキャンされている場合には, 病変があるにもかかわらず各セクターの平均網膜厚は正常と判定される可能性があるので, 必ず網膜厚カラーマップで異常所見がないか確認する.
- 網膜厚カラーマップでは神経線維層欠損(nerve fiver layer defect：NFLD)による網膜厚減少が描出されていても, セクター内の平均網膜厚が正常範囲内にあれば異常とは表示されない(図1).

B 網膜厚の異常パターンをみる

- 網膜組織の消失による網膜厚の減少にはパターンがある.
- 緑内障などによるNFLDでは, 神経線維の走行に沿って網膜厚が減少する(図2).
- 網膜動脈閉塞(陳旧期)や糖尿病網膜症などの網膜血管閉塞に伴う網膜内層の萎縮があると, 網膜血管の分布に一致して網膜厚が減少する(図3).
- 網膜中心動脈閉塞症の陳旧期では, 中心窩以外の網膜内層が極度に薄くなるため, 黄斑が平坦化して中心窩陥凹が消失する(図4).
- 網膜色素変性では, 黄斑周囲の網膜外層がドーナツ状に菲薄化することが多い(図5).
- 錐体ジストロフィでは黄斑の網膜厚が減少する(図6).

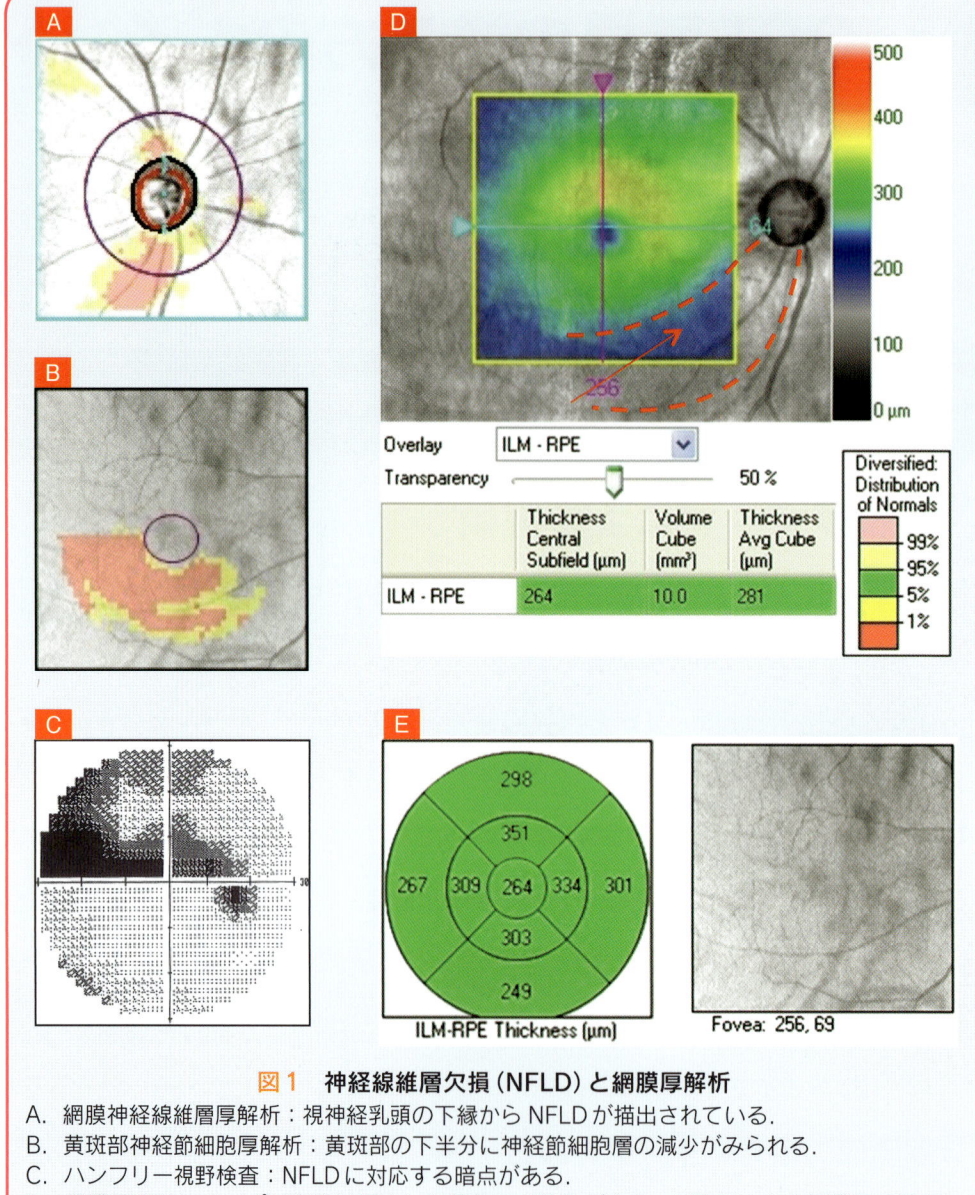

図1 神経線維層欠損（NFLD）と網膜厚解析

A. 網膜神経線維層厚解析：視神経乳頭の下縁からNFLDが描出されている．
B. 黄斑部神経節細胞厚解析：黄斑部の下半分に神経節細胞層の減少がみられる．
C. ハンフリー視野検査：NFLDに対応する暗点がある．
D. 網膜厚カラーマップ：点線に囲まれた部位にNFLDがある．NFLDによる網膜厚の減少によってカラーマップの一部（赤矢印）が青〜紫に表示されている．
E. ETDRSグリッド：全セクターともに正常範囲内となっている．各セクターにおける網膜厚の平均値が正常者データベースと比較されて判定されるため，セクター内に占める病変の割合が少ないと網膜厚は正常と判定される．

- AZOOR（acute zonal occult outer retinopathy）では視神経乳頭周囲の視細胞外節が消失し，視神経周囲の網膜が薄くなることがある．ただし初期では網膜厚の減少がはっきりしないことが多い（図7）．

網膜厚マップによる評価　33

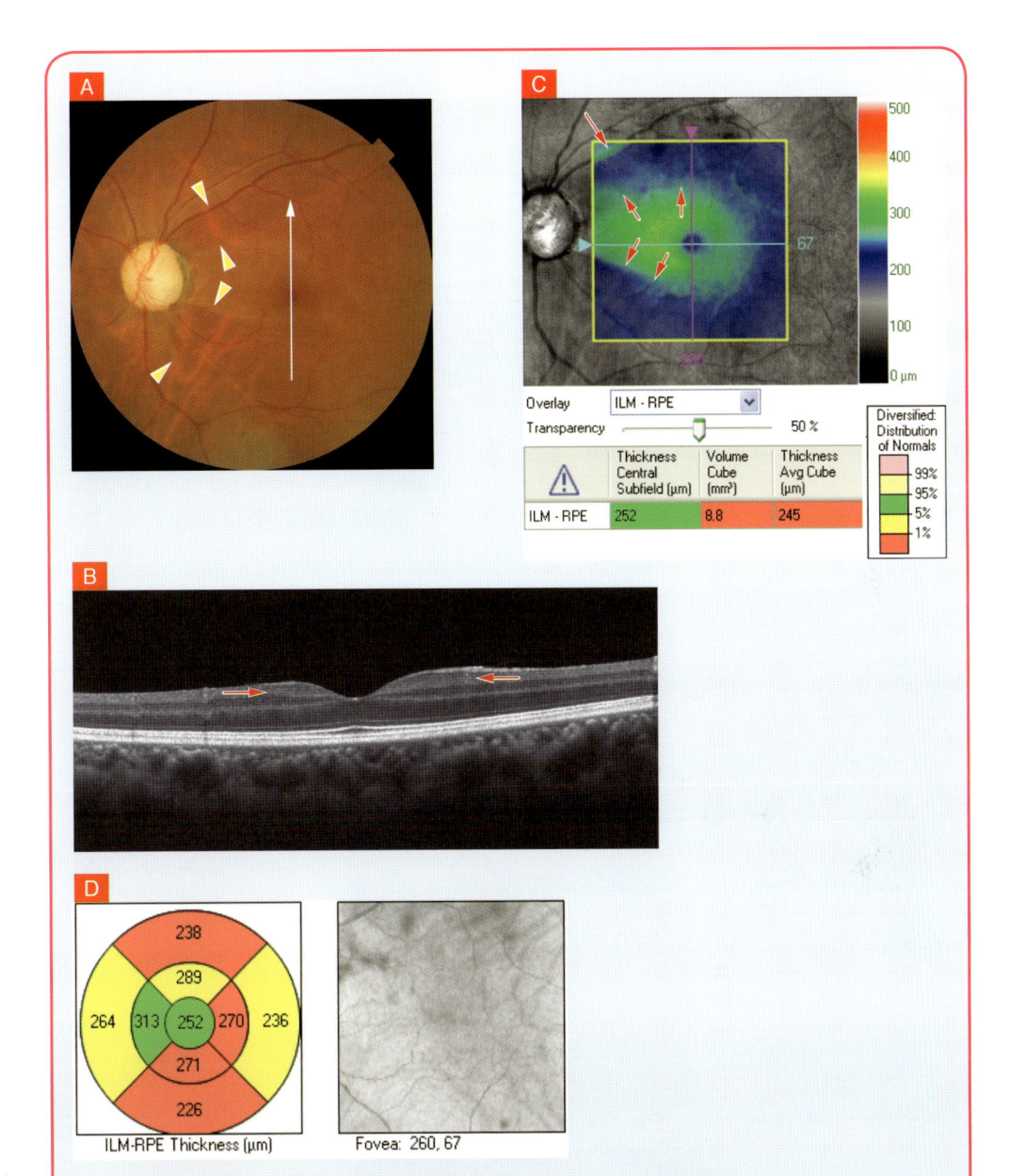

図2　神経線維層欠損（NFLD）と網膜厚解析
A. カラー眼底写真：黄斑の上下にNFLDがある（黄矢頭）．
B. 垂直方向のOCT：神経節細胞層は消失している．赤矢印は内網状層を示す．
C. 網膜厚カラーマップ：NFLDに一致して網膜厚が減少し，青〜紫色で表示されている（赤矢印）．
D. ETDRSグリッド：中心のセクターは正常（緑）であるが，その上下のセクターではNFLDによって網膜厚が減少しており赤で表示されている．

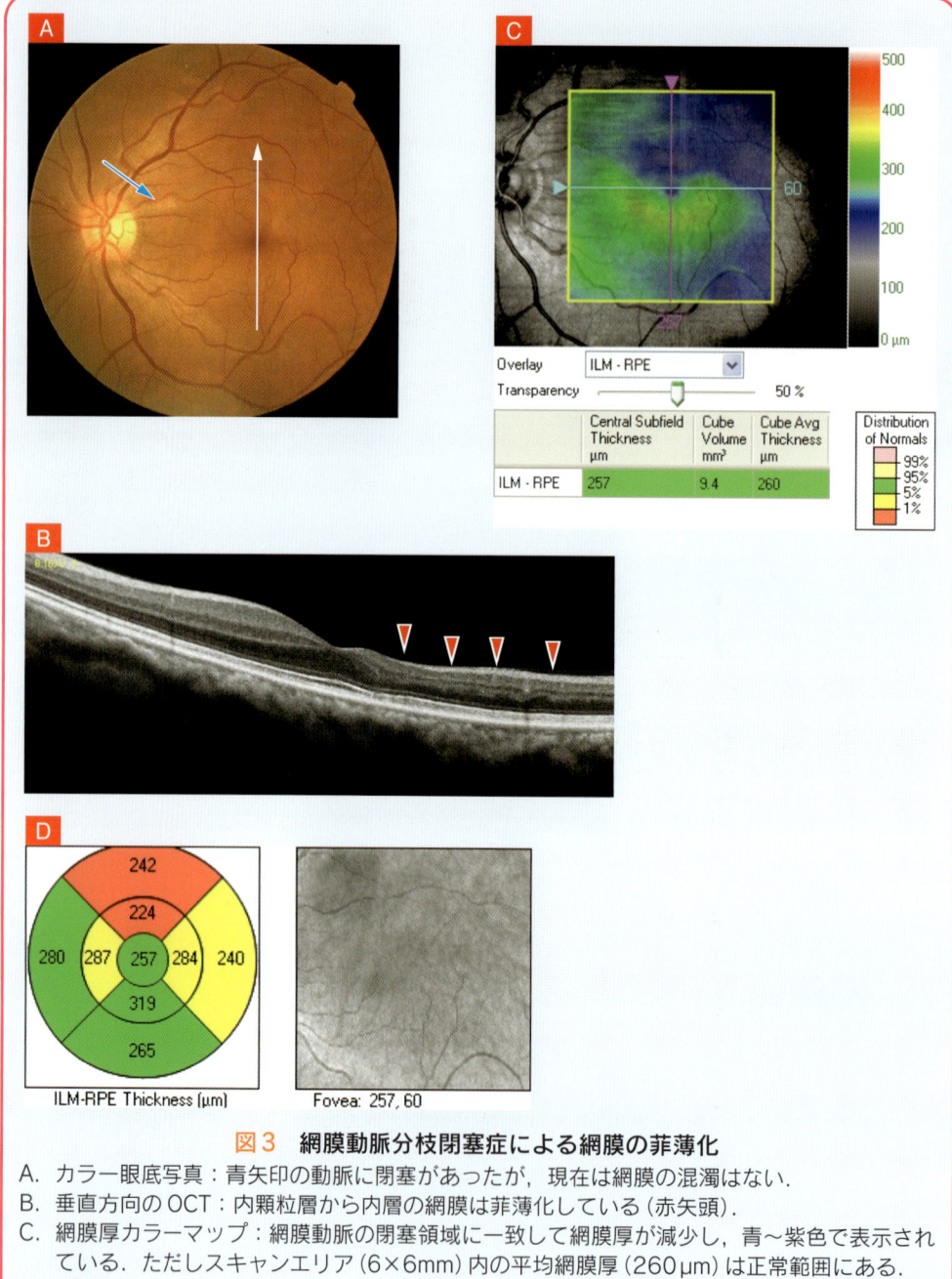

図3 網膜動脈分枝閉塞症による網膜の菲薄化

A. カラー眼底写真：青矢印の動脈に閉塞があったが，現在は網膜の混濁はない．
B. 垂直方向のOCT：内顆粒層から内層の網膜は菲薄化している（赤矢頭）．
C. 網膜厚カラーマップ：網膜動脈の閉塞領域に一致して網膜厚が減少し，青〜紫色で表示されている．ただしスキャンエリア（6×6mm）内の平均網膜厚（260μm）は正常範囲にある．
D. ETDRSグリッド：上方のセクターの網膜厚は減少し（赤），耳側のセクターはボーダーライン（黄）となっている．

図4 網膜中心動脈閉塞症による網膜の菲薄化

A. カラー眼底写真：動脈閉塞から3カ月経過し網膜の混濁はない．網膜動脈は狭細化している．
B. 水平方向のOCT：黄斑網膜内層が菲薄化し，黄斑が平坦化している．
C. 網膜厚カラーマップ：網膜厚が減少し，黄斑部が全体的に紫～灰色で表示されている．平均網膜厚（204μm）も減少している．
D. ETDRSグリッド：中心のセクターは正常（緑）であるが，それ以外の網膜厚は減少している（赤）．

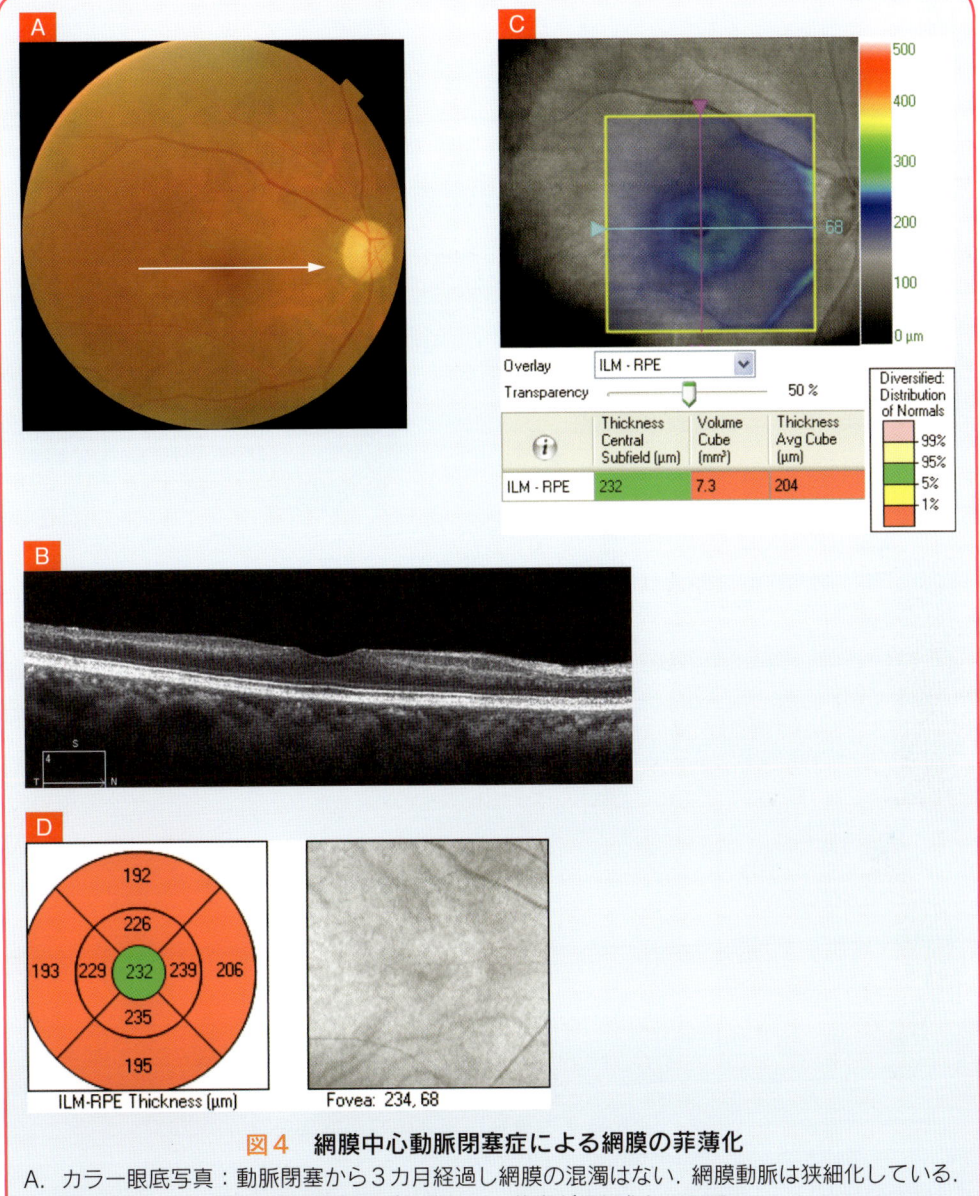

図5　網膜色素変性症による網膜の菲薄化

A. カラー眼底写真：黄斑周囲の網膜の色調はやや粗造である．
B. 垂直方向のOCT：黄斑周囲では視細胞外節から外網状層までがほぼ消失している（赤矢頭）．
C. 網膜厚カラーマップ：黄斑周囲の網膜が菲薄化し，紫〜灰色で表示されている．平均網膜厚（218μm）も減少している．
D. ETDRSグリッド：中心のセクターは正常（緑），内側のリングは下セクターが正常（緑）で上セクターは減少（赤）となっている．外側のリングはすべて減少（赤）である．

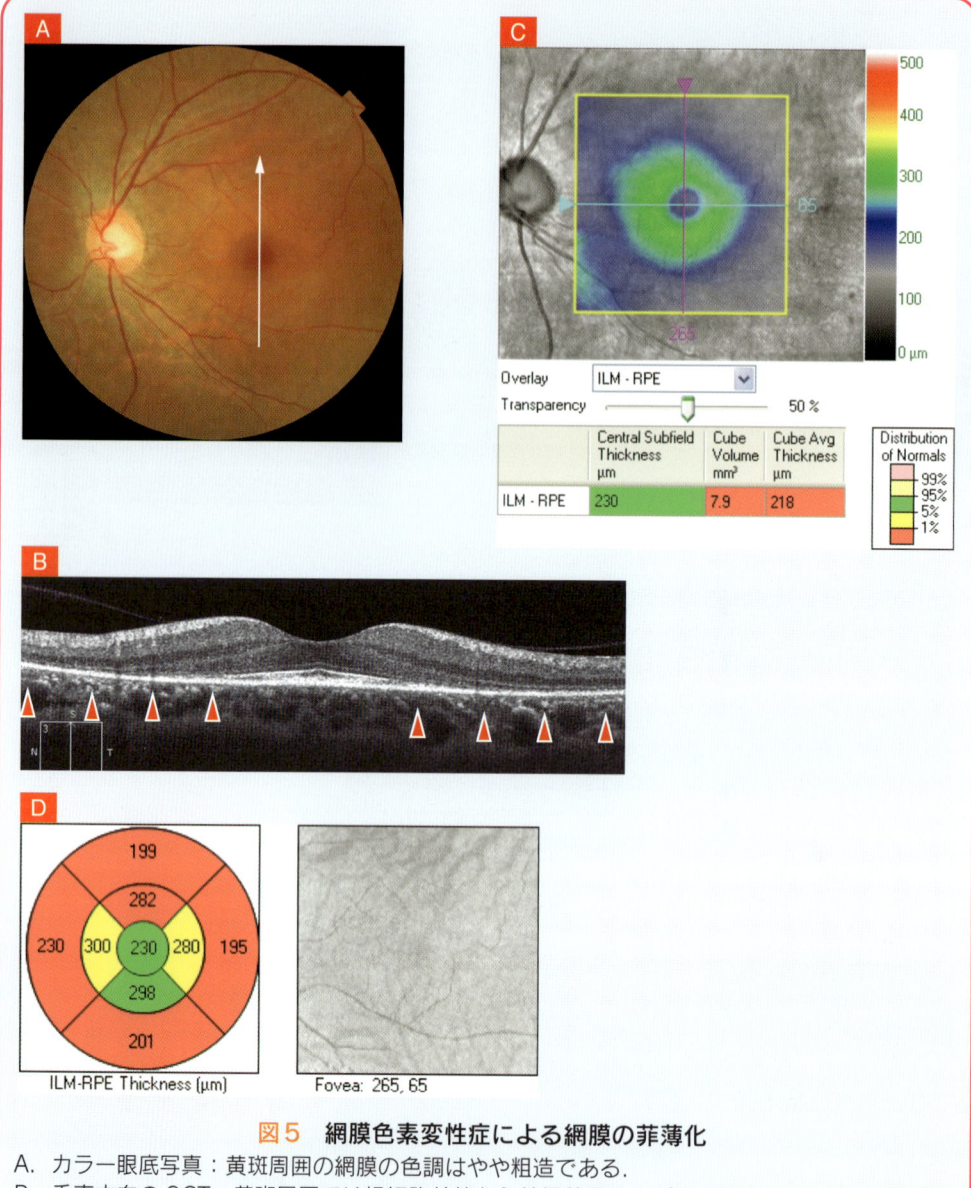

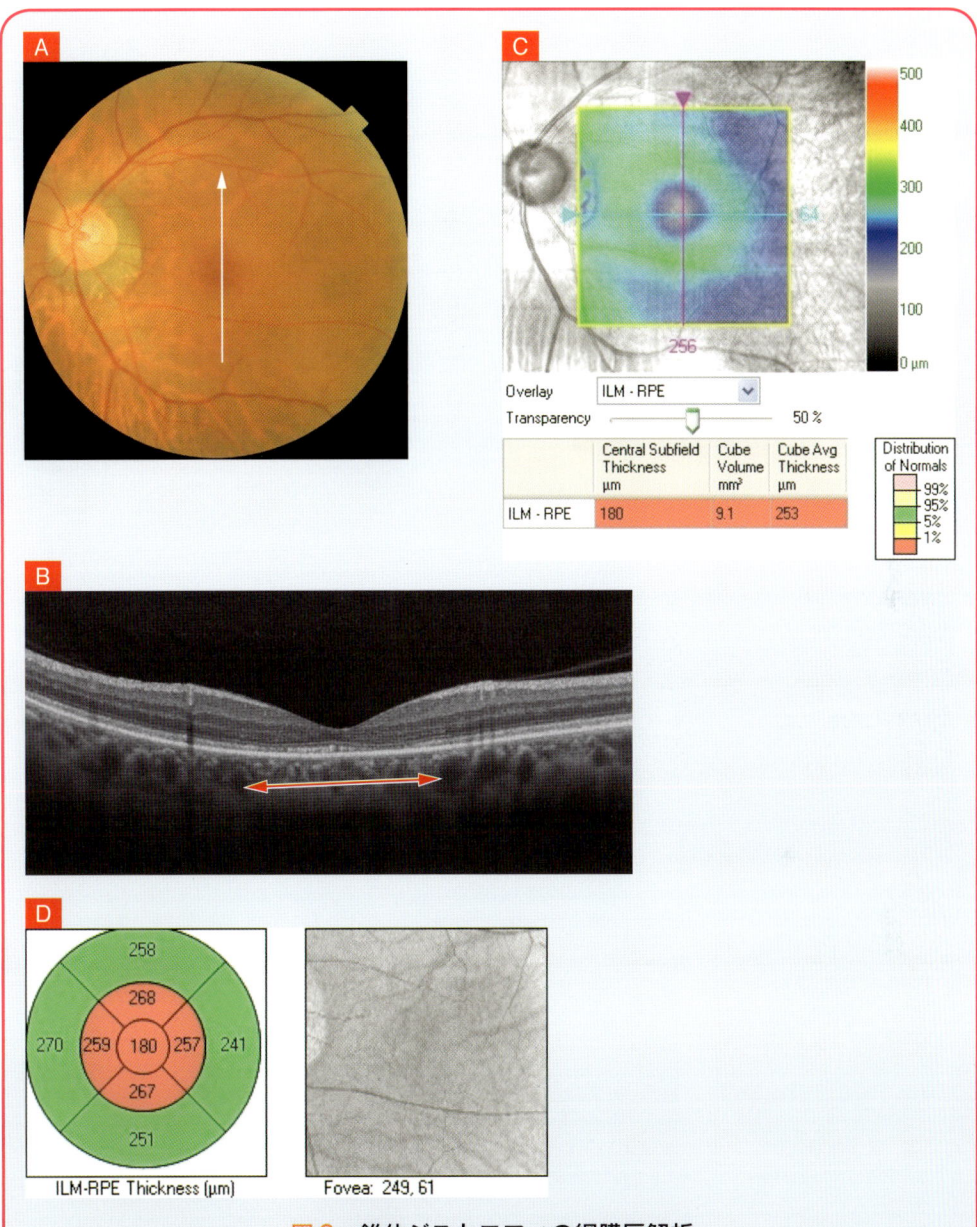

図6 錐体ジストロフィの網膜厚解析
A. カラー眼底写真：特に異常はないが，錐体 ERG は著しく減弱していた．
B. 垂直方向の OCT：黄斑の視細胞内節外節接合部（IS/OS）が不整で一部不鮮明となっている（赤矢印）．
C. 網膜厚カラーマップ：中心窩とその周囲が薄く，紫～灰色となっている．黄斑網膜厚（180μm）も平均網膜厚（253μm）も減少している．
D. ETDRS グリッド：中心と内側リングは網膜厚が減少（赤）している．

図7 AZOORの網膜厚解析

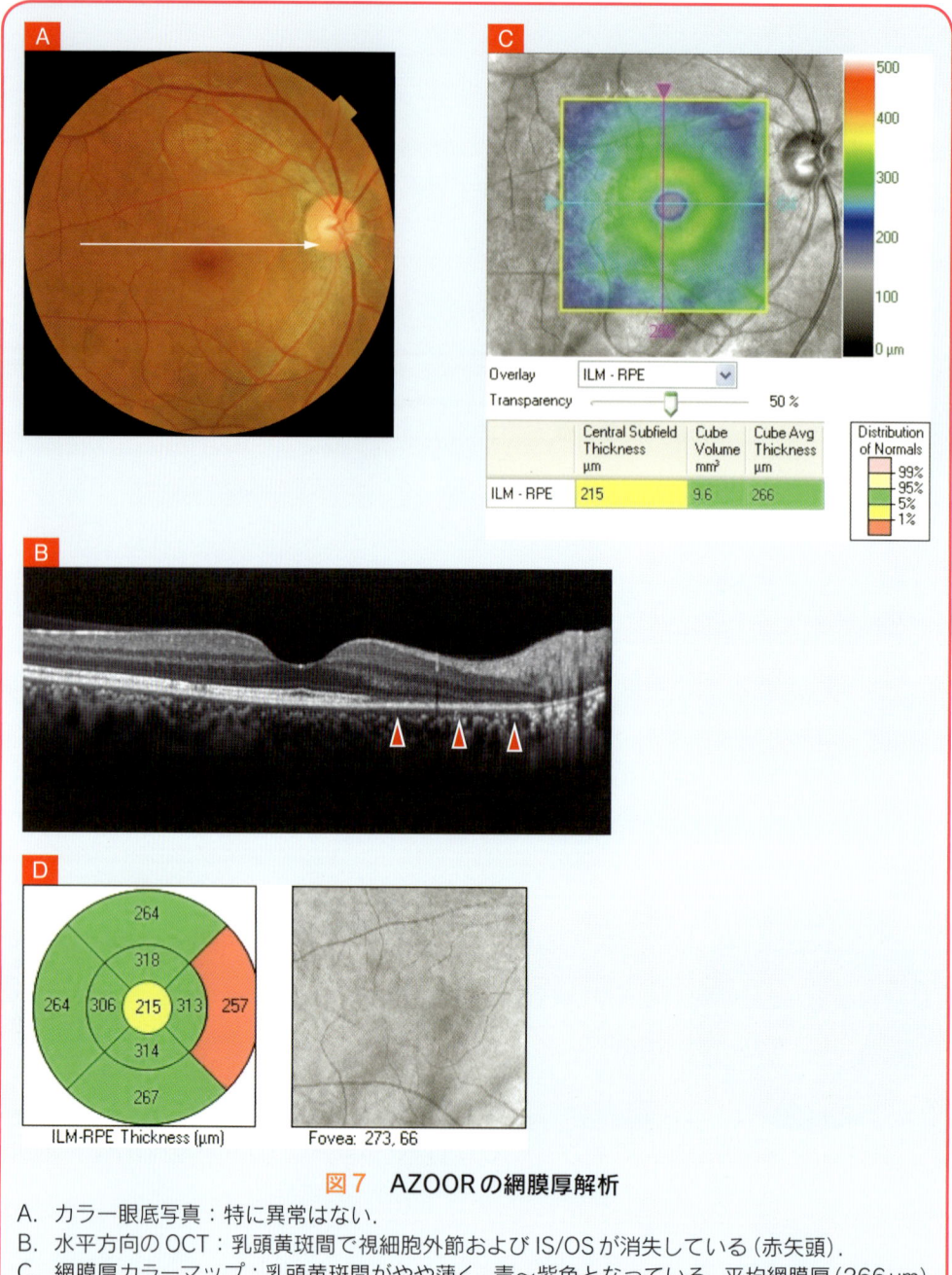

A. カラー眼底写真：特に異常はない．
B. 水平方向のOCT：乳頭黄斑間で視細胞外節およびIS/OSが消失している（赤矢頭）．
C. 網膜厚カラーマップ：乳頭黄斑間がやや薄く，青～紫色となっている．平均網膜厚（266μm）は正常である．
D. ETDRSグリッド：中心はボーダーラインを示し，病変部位に一致して外側リング鼻側のセクターの網膜厚が減少（赤）している．

2 網膜断層像による評価

　中心窩を含む断層像が基本になるが，病変がそこに含まれていない場合には病変部位が含まれるようにスキャンする．網膜厚マップで網膜厚に異常があった部位は特に注意して網膜のどの層が異常なのかを調べる．

A 網膜厚が減少するもの

主に内層（神経線維層〜内顆粒層）	主に外層（外網状層〜視細胞外節）
● 糖尿病網膜症による血管閉塞（図8） ● 陳旧期の網膜動脈閉塞症 ● 緑内障（主に神経線維層〜神経節細胞層が減少）（図9） ● その他	● 陳旧期の中心性漿液性脈絡網膜症 ● 萎縮型加齢黄斑変性（図10） ● 網膜色素変性症 ● 黄斑ジストロフィ ● AZOOR ● 癌関連網膜症 ● 鈍性外傷による網脈絡膜萎縮（図11） ● 黄斑浮腫による黄斑萎縮 ● その他

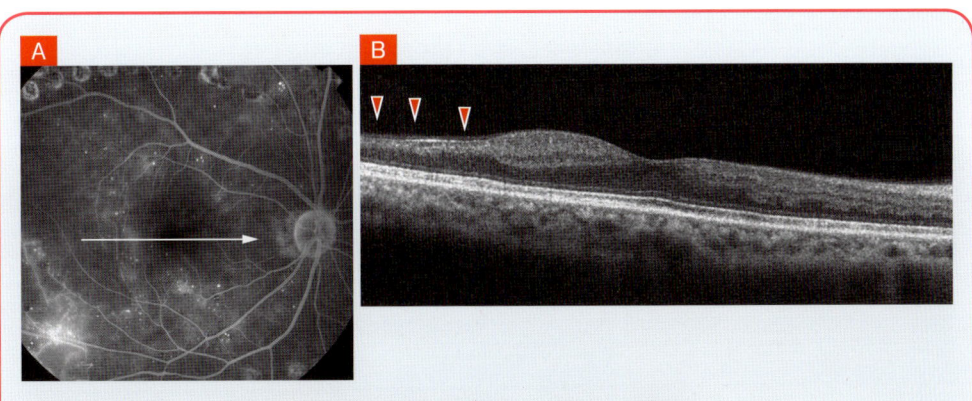

図8　網膜内層厚の減少（糖尿病網膜症）
A．フルオレセイン蛍光造影：黄斑の耳側には毛細血管床閉塞がある．
B．水平方向のOCT：毛細血管閉塞領域に一致して内顆粒層〜神経線維層が薄くなっている（赤矢頭）．

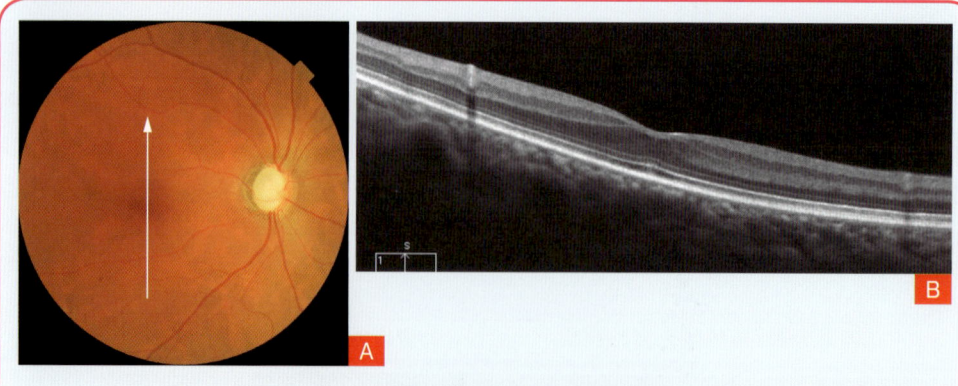

図9　網膜内層厚の減少（緑内障）
A．カラー眼底写真：視神経乳頭の陥凹が明らかである．
B．垂直方向の OCT：神経節細胞層と神経線維層はほぼ消失し，中心窩の陥凹がなくなっている．

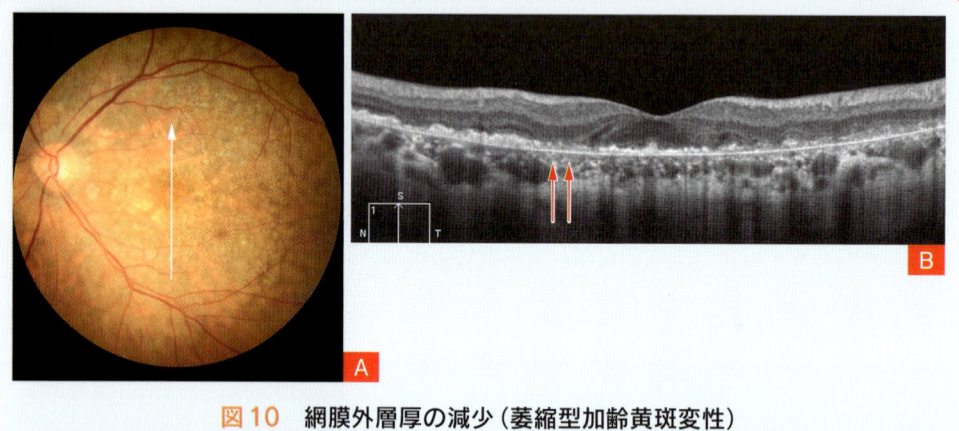

図10　網膜外層厚の減少（萎縮型加齢黄斑変性）
A．カラー眼底写真：中心窩から耳側にかけて網膜色素上皮（RPE）の萎縮が目立つ．
B．垂直方向の OCT：RPE の萎縮が強い部位では視細胞外節から外網状層まで消失している（赤矢印）．

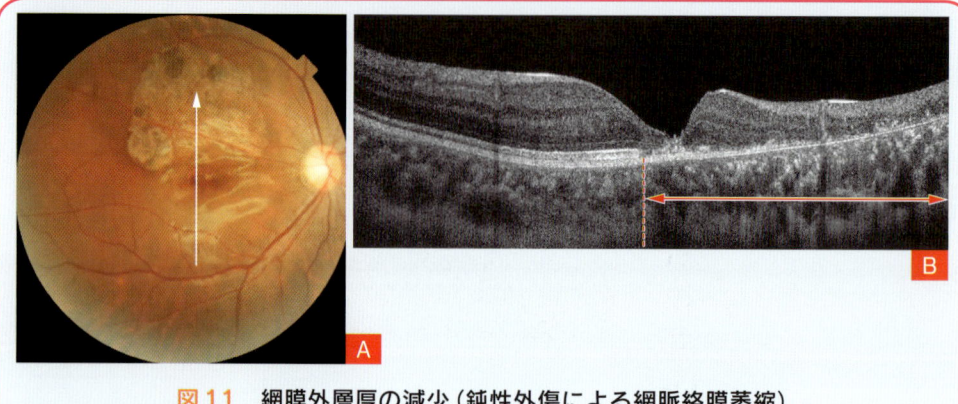

図11　網膜外層厚の減少（鈍性外傷による網脈絡膜萎縮）
A．カラー眼底写真：中心窩から上方に網脈絡膜萎縮がある．
B．垂直方向の OCT：病変部位では中心窩を含んで RPE と網膜外層がほぼ消失している（赤矢印）．

B 網膜厚の変化をほとんど伴わないもの

視細胞外節の欠損や IS/OS の消失や不整

- macular microhole（図12）
- MEWDS（multiple evanescent white dot syndrome）（図13）
- 特発性傍中心窩毛細血管拡張症（傍中心窩血管拡張型）*（図14）
- AZOOR（初期）
- その他

*Yannuzzi 分類 Type 2（傍中心窩血管拡張型）は，囊胞様変化が内境界膜直下に起こるが網膜は厚くならない．むしろ網膜は薄くなる．

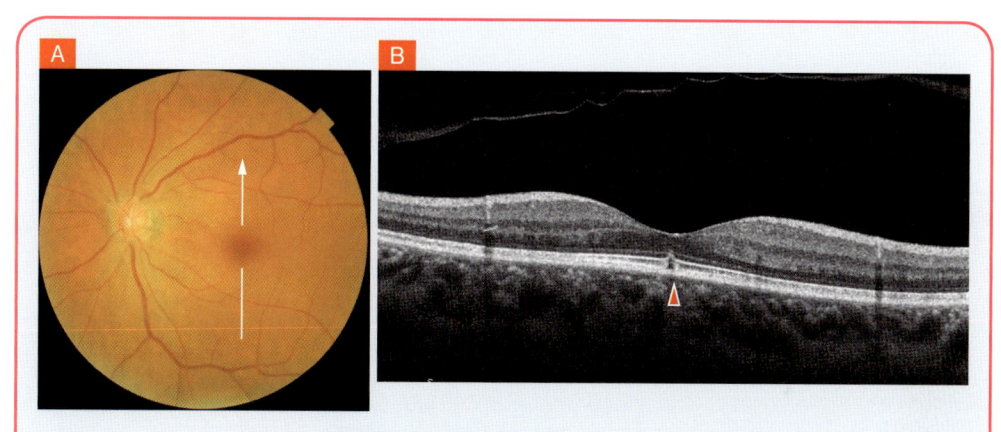

図12　視細胞外節の欠損（macular microhole）
A．カラー眼底写真：著変なし．
B．垂直方向の OCT：中心窩の視細胞外節から外境界膜にかけて網膜組織が欠損している（赤矢頭）．

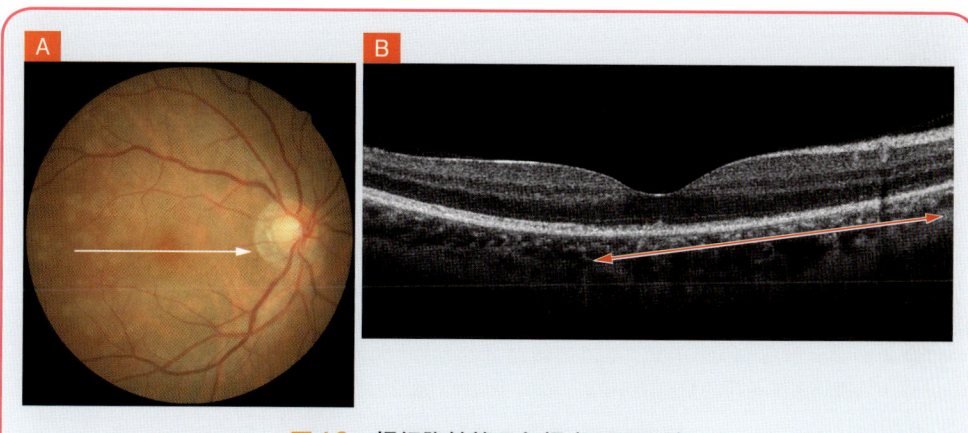

図13　視細胞外節の欠損（MEWDS）
A．カラー眼底写真：後極部一帯に大小の黄白色斑がある．
B．水平方向の OCT：視細胞外節の破壊によって IS/OS が消失している（赤矢印の範囲）．

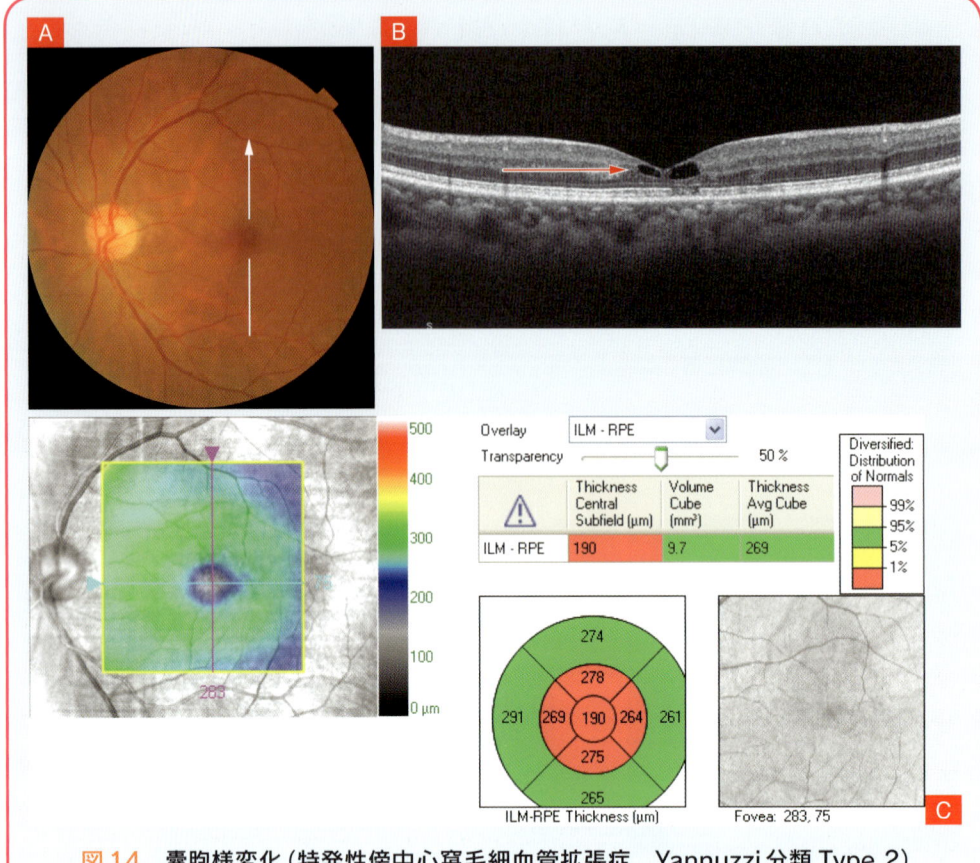

図14 囊胞様変化（特発性傍中心窩毛細血管拡張症 Yannuzzi分類 Type 2）
A. カラー眼底写真：中心窩に囊胞様浮腫がある．
B. 垂直方向のOCT：囊胞様変化は内境界膜直下にあり，inner lamellar cyst（赤矢印）と呼ばれる．
C. 網膜厚解析：囊胞様変化が中心窩にあるにもかかわらず，黄斑の網膜厚は減少している．

C 網膜厚が増大するもの

主に内層（神経線維層～内顆粒層）厚が増大	主に外層（外網状層）厚が増大
● 特発性黄斑前膜（中心窩では外層厚も増加）（図15） ● 急性期の網膜動脈閉塞症（図16） ● 軟性白斑（神経線維層の腫脹） ● 若年網膜分離症（網膜分離は主に内顆粒層，外網状層にも起こる）（図17） ● その他	● 黄斑浮腫による網膜膨化（図18） ● 囊胞様黄斑浮腫（囊胞様変化は内顆粒層にも起こる）（図19） ● 特発性黄斑円孔（囊胞様変化は内顆粒層よりも外網状層が顕著）（図20） ● 強度近視による網膜分離（図21） ● 視神経乳頭ピット黄斑症候群の網膜分離 ● 裂孔原性網膜剥離

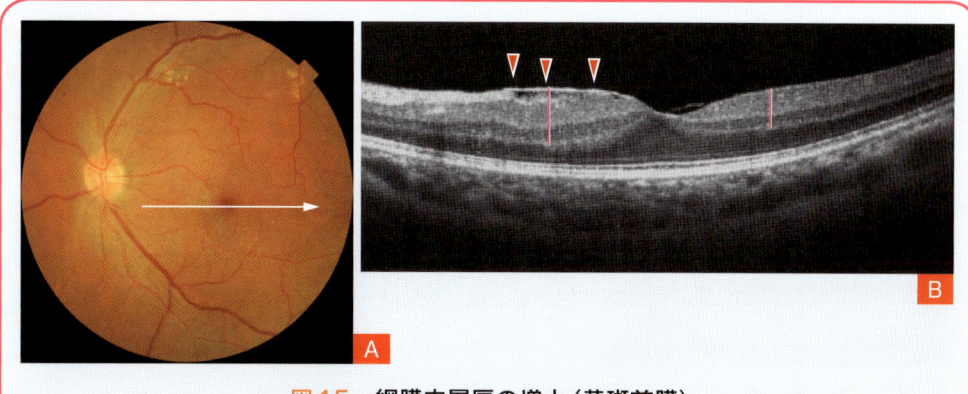

網膜断層像による評価　43

図15　網膜内層厚の増大（黄斑前膜）
A．カラー眼底写真：中心窩から鼻側にかけて黄斑前膜がある．
B．水平方向のOCT：黄斑前膜がある部位（赤矢頭）では内顆粒層から内層の網膜が厚くなっている（前膜のある部位とない部位を赤線の長さで比較）．

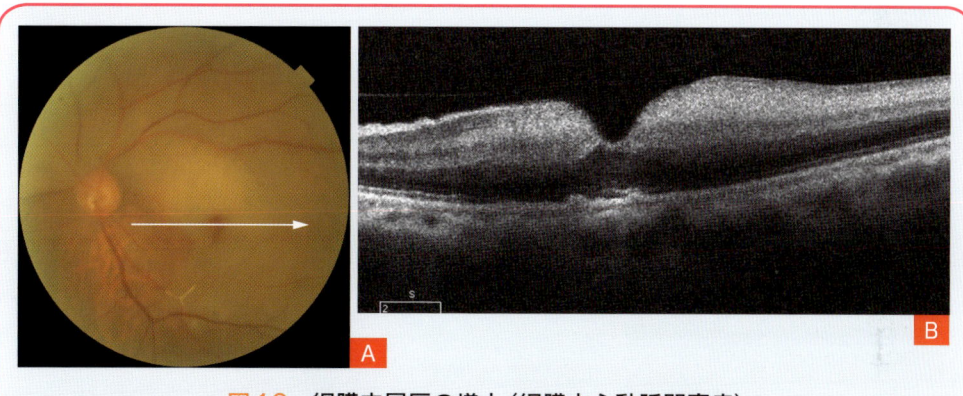

図16　網膜内層厚の増大（網膜中心動脈閉塞症）
A．カラー眼底写真：後極部の網膜が白濁し，中心窩はチェリーレッドスポットとなっている．
B．水平方向のOCT：内顆粒層から内層の網膜が混濁し厚くなっている．

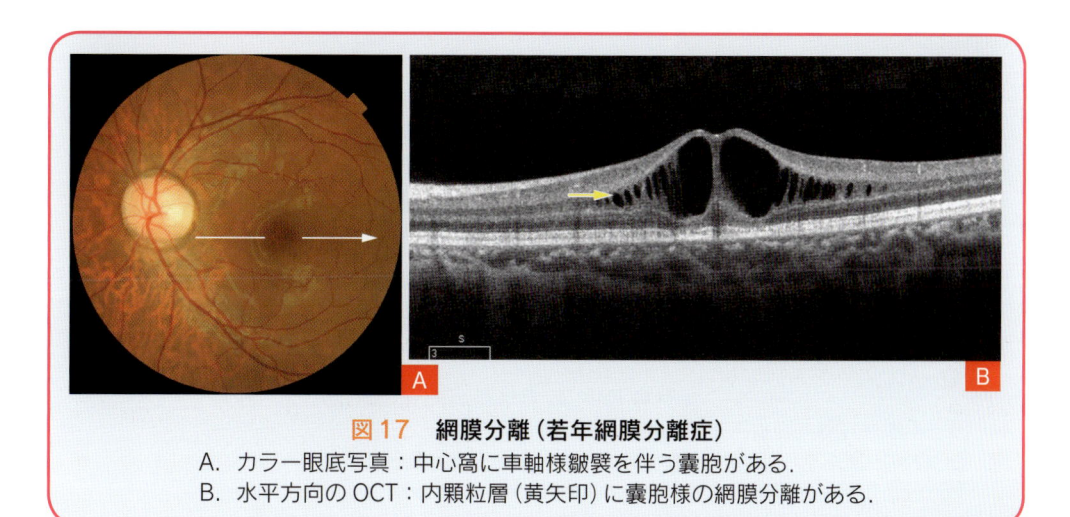

図17　網膜分離（若年網膜分離症）
A．カラー眼底写真：中心窩に車軸様皺襞を伴う囊胞がある．
B．水平方向のOCT：内顆粒層（黄矢印）に囊胞様の網膜分離がある．

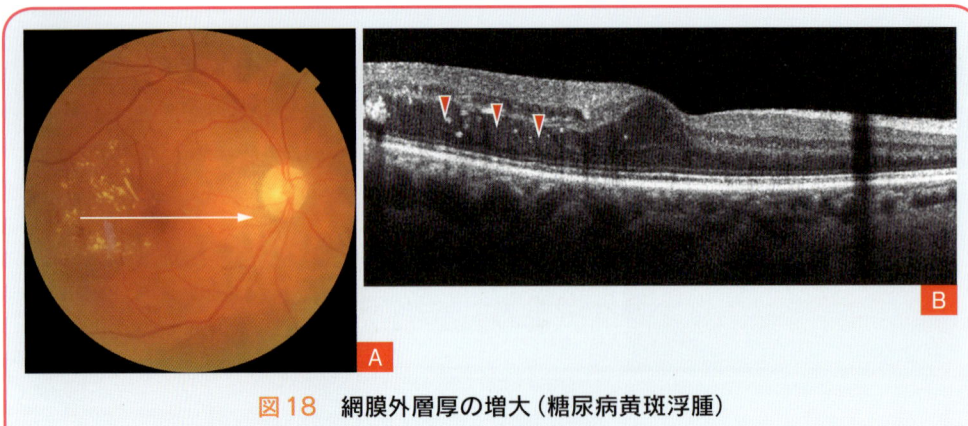

図18 網膜外層厚の増大(糖尿病黄斑浮腫)
A. カラー眼底写真：黄斑耳側に局所性浮腫がある．
B. 水平方向のOCT：浮腫がある部位では外網状層が厚くなっている(赤矢頭)．

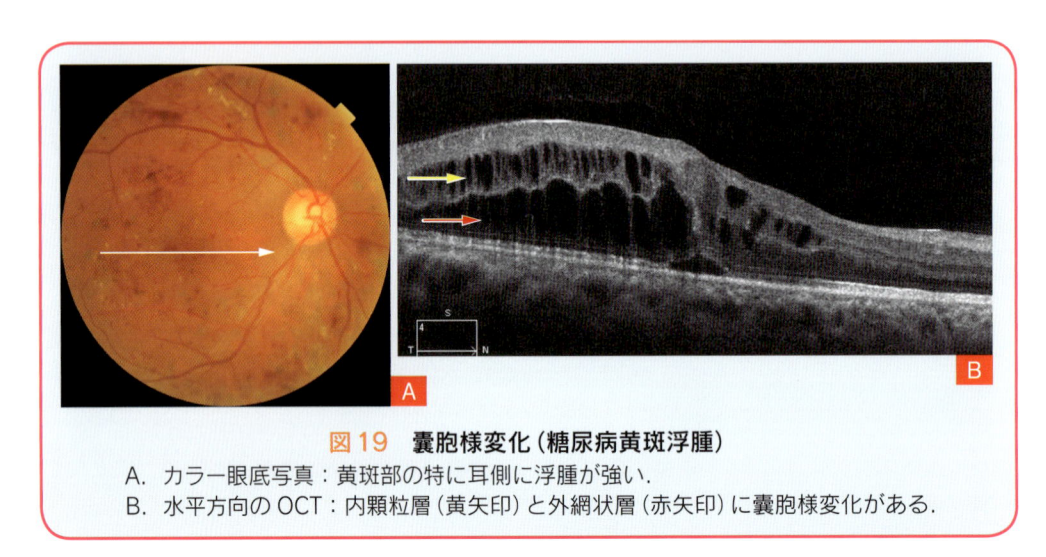

図19 囊胞様変化(糖尿病黄斑浮腫)
A. カラー眼底写真：黄斑部の特に耳側に浮腫が強い．
B. 水平方向のOCT：内顆粒層(黄矢印)と外網状層(赤矢印)に囊胞様変化がある．

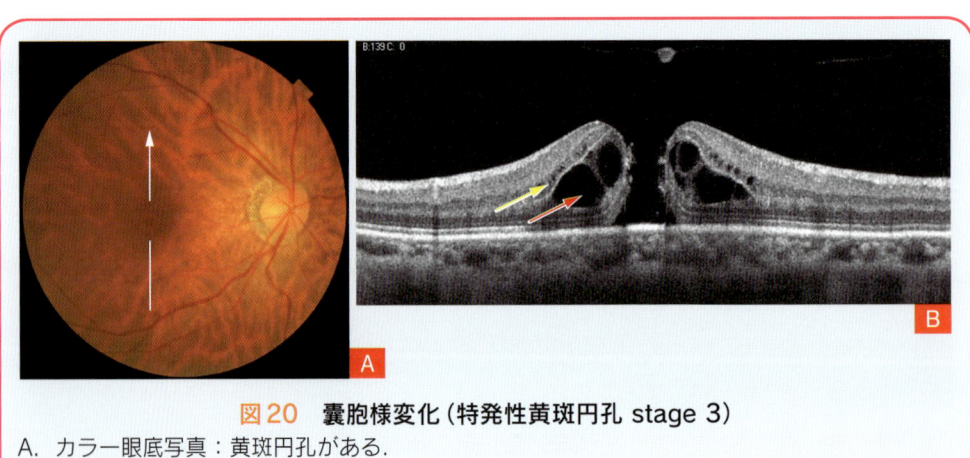

図20 囊胞様変化(特発性黄斑円孔 stage 3)
A. カラー眼底写真：黄斑円孔がある．
B. 垂直方向のOCT：内顆粒層(黄矢印)にも軽度の囊胞様変化があるが，外網状層(赤矢印)の囊胞様変化が主体である．

図21　網膜分離（強度近視）
A．カラー眼底写真：眼底写真では網膜分離はわからない．
B．水平方向のOCT：外網状層（赤矢印）に網膜分離がある．

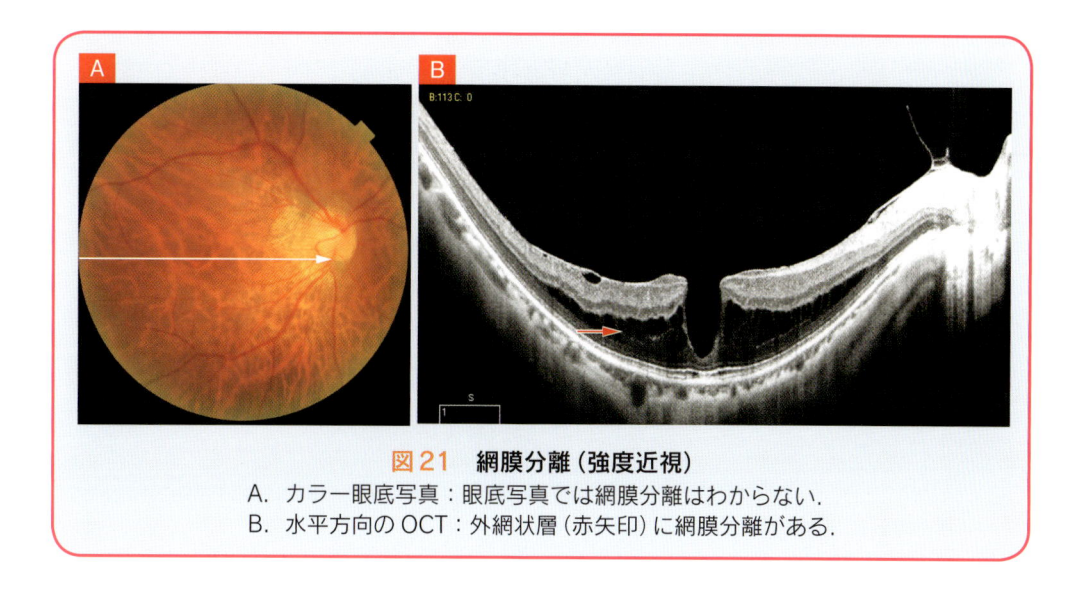

D 黄斑剥離または漿液性網膜剥離

網膜血管からの漏出	硝子体牽引	網膜下新生血管や脈絡膜側からの漏出
● 糖尿病黄斑浮腫（図22） ● 網膜静脈閉塞症 ● 網膜細動脈瘤（図23） ● Coats病 ● その他	● 特発性黄斑円孔（stage 1） ● 硝子体黄斑牽引症候群（図24） ● 強度近視（図25） ● その他	● 原田病（図26） ● 中心性漿液性脈絡網膜症（図27） ● 加齢黄斑変性 ● その他

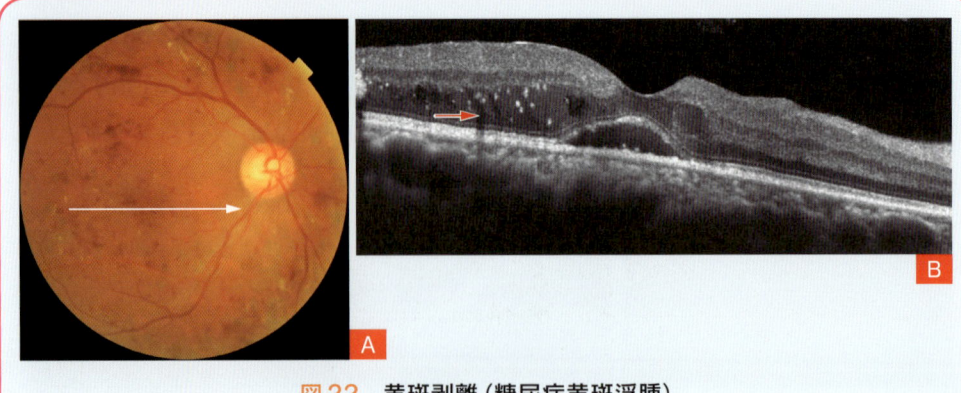

図22 黄斑剥離（糖尿病黄斑浮腫）
A．カラー眼底写真：黄斑剥離は眼底写真ではわからない．
B．水平方向のOCT：中心窩下に漿液性網膜剥離がある．漿液性網膜剥離に接するように外網状層の網膜膨化（赤矢印）がある．

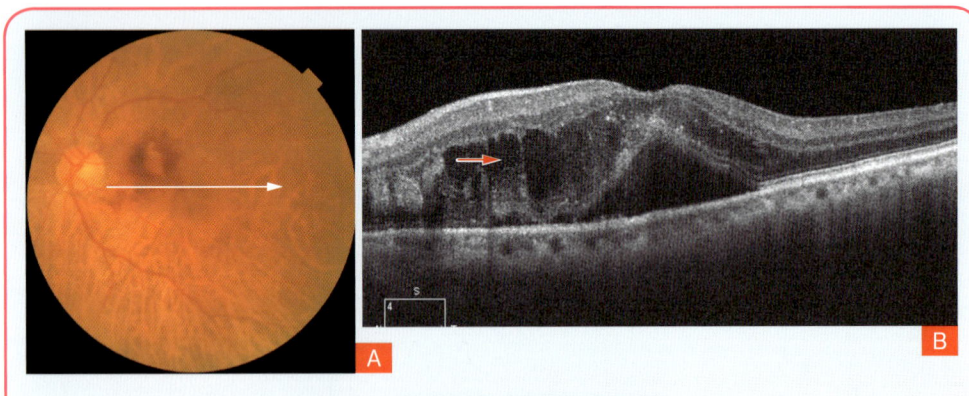

図23 黄斑剥離（網膜細動脈瘤）
A．カラー眼底写真：中心窩の鼻側上方に黄白色の動脈瘤がある．
B．水平方向のOCT：中心窩下に漿液性網膜剥離がある．動脈瘤からの漏出によって外網状層の網膜膨化（赤矢印）がある．

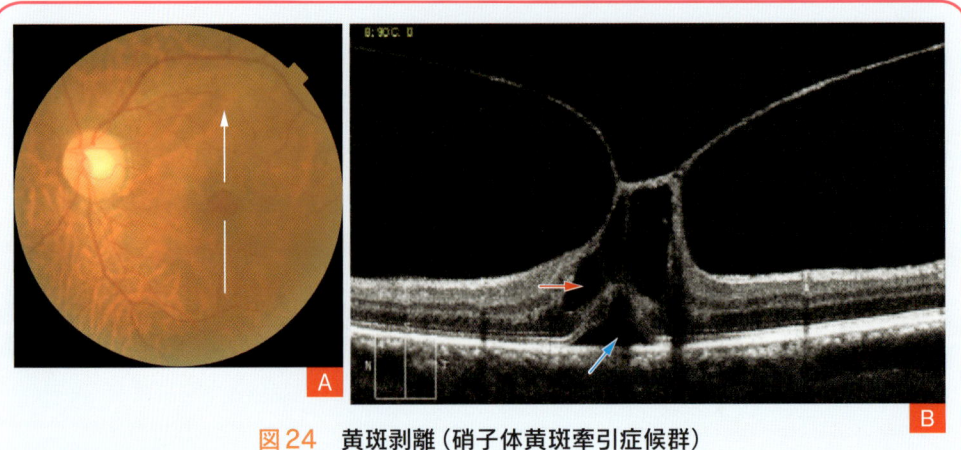

図24 黄斑剥離（硝子体黄斑牽引症候群）
A．カラー眼底写真：中心窩に円孔のような変化がある．
B．垂直方向のOCT：剥離した硝子体皮質の中心窩牽引によって，中心窩に囊胞様変化（赤矢印）と網膜剥離（青矢印）が生じている．

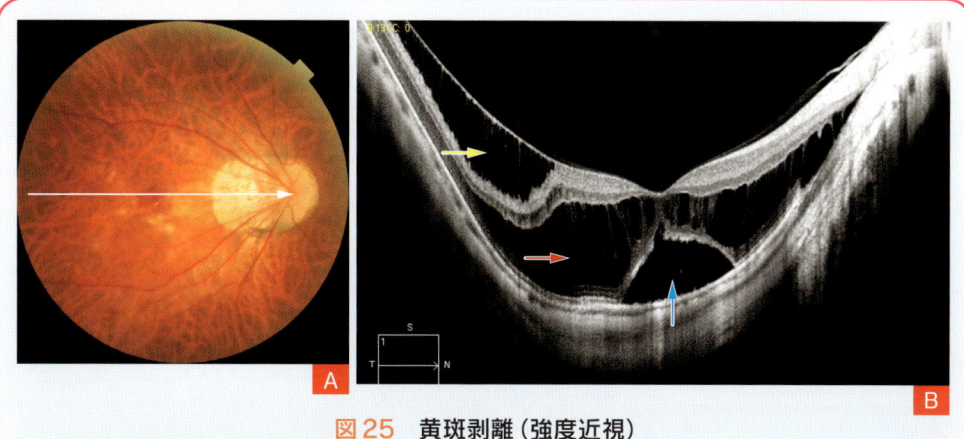

図25 黄斑剥離（強度近視）
A. カラー眼底写真：ぶどう腫内では網膜が浮腫状になっている．
B. 水平方向のOCT：中心窩下に網膜剥離がある（青矢印）．網膜表層（黄矢印）と外網状層（赤矢印）には網膜分離がある．

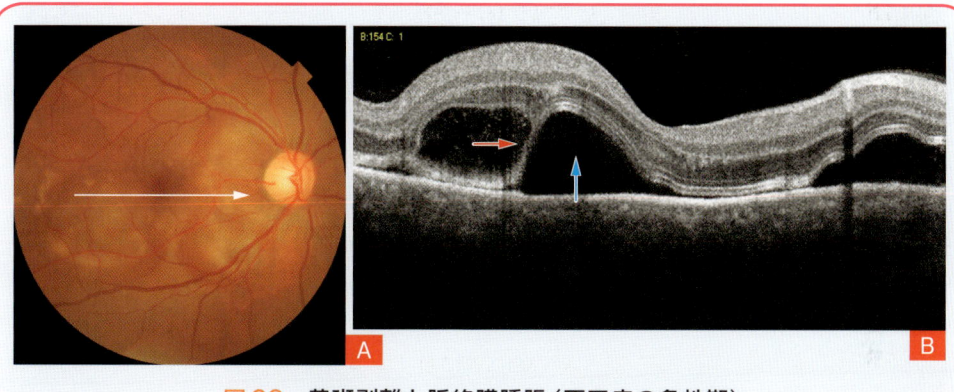

図26 黄斑剥離と脈絡膜腫脹（原田病の急性期）
A. カラー眼底写真：後極部に黄斑剥離が多発している．
B. 水平方向のOCT：漿液性網膜剥離（青矢印）は，剥離した視細胞外節（赤矢印）によって区分されている．脈絡膜の腫脹によって脈絡膜血管はほとんど観察できない．また脈絡膜と強膜の境界もみえない．

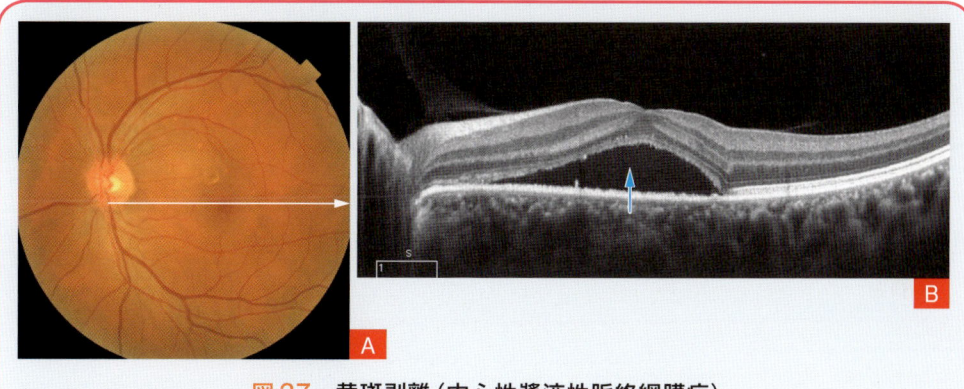

図27 黄斑剥離（中心性漿液性脈絡網膜症）
A. カラー眼底写真：黄斑剥離がある．
B. 水平方向のOCT：漿液性網膜剥離（青矢印）があるが，神経網膜内の浮腫はほとんどない．

E 脈絡膜厚の変化

脈絡膜厚増大	脈絡膜菲薄化
● 中心性漿液性脈絡網膜症（図28） ● 原田病（急性期） ● その他	● 強度近視（図29） ● 原田病（寛解期）（図30） ● その他

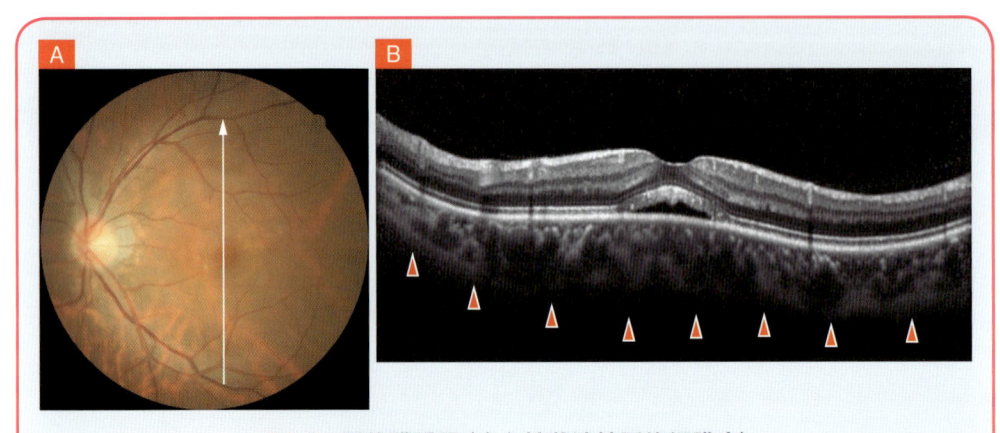

図28　脈絡膜腫脹（中心性漿液性脈絡網膜症）
A．カラー眼底写真：黄斑剥離がある．
B．垂直方向のOCT：脈絡膜が厚くなっている（赤矢頭は脈絡膜と強膜の境界）．

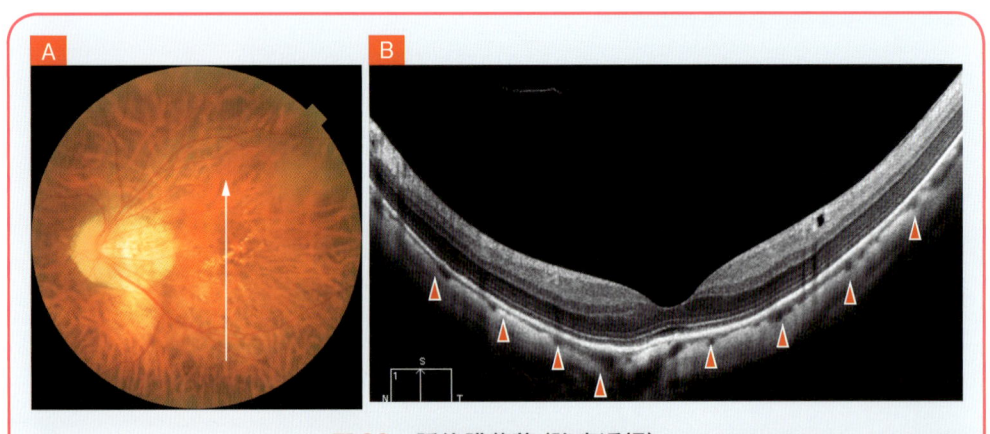

図29　脈絡膜菲薄（強度近視）
A．カラー眼底写真：強度近視眼底である．
B．垂直方向のOCT：脈絡膜は薄く，強膜が高反射となっている（赤矢頭は脈絡膜と強膜の境界）．

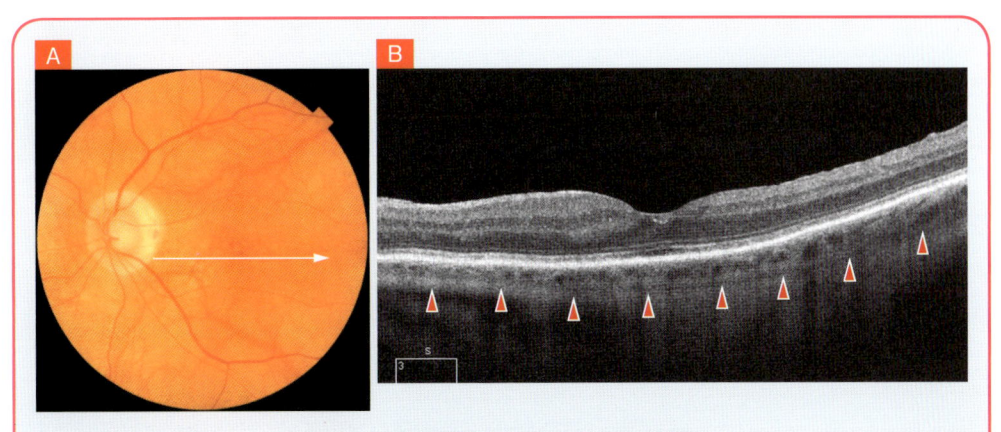

図30　脈絡膜菲薄（原田病の寛解期）
A．カラー眼底写真：夕焼け眼底となっている．
B．水平方向のOCT：脈絡膜は正常の半分以下の厚さになっている（赤矢頭は脈絡膜と強膜の境界）．

III 網膜血管病変

疾患別OCT所見の読み方

> **Access Point**
> ▶ 黄斑浮腫は，網膜膨化・囊胞様変化・漿液性網膜剥離の組み合わせによって構成される．
> ▶ 黄斑浮腫の分類や治療評価に網膜厚マップを活用する．
> ▶ 網膜動脈閉塞では網膜内層が混濁する．

1 糖尿病黄斑浮腫

A 疾患概念

糖尿病黄斑浮腫は糖尿病患者の9～10％に発生し，視力低下の主な原因の一つである．浮腫の範囲や発症機転の違いによって局所性浮腫とびまん性浮腫に分類される．

B 臨床像

局所性浮腫は，主に毛細血管瘤からの漏出によって起こる浮腫であり，輪状の硬性白斑を伴うことが多い．毛細血管瘤に対する光凝固が有効である．

びまん性浮腫は黄斑部を含む広い範囲の浮腫で，毛細血管瘤からの漏出だけではなく，網膜血管の透過性亢進が関与する．治療は，レーザー光凝固・抗VEGF（anti-vascular endothelial growth factor）抗体・ステロイド硝子体内投与・硝子体手術などが行われている．

C 検査所見

(1) 眼底所見
- 局所性浮腫では浮腫内に毛細血管瘤があり，浮腫の辺縁には硬性白斑が沈着する（図1-A）．
- びまん性浮腫では，黄斑がびまん性に肥厚し，囊胞様黄斑浮腫を伴うことが多い．中心窩下に硬性白斑が沈着すると視力転帰は不良である．

(2) フルオレセイン蛍光造影（fluorescein angiography；FA）
- 局所性浮腫の造影初期では毛細血管瘤が過蛍光点を示す（図1-B）．造影後期に

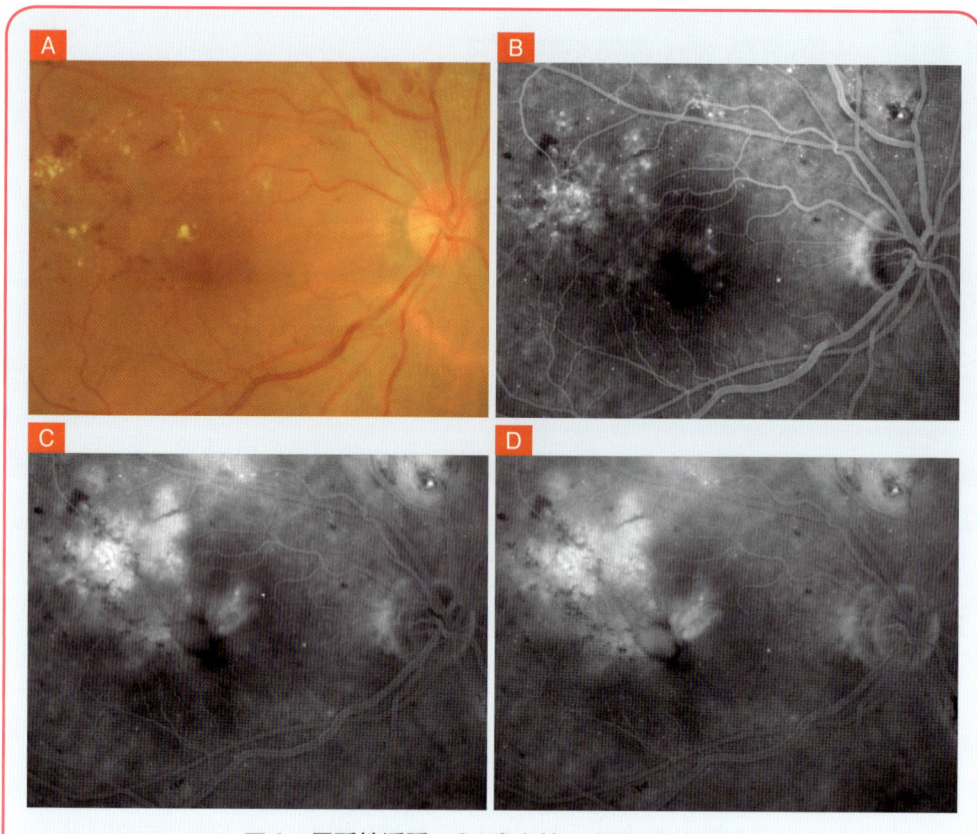

図1 局所性浮腫；64歳女性の右眼（図3参照）
A．カラー眼底写真：中心窩に囊胞様黄斑浮腫があり，その耳側上方に硬性白斑を伴う局所性浮腫がある．
B．FA早期：局所性浮腫内の毛細血管瘤が過蛍光を示している．
C，D．FA後期：浮腫内は毛細血管瘤からの漏出によって過蛍光となっている．中心窩には囊胞様黄斑浮腫内に蛍光色素の貯留がある．

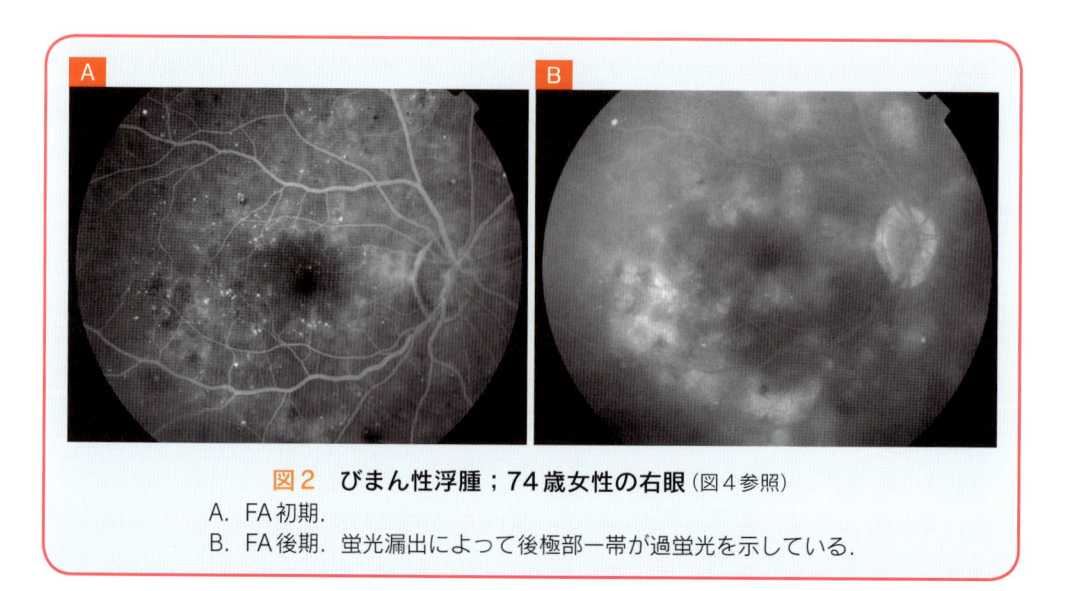

図2 びまん性浮腫；74歳女性の右眼（図4参照）
A．FA初期．
B．FA後期．蛍光漏出によって後極部一帯が過蛍光を示している．

は毛細血管瘤からの漏出によって，浮腫のある部位がびまん性の過蛍光となる（図1-C, D）．
- びまん性浮腫では網膜血管や毛細血管瘤からの漏出によって後極部一帯が過蛍光となる（図2）．
- 囊胞様黄斑浮腫は，中心窩では花弁状の過蛍光を示し，中心窩周囲では蜂巣状の過蛍光となることがある．

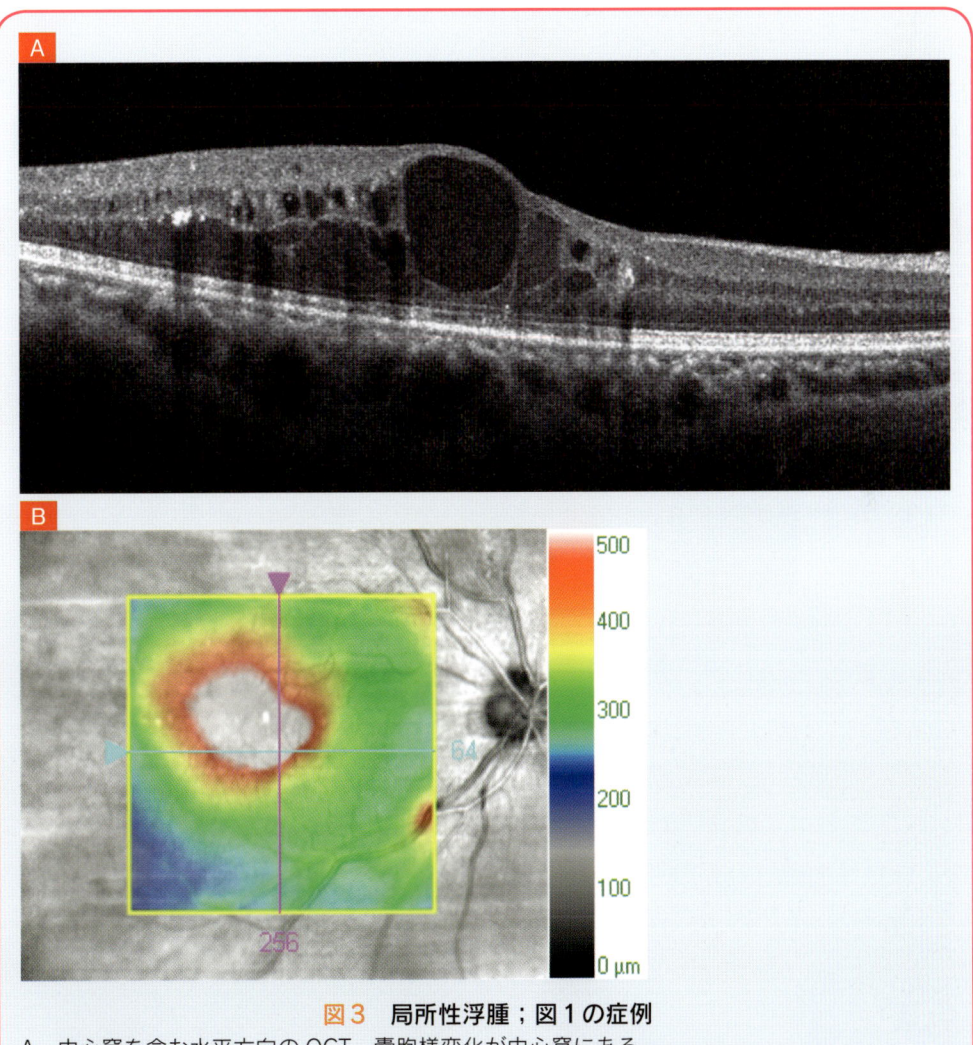

図3　局所性浮腫；図1の症例
A．中心窩を含む水平方向のOCT．囊胞様変化が中心窩にある．
B．網膜厚カラーマップ．FAにおける漏出部位に一致して網膜が厚く表示されている．断層像では局所性浮腫であるとわかりにくいが，網膜厚マップをみると局所性浮腫であることがよくわかる．

D OCTのポイント

(1) 網膜厚マップが重要

- 黄斑浮腫は網膜内に液体が貯留した状態であり，浮腫があると網膜は厚くなる．
- 網膜厚マップによって浮腫の有無や範囲がわかる．
- 網膜厚の分布をみれば，局所性浮腫(図3)とびまん性浮腫を推測できる(図4)．
- 治療による評価も一目瞭然である(図5)．断層像だけでは網膜厚の微妙な変化はわかりにくい．
- 網膜厚マップで非連続的に網膜厚が変化している場合には，硬性白斑などを網膜色素上皮とOCTが誤認していることがあるので，その部位の網膜断層像をチェックする(図6)．

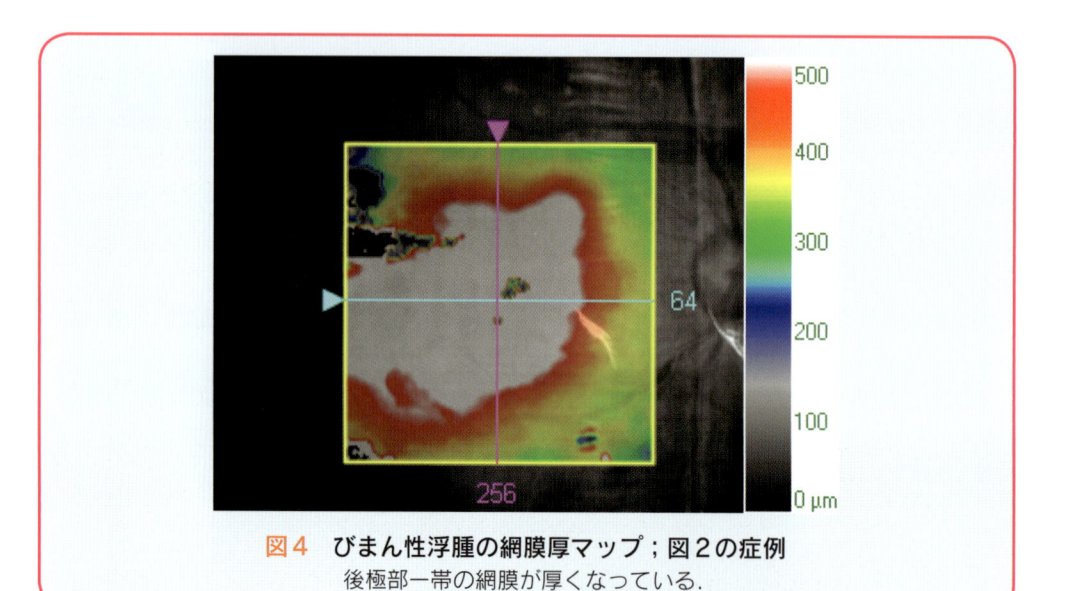

図4 びまん性浮腫の網膜厚マップ；図2の症例
後極部一帯の網膜が厚くなっている．

図5 糖尿病黄斑浮腫へのケナコルト®の硝子体内注射前後
治療後に黄斑浮腫が明らかに改善していることがわかる．

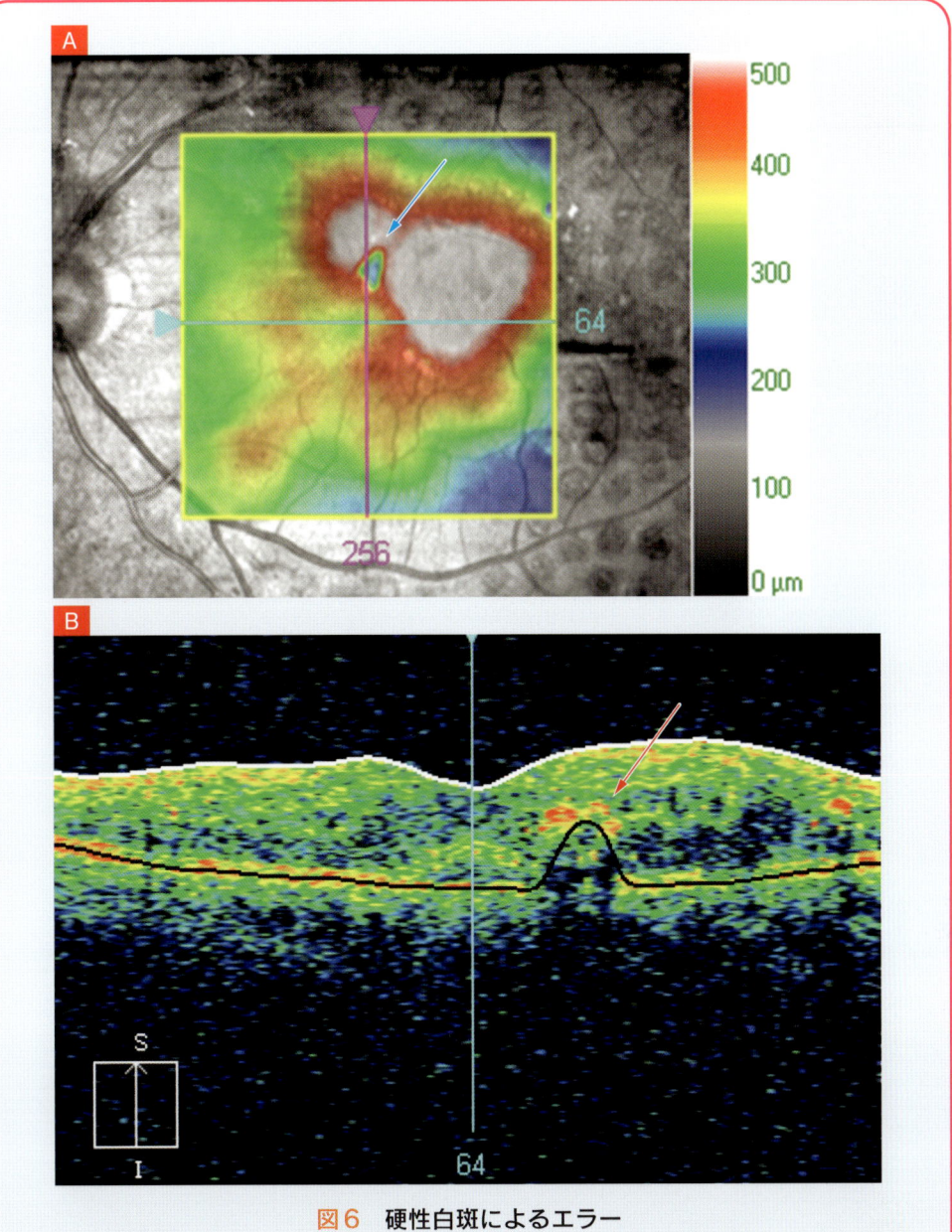

図6 硬性白斑によるエラー
A. 網膜厚カラーマップ：浮腫内の一部（青矢印）が薄く表示されている．
B. 網膜断層像で確認すると，OCTが硬性白斑を網膜色素上皮と誤認していることがわかる（赤矢印）．そのため同部位は網膜厚マップで薄く表示されている．

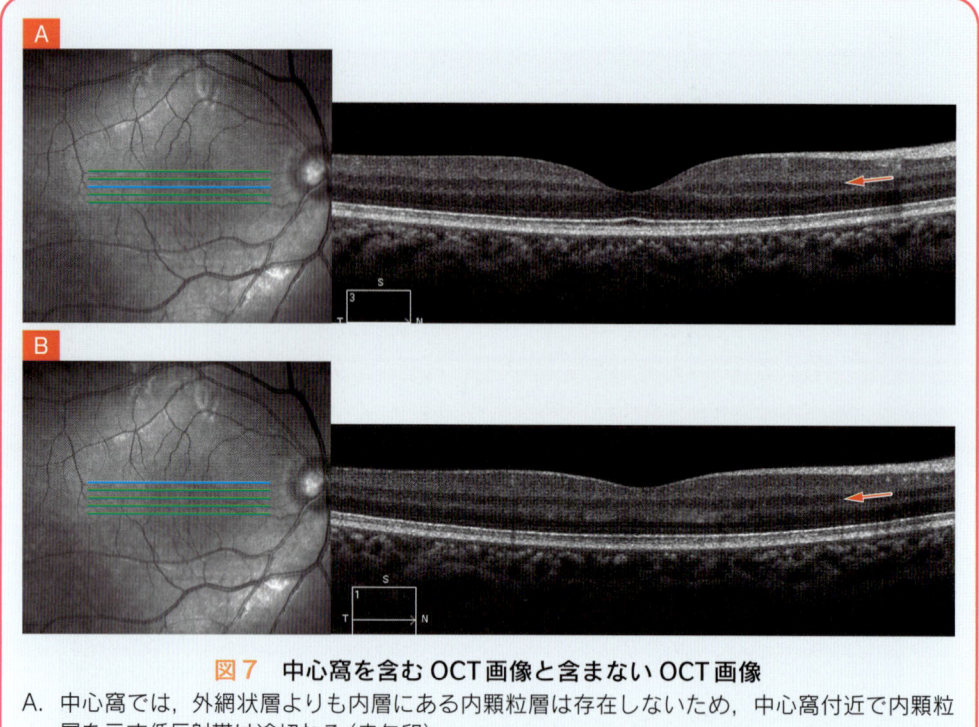

図7　中心窩を含む OCT 画像と含まない OCT 画像
A. 中心窩では，外網状層よりも内層にある内顆粒層は存在しないため，中心窩付近で内顆粒層を示す低反射帯は途切れる（赤矢印）．
B. 内顆粒層の低反射帯（赤矢印）が連続して追える場合は，中心窩を含まない断層像である．

(2) 中心窩を含む網膜断層像か？（図7，8）

- 黄斑浮腫の網膜断層像は原則として中心窩を含む断面で評価する．
- 中心窩では外網状層よりも内層にある内顆粒層は存在しないため，中心窩付近で内顆粒層を示す低反射層は途切れる．
- 内顆粒層の低反射帯が連続して追える場合は，中心窩を含まない断層像である．

(3) 黄斑浮腫の網膜断層像のパターン

- 糖尿病黄斑浮腫の網膜断層像は，網膜膨化・嚢胞様変化・漿液性網膜剥離の組合せによって構成される[1]．
- 網膜膨化：網膜内の水分貯留によって網膜組織は膨化し，均質無構造な低反射となる（図9，10）．外網状層に起こりやすい．
- 嚢胞様変化：中心小窩とその周囲に嚢胞様の低反射として描出され，網膜実質との境界は鮮明である（図11）．嚢胞様変化は主に内顆粒層と外網状層に存在する．内顆粒層に嚢胞様変化があると，FA では蜂巣状の蛍光色素貯留を示す（図12）．
- 漿液性網膜剥離：中心窩下に，剥離した神経網膜と網膜色素上皮に囲まれた低反射領域として観察される．漿液性網膜剥離は単独では存在せず，網膜膨化や嚢胞

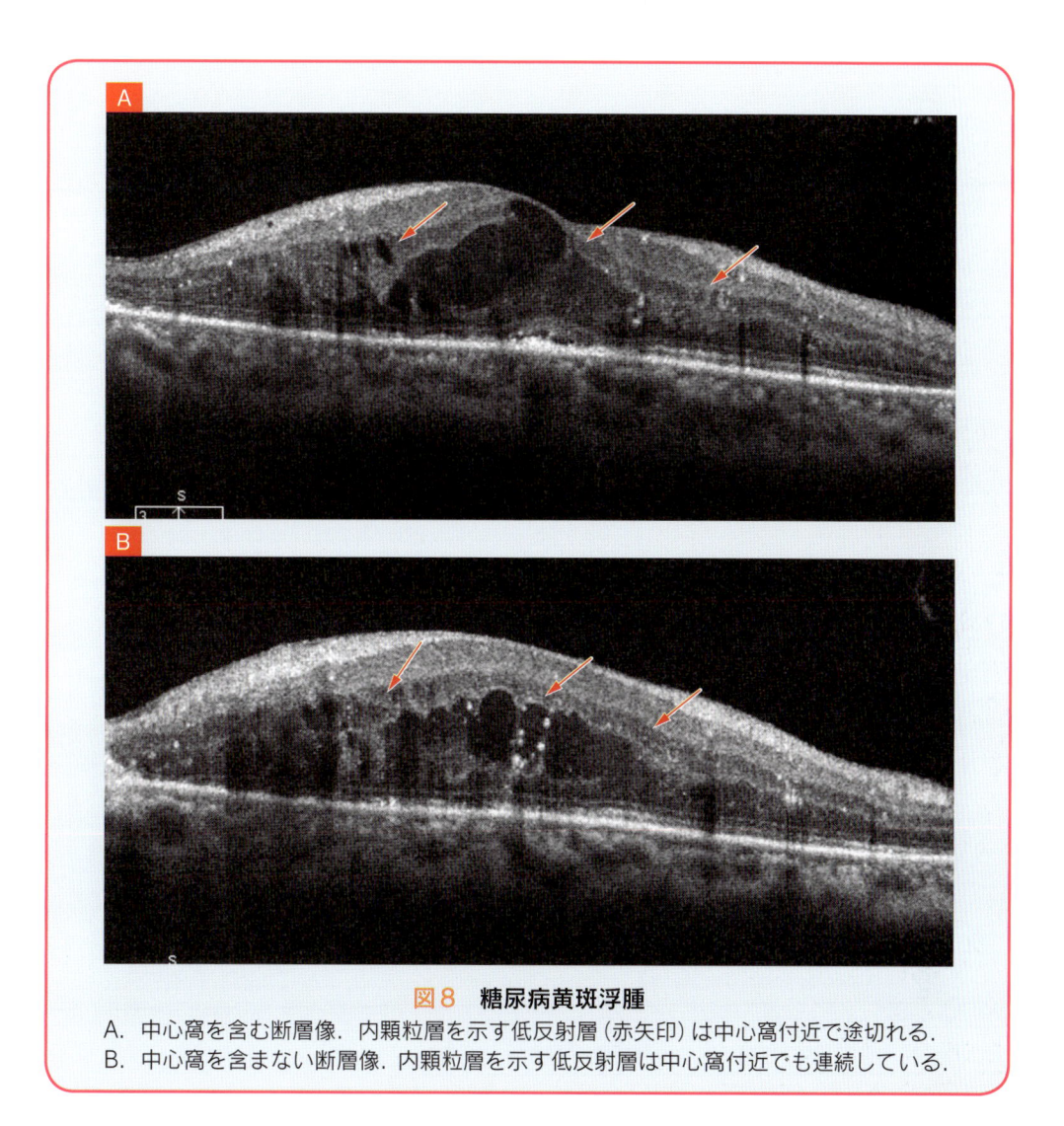

図8 糖尿病黄斑浮腫
A．中心窩を含む断層像．内顆粒層を示す低反射層（赤矢印）は中心窩付近で途切れる．
B．中心窩を含まない断層像．内顆粒層を示す低反射層は中心窩付近でも連続している．

様変化を伴う（図13, 14）．網膜下液が混濁していると少し高反射となる．

（4）硬性白斑

- SD-OCTで糖尿病黄斑浮腫を観察すると，点状の高反射病変が網膜内の毛細血管瘤壁内および網膜のあらゆる層に散在する（図15）．この点状病巣は血管外に漏出した脂質や蛋白であり，これらが凝集したものが硬性白斑であると考えられている[2]．
- 硬性白斑は主に外網状層に貯留する．
- OCTの測定光は硬性白斑において強い反射が起こるため，硬性白斑は強い反射塊として描出される（図16）．一方，硬性白斑によって測定光がブロックされるため，その後方（強膜方向）は低反射となる．

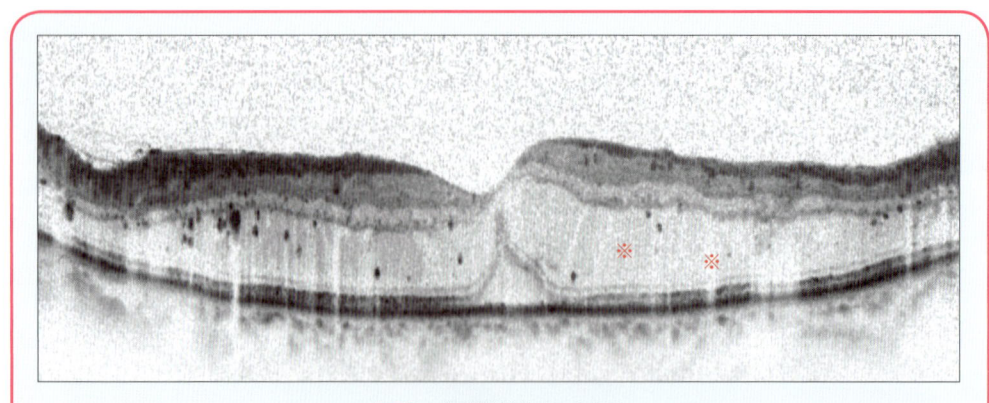

図9　網膜膨化のOCT
網膜膨化は主に網膜外層に起こりやすく，均質無構造な低反射（※）となる．

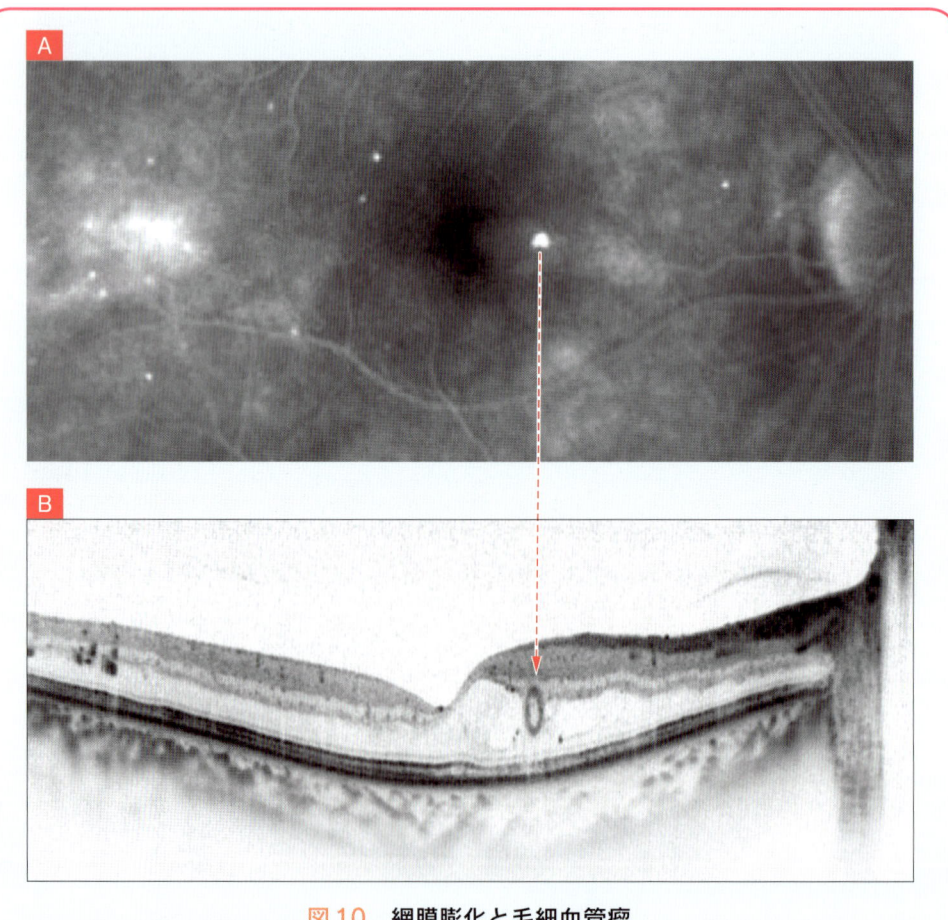

図10　網膜膨化と毛細血管瘤
A．FA：中心窩鼻側に毛細血管瘤があり，そこから蛍光漏出がある．
B．OCT：中心窩鼻側に網膜膨化があり，毛細血管瘤が内顆粒層から外網状層にかけて描出されている．OCTは垂直方向に強調されているために毛細血管瘤は楕円形になっている．

糖尿病黄斑浮腫 59

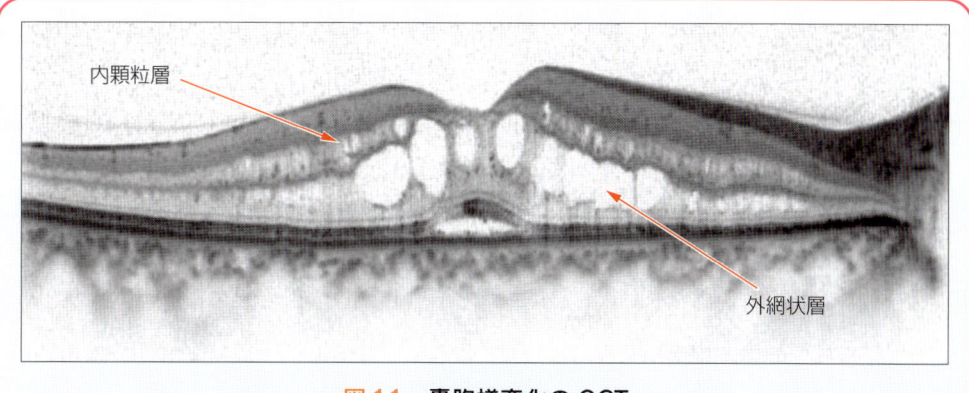

図11 囊胞様変化のOCT
囊胞様変化は主に外顆粒層と内顆粒層に起こる.

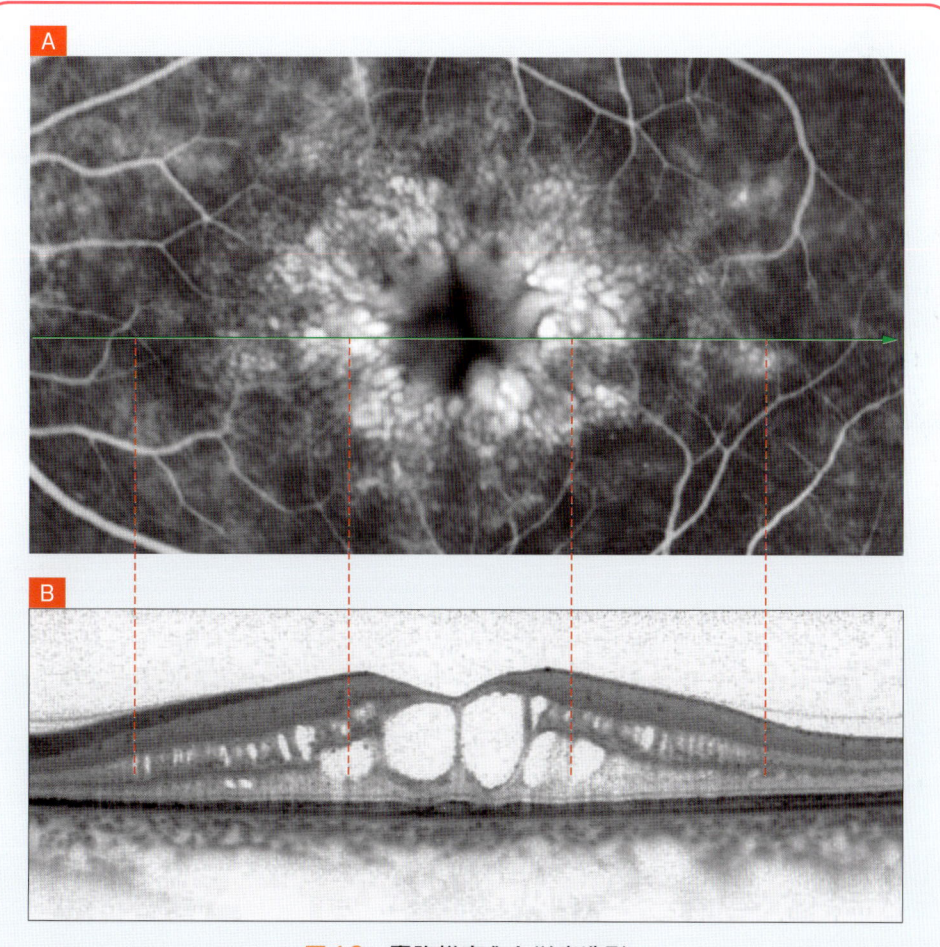

図12 囊胞様変化と蛍光造影
A. FA：中心窩に花弁状の蛍光貯留とその周囲に蜂巣状の蛍光貯留がある.
B. OCT：FAの花弁状蛍光貯留の部位にはOCTで大きな囊胞様変化があり，蜂巣状蛍光貯留に一致した部位に内顆粒層の囊胞様変化がある.

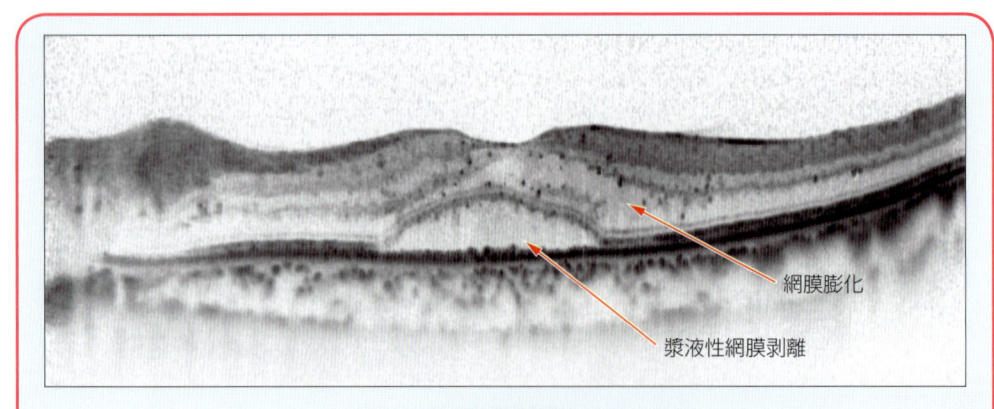

図13　漿液性網膜剥離性のOCT
中心窩下に漿液性網膜剥離があり，剥離した神経網膜には網膜膨化がある．

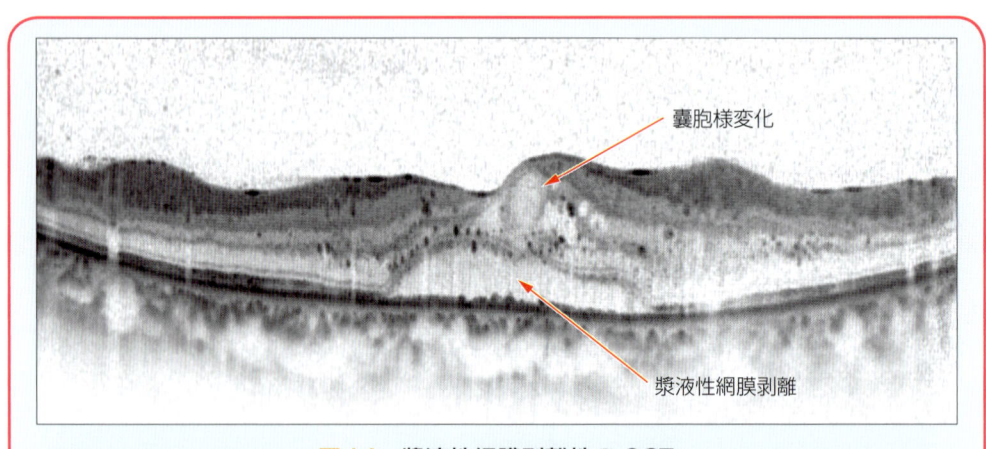

（網膜膨化／漿液性網膜剥離）

図14　漿液性網膜剥離性のOCT
中心窩下に漿液性網膜剥離があり網膜下液は低反射となり，神経網膜には囊胞様変化がある．

（囊胞様変化／漿液性網膜剥離）

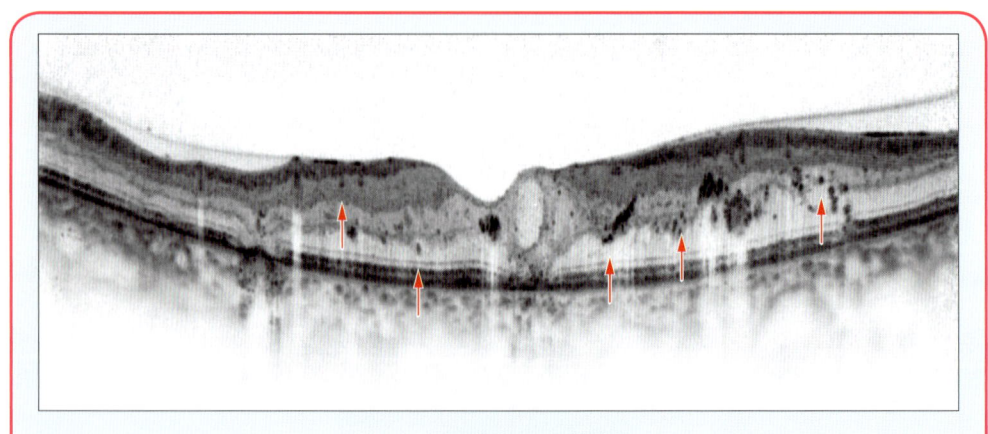

図15　網膜内の点状病巣
網膜内のあらゆる層に点状の高反射（赤矢印）がある．これは血管外に漏出した脂質や蛋白であり，これらが凝集したものが硬性白斑であると考えられている．

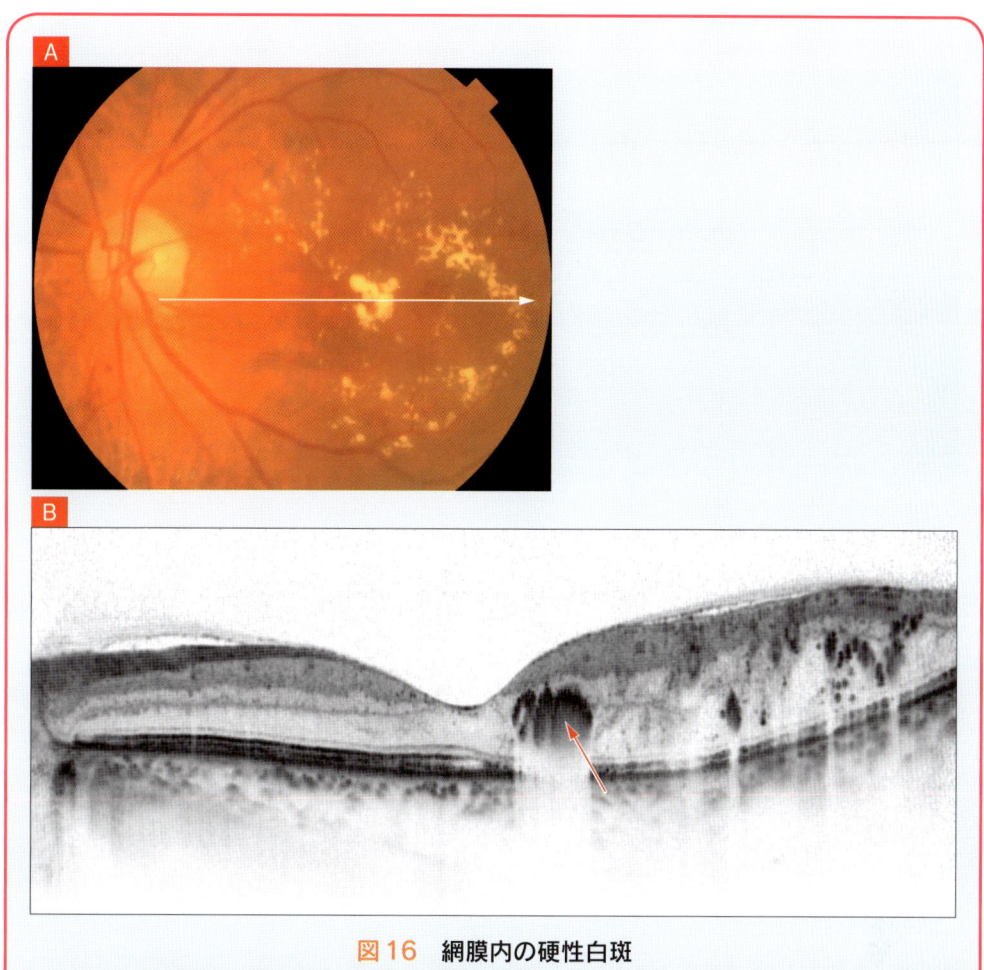

図16 網膜内の硬性白斑
A. カラー眼底写真：中心窩付近と黄斑部耳側に硬性白斑がある．
B. 水平方向のOCT：硬性白斑は強い反射塊として描出される（赤矢印）．硬性白斑の後方（強膜方向）は低反射となる．

- 硬性白斑が中心窩下に沈着すると高度な視力障害を残す．OCTでは硬性白斑と網膜色素上皮が融合しているように描出される（図17）．

(5) 硝子体牽引と肥厚した硝子体皮質
- 糖尿病黄斑浮腫に硝子体や肥厚した硝子体皮質の牽引が関与していることがある．
- 肥厚した硝子体皮質や部分的に剥離した硝子体はOCTで明瞭に描出することができる（図18）．
- 黄斑の部分的な硝子体剥離すなわち黄斑牽引ではない．正常眼でも50歳以上では約半数に中心窩周囲で部分的な硝子体剥離がある．
- 明らかに硝子体が網膜を牽引していると，牽引された網膜の周囲が凹になる（図19）．

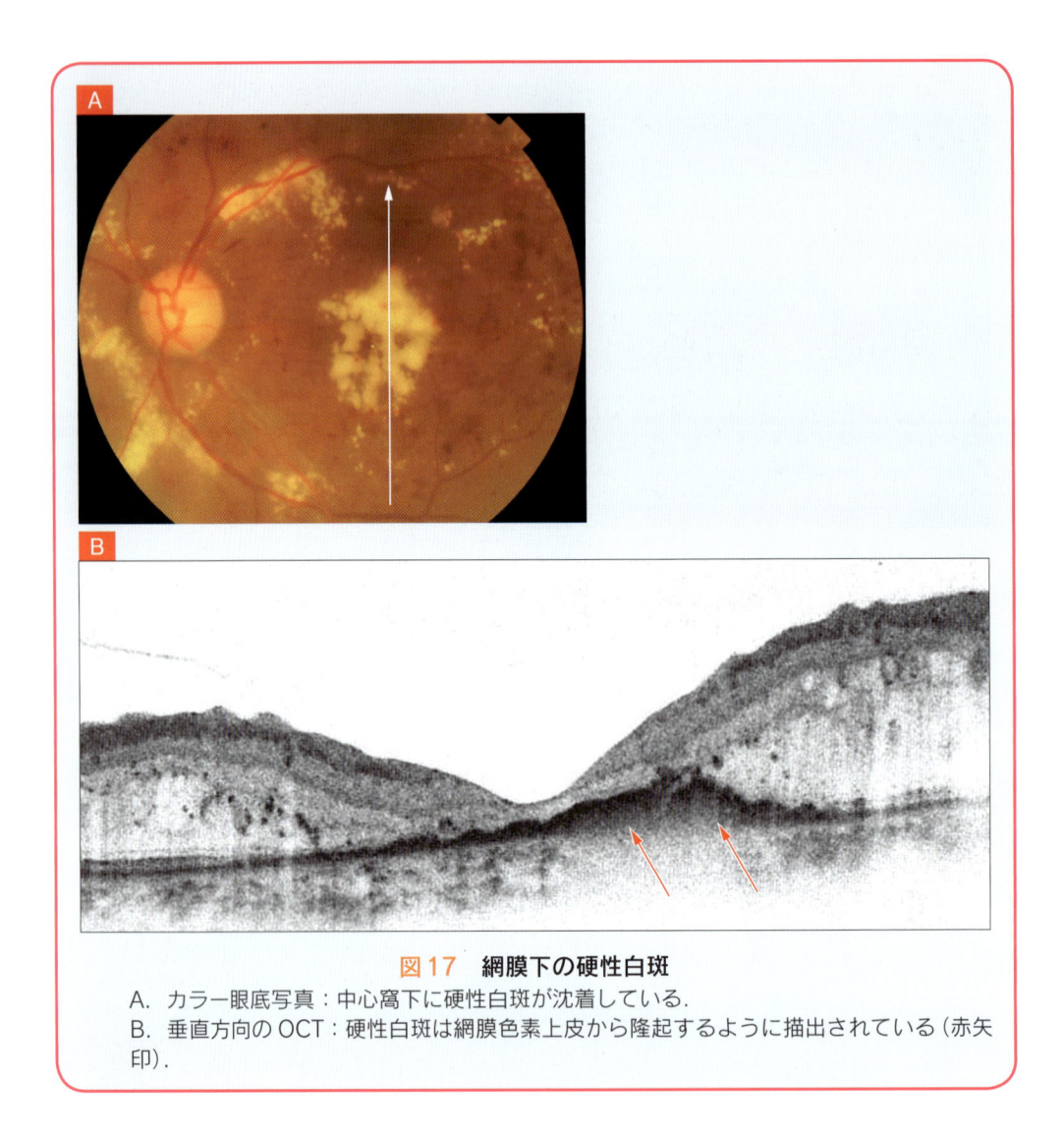

図17　網膜下の硬性白斑
A．カラー眼底写真：中心窩下に硬性白斑が沈着している．
B．垂直方向のOCT：硬性白斑は網膜色素上皮から隆起するように描出されている（赤矢印）．

(6) 視細胞内節外節接合部 (IS/OS) の消失

- 黄斑浮腫が吸収しても，外境界膜 (ELM) や IS/OS が消失していると，視力が改善しないことがある（図20）．
- 黄斑浮腫が高度であっても，ELM や IS/OS が保たれていれば視力は保たれることが多い（図21）．
- 網膜膨化や硬性白斑などによって測定光が減衰すると，ELM や IS/OS が欠損しているようにみえるので注意する（図22）．

糖尿病黄斑浮腫 63

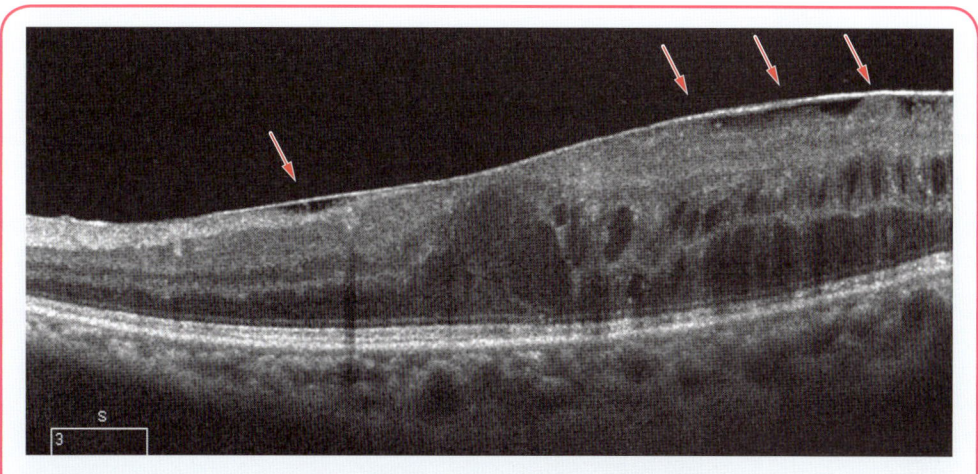

図18 肥厚した硝子体皮質と黄斑浮腫
肥厚した硝子体皮質（赤矢印）が明瞭に描出されている．

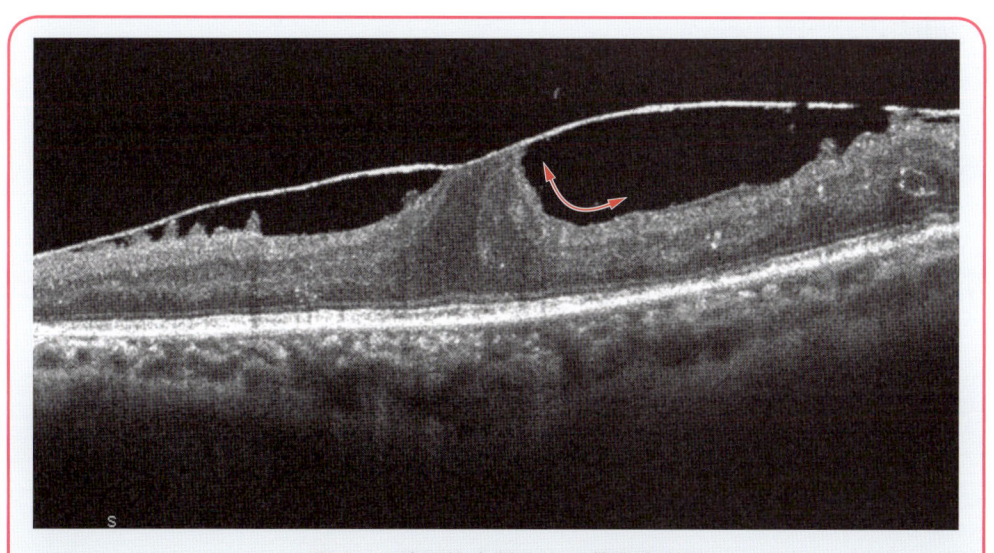

図19 硝子体皮質による黄斑牽引
部分的に剥離した硝子体皮質によって中心窩が牽引されている．網膜牽引が明らかな場合には網膜は凹に変形している（赤矢印）．

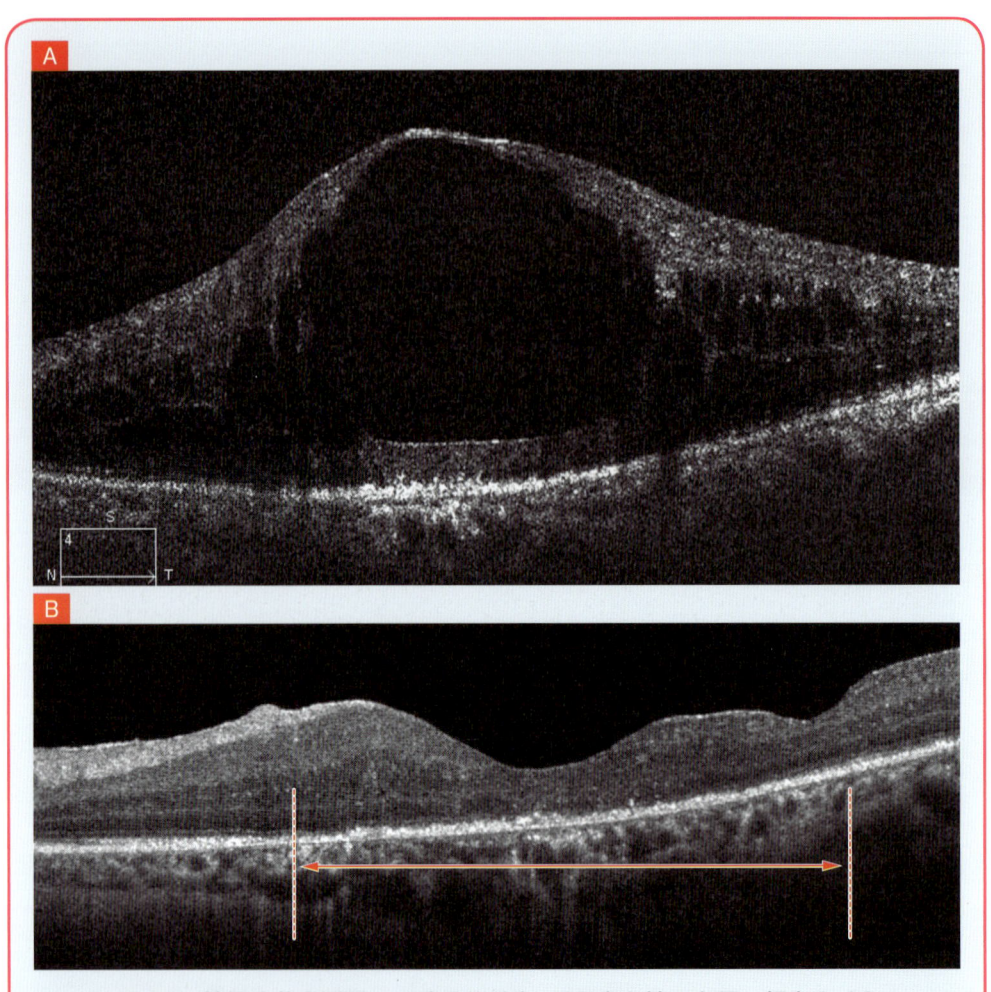

図20 糖尿病黄斑浮腫への硝子体手術；66歳女性の左眼　視力0.09
A. 術前 OCT：中心窩に大きな囊胞様変化がある．視細胞内節外節接合部（IS/OS）は消失しているようにみえる．
B. 術後15カ月のOCT：浮腫はほぼ消失している．IS/OSは消失したままで（赤矢印の範囲），視力は0.1である．

糖尿病黄斑浮腫　65

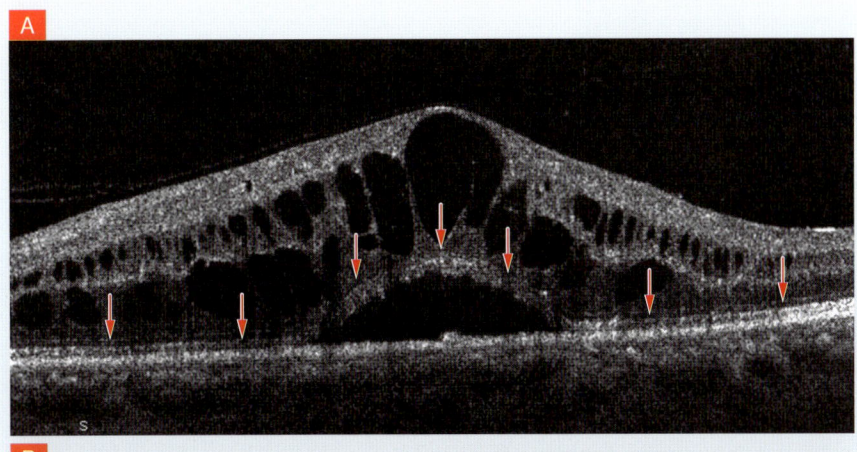

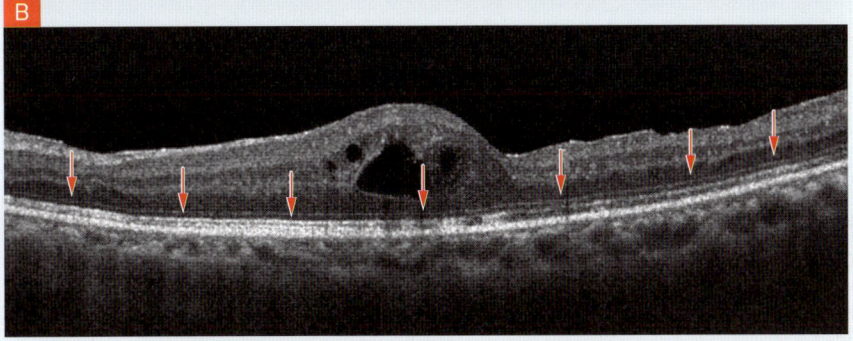

図21　糖尿病黄斑浮腫への硝子体手術；51歳男性の左眼　視力0.6
A. 術前OCT：囊胞様変化と漿液性網膜剥離がある．視細胞内節外節接合部（IS/OS（赤矢印））と外境界膜は保たれている．
B. 術後3年のOCT：囊胞様変化が軽度残っているが浮腫は著明に減少している．IS/OS（赤矢印）も保たれており，視力は0.8に改善した．

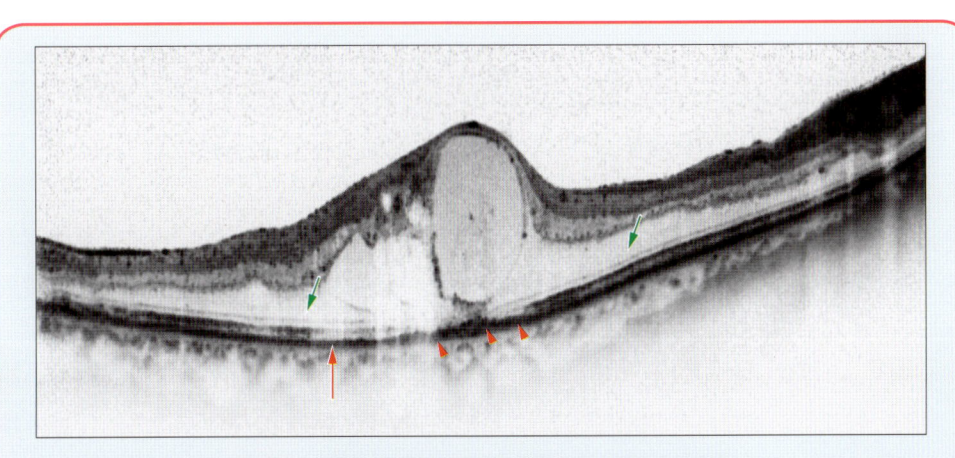

図22　視細胞内節外節接合部（IS/OS）の消失
赤矢印の部位は測定光のブロックによってIS/OSが低反射になっている．中心窩付近ではIS/OSの不整・消失がみられる（赤矢頭）．外境界膜の連続性は保たれている（緑矢印）．

2 網膜静脈閉塞症

A 疾患概念

　網膜静脈閉塞症は閉塞部位の違いにより，網膜静脈分枝閉塞症（branch retinal vein occlusion；BRVO），網膜中心静脈閉塞症（central retinal vein occlusion；CRVO），hemi-CRVOに分類される．BRVOは網膜動静脈交叉部，CRVOは視神経篩状板付近の静脈内血栓形成によって発症する．

B 臨床像

　網膜静脈閉塞症の患者は高血圧・動脈硬化・糖尿病などの全身疾患を合併していることが多い．BRVO・CRVOともに急性期での視力低下の主因は黄斑浮腫である．
　BRVOでは，黄斑浮腫の長期持続や周中心窩毛細血管の強い閉塞があると視力が0.1以下に低下することもある．さらに血管閉塞の範囲が広いと網膜や視神経乳頭から新生血管が発生し，これが硝子体に牽引されることで硝子体出血・網膜裂孔・網膜剥離が起こる．
　CRVOは網膜虚血の程度により虚血型と非虚血型に分類される．網膜虚血が強いと虹彩隅角から新生血管が起こり，新生血管緑内障によって予後は不良となる．網膜静脈閉塞症の治療は，黄斑浮腫の改善と新生血管の予防・改善が目的になる．

C 検査所見

(1) 眼底所見
- BRVO：静脈の閉塞部位から周辺にむかって火焰状の網膜出血があり，閉塞静脈は拡張蛇行する．
- CRVO：視神経乳頭を中心に火焰状の出血があり，網膜静脈の拡張と蛇行が著明で，軟性白斑を伴うことがある．
- BRVO・CRVOともに黄斑浮腫や囊胞様黄斑浮腫を伴うことが多い．

(2) フルオレセイン蛍光造影（FA）
- BRVO：造影初期には網膜出血による蛍光ブロックのために病変部は低蛍光になる．造影後期になると網膜出血によるブロックと網膜血管からの漏出による過蛍光が混在する．
- CRVO：静脈充盈時間が延長する．造影後期には視神経乳頭や網膜血管からの漏出が起こる．急性期では網膜出血によるブロックによって毛細血管閉塞の評価は困難であることが多い．

D OCTのポイント

(1) 急性期の BRVO では出血による測定光のブロックに注意
- 網膜外層が低反射になり，網膜膨化が漿液性網膜剥離のように見える（図23）．
- 測定光の減衰により IS/OS や網膜色素上皮が描出されないこともある（図24）．
- 網膜厚マップでは，出血部位の網膜が欠損しているように描出される（図24）．

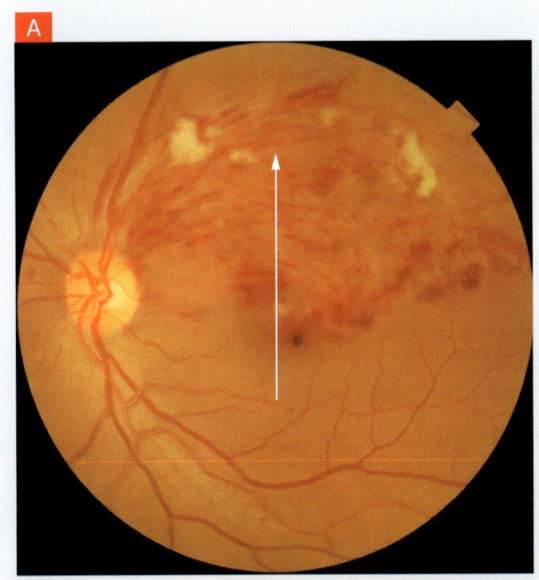

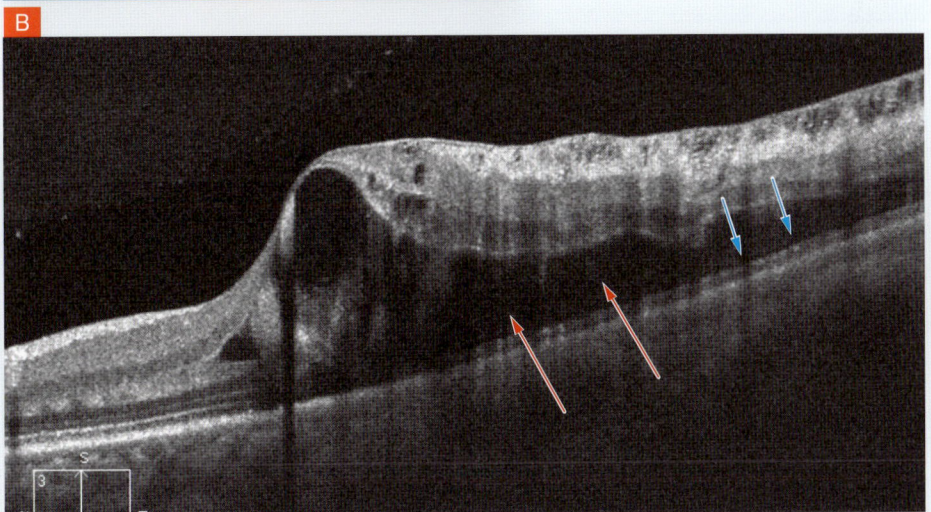

図23 網膜静脈分枝閉塞症；55歳女性の左眼
A. カラー眼底写真：軟性白斑を伴う網膜静脈分枝閉塞症がある．
B. 垂直方向の OCT：囊胞様変化が中心窩にある．中心窩の上方は網膜外層が低反射となり網膜剥離のようにみえるが（赤矢印），網膜色素上皮に接する視細胞外節（青矢印）が写っており網膜剥離ではなく網膜浮腫である．この症例では漿液性網膜剥離はほとんどない．

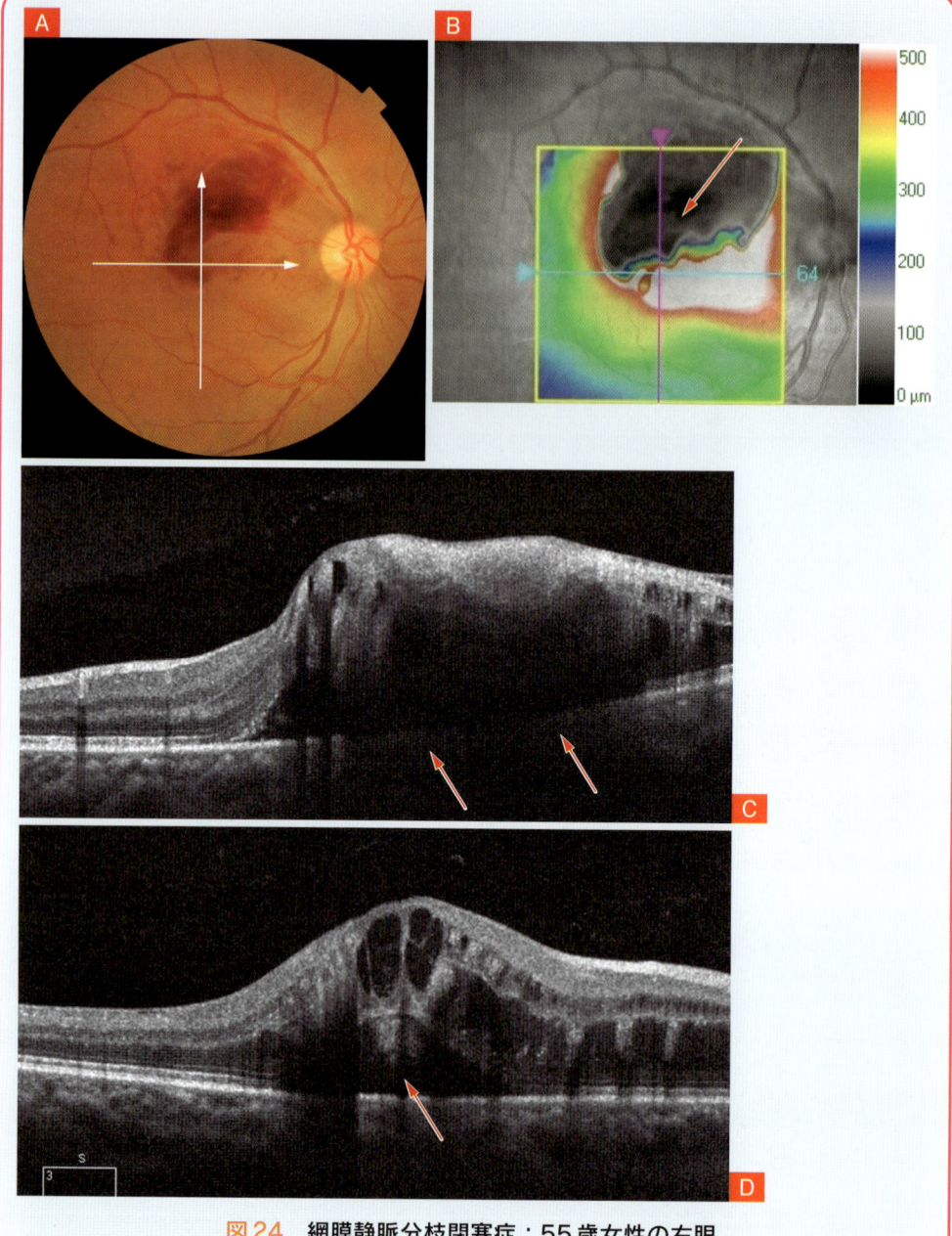

図24　網膜静脈分枝閉塞症；55歳女性の右眼

A. カラー眼底写真：黄斑上方に濃い出血を伴う網膜静脈分枝閉塞症がある．
B. 網膜厚カラーマップ：出血が濃い部位（赤矢印）では網膜が厚いにもかかわらず，網膜厚は極端に薄く表示されている．これはOCTが網膜色素上皮を認識できないためである．
C. 垂直方向のOCT：網膜出血によってOCTの測定光がブロックされ網膜色素上皮はほとんど見えない（赤矢印）．
D. 水平方向のOCT：網膜出血による影響が少ないために断層像は比較的明瞭である．中心窩下に漿液性網膜剥離（赤矢印）がある．

図 25　網膜静脈分枝閉塞症；53 歳男性の右眼　視力 1.2
A．カラー眼底写真：黄斑下方に網膜静脈分枝閉塞症がある．
B．水平方向の OCT：漿液性網膜剥離があるが，網膜の浮腫は軽度である．
C．垂直方向の OCT：中心窩の下方は出血によってブロックされているため網膜の詳細は不明であるが，中心窩付近に小さな嚢胞様変化(赤矢印)がある．

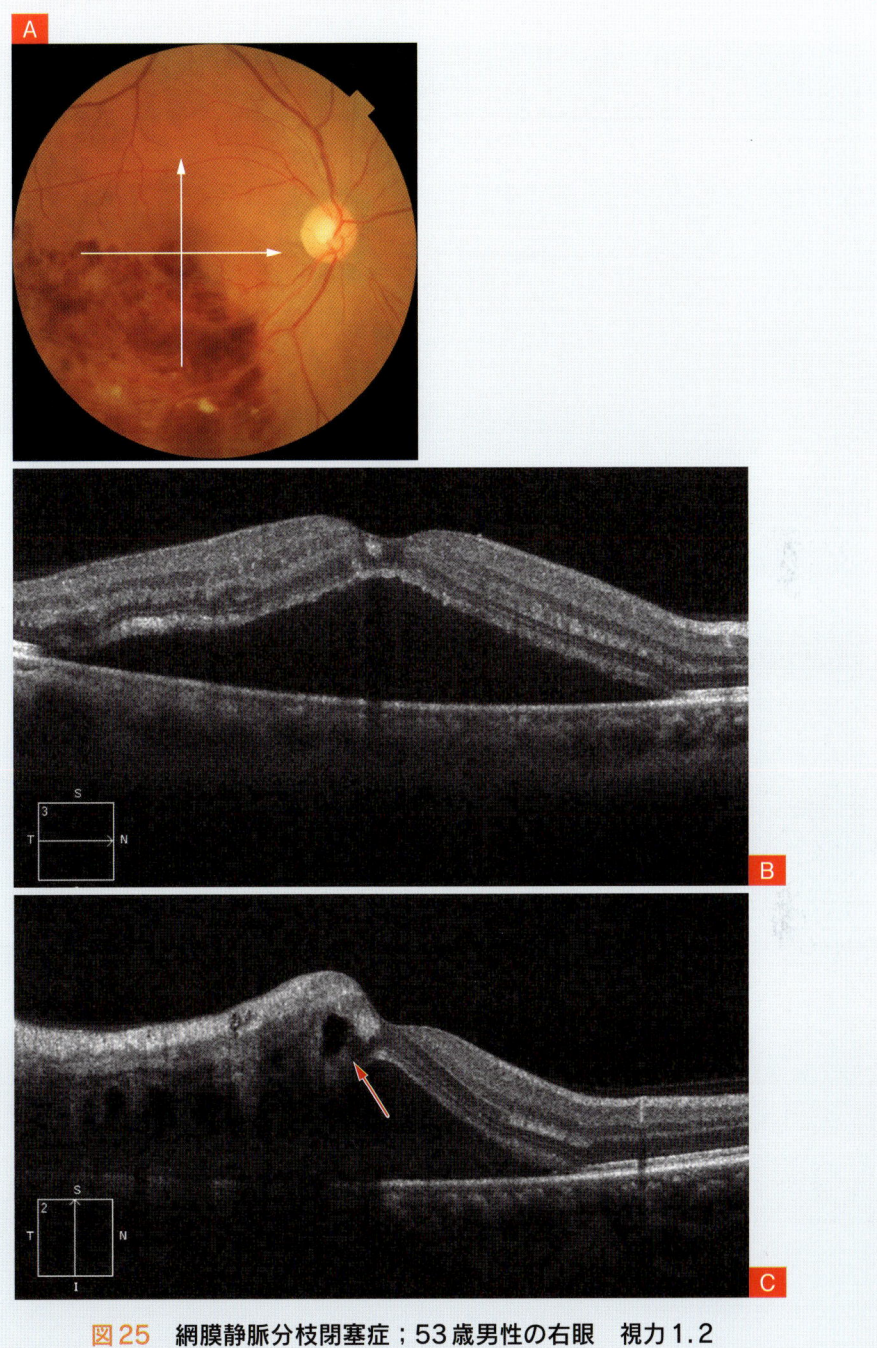

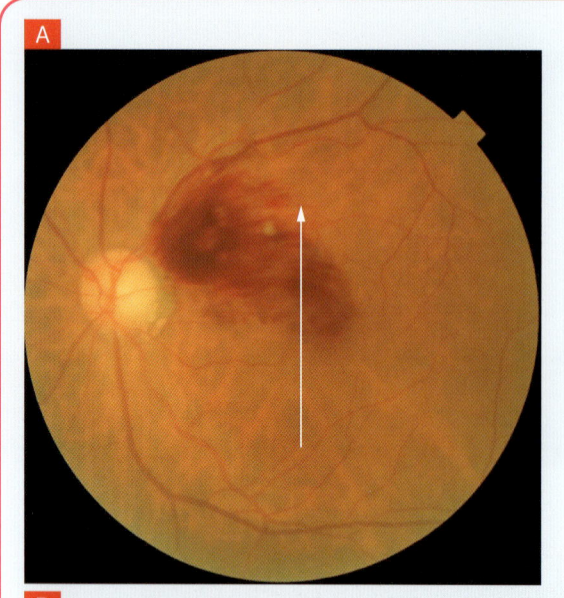

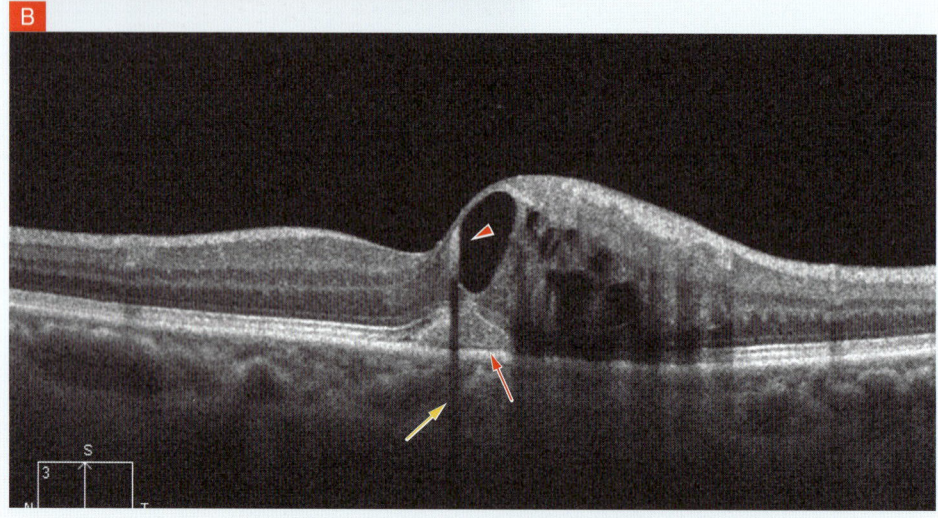

図26 網膜静脈分枝閉塞症；66歳男性の左眼 視力0.4

A. カラー眼底写真：血管アーケード内の上方に網膜静脈分枝閉塞症がある．
B. 垂直方向のOCT：中心窩の上方に囊胞様変化があり，中心窩下には出血が貯留している（赤矢印）．網膜下出血は漿液性網膜剥離よりも高反射である．中心窩の囊胞様変化内には出血が貯留してニボーを形成している（赤矢頭）．その外側は測定光のブロックによって低反射となっている（黄矢印）．

（2）黄斑浮腫のパターンは糖尿病網膜症と同じ

- 基本的には網膜膨化・嚢胞様変化・漿液性網膜剥離の組合せである（図25）.
- 中心窩下に出血が貯留することもある（図26）.
- 嚢胞様変化内に出血が貯留してニボーを形成すると，そこでOCTの測定光がブロックされるため，それよりも外側（強膜側）が低反射となる（図26）.
- BRVOの閉塞領域が黄斑を含んでいなくても黄斑浮腫が起こることがある（図27）. このような症例では，BRVO領域と中心窩の漿液性網膜剥離の間に網膜膨化があり，BRVOからの漏出が網膜外層を通って中心窩下に貯留した可能性がある[3]．
- CRVOは漿液性網膜剥離を合併する割合が高い（図28）.
- BRVO，CRVOともに網膜虚血が強いと，網膜内層が薄くなることが多い（図29）.

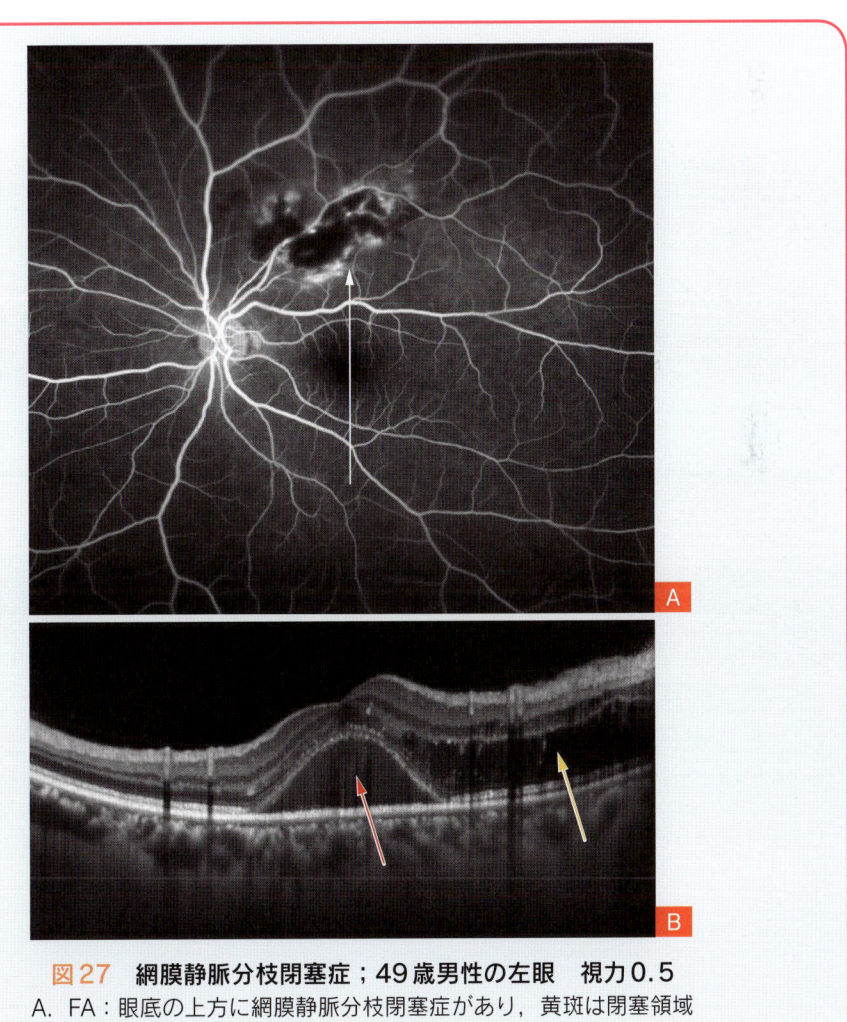

図27　網膜静脈分枝閉塞症；49歳男性の左眼　視力0.5
A. FA：眼底の上方に網膜静脈分枝閉塞症があり，黄斑は閉塞領域外にある．
B. 垂直方向のOCT：中心窩下に漿液性網膜剥離があり（赤矢印），中心窩から上方には網膜外層の膨化がある（黄矢印）．

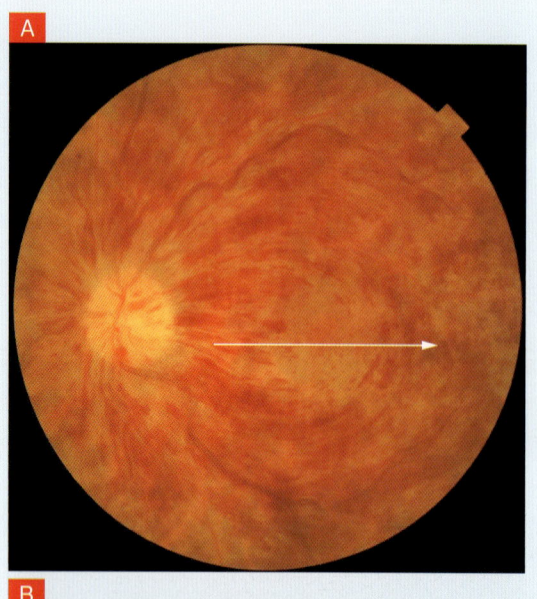

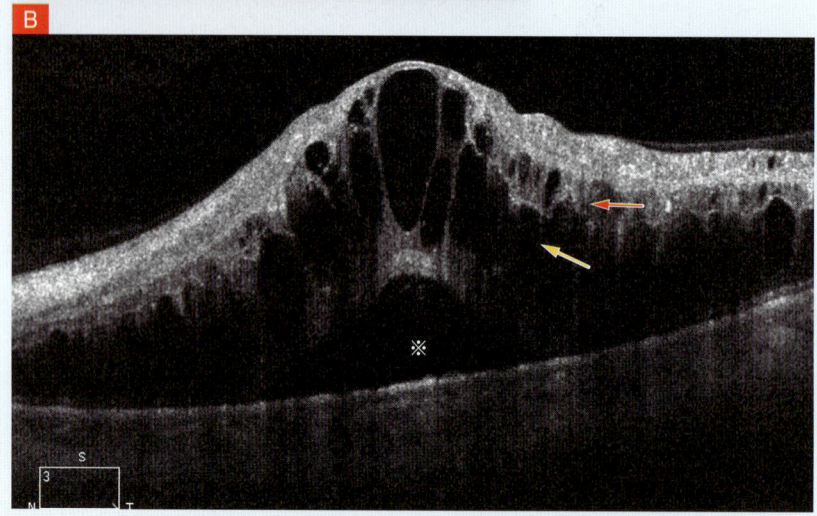

図28 網膜中心静脈閉塞症；57歳男性の左眼　視力0.3
A. カラー眼底写真：後極部一帯の出血と黄斑浮腫がある．
B. 水平方向のOCT：囊胞様変化が外網状層（黄矢印）と内顆粒層（赤矢印）にあり，中心窩下に漿液性網膜剥離がある（※）．

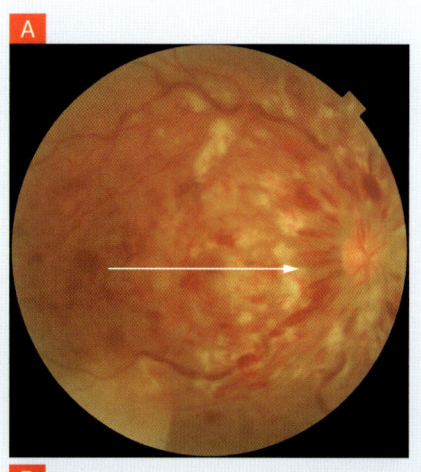

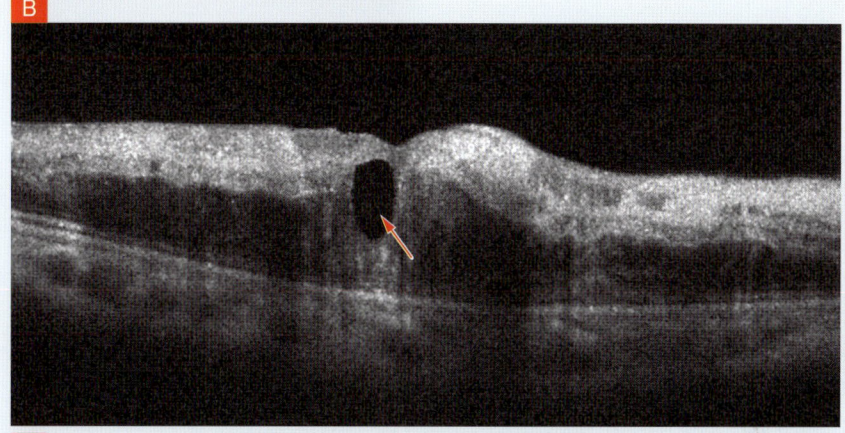

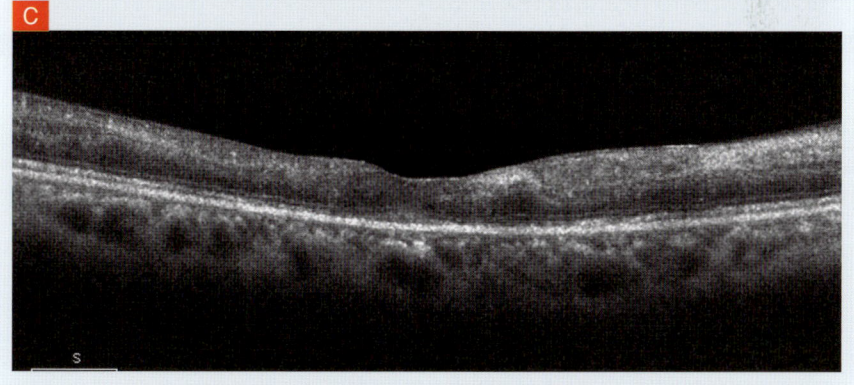

図29 網膜中心静脈閉塞症；47歳男性の右眼　視力0.04

A. カラー眼底写真：黄斑部を埋め尽くすように軟性白斑が出現している．網膜静脈の拡張も強い．虹彩と隅角に新生血管があり眼圧は45mmHgと高く，血管新生緑内障となっていた．虚血型の網膜中心静脈閉塞症（CRVO）である．抗VEGF抗体（ベバシズマブ）の硝子体内注射と汎網膜光凝固を行った．
B. 水平方向のOCT：網膜内層の混濁が強いが，網膜膨化や囊胞様変化（赤矢印）は軽度である．
C. 水平方向のOCT：初診から2カ月後．黄斑浮腫は消失しているが，網膜の内層は菲薄化している．眼圧は正常域に戻り，視力は0.2まで改善している．

3 網膜動脈閉塞症

A 疾患概念

閉塞部位によって網膜中心動脈閉塞症（central retinal artery occlusion；CRAO）と網膜動脈分枝閉塞症（branch retinal artery occlusion；BRAO）に分けられる．動脈閉塞の原因は，アテローム性硬化をきたした内頸動脈からの塞栓や，弁膜症などの心疾患によって生じる心腔内血栓に由来する塞栓が多い．網膜動脈は網膜内層2/3を栄養し，網膜外層1/3は脈絡膜動脈によって栄養されているため，網膜動脈が閉塞すると網膜内層に凝固壊死による浮腫が起こる．

B 臨床像

網膜動脈閉塞症は循環器疾患を有する高齢者に起こりやすい．CRAOが発症すると急激に視力が低下し，指数弁〜光覚弁にまで低下することが多い．網膜血流途絶から100分程度で網膜には不可逆性変化が起こるため，CRAOの視力転帰は不良である．

C 検査所見

（1）眼底所見
- CRAOでは後極部網膜がびまん性に白濁し，中心窩はチェリーレッドスポットを呈する．BRAOでは閉塞領域の網膜が白濁する．

（2）フルオレセイン蛍光造影（FA）
- 脈絡膜の背景蛍光が完成していても網膜動脈内に蛍光色素が流入せず，網膜動脈充盈時間が極度に遅れる．

D OCTのポイント

（1）**急性期では動脈閉塞領域の網膜内層が肥厚し高反射**
- 網膜内層の混濁によって測定光が減衰するため，網膜外層は低反射になり，IS/OSや網膜色素上皮は不明瞭になる（図30，31）．
- 閉塞網膜動脈の栄養を受けていない中心窩網膜は透明性を維持し，IS/OSや網膜色素上皮が鮮明に描出される．
- 眼底検査で，網膜の混濁がはっきりしなくても，OCTで網膜内層が高反射を示すこともある（図33，34）．

（2）**陳旧期では動脈閉塞領域の網膜内層が薄い**（図32，33，35）
- 網膜内層の菲薄化は約半年で完成する．
- CRAOでは黄斑網膜内層の菲薄化によって中心窩の陥凹がなくなる（図33）．
- IS/OSを含む網膜外層の層構造は正常に保たれる．

網膜動脈閉塞症　75

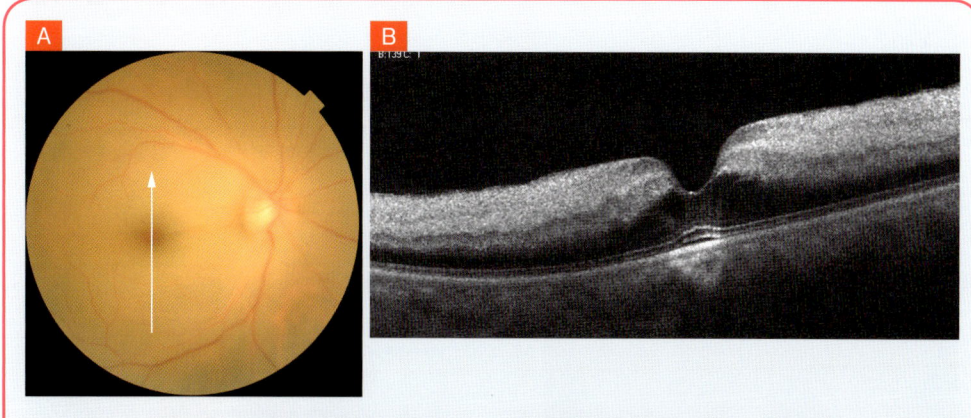

図30　網膜中心動脈閉塞症；48歳男性の右眼　視力　手動弁
A．カラー眼底写真：網膜が白濁しており中心窩はチェリーレッドスポットを呈している．
B．垂直方向のOCT：中心窩周囲の網膜（特に内層）は厚くなり反射も強くなっている．網膜内層の混濁によってOCTの測定光がブロックされたために中心窩以外では網膜色素上皮は低反射となっている．

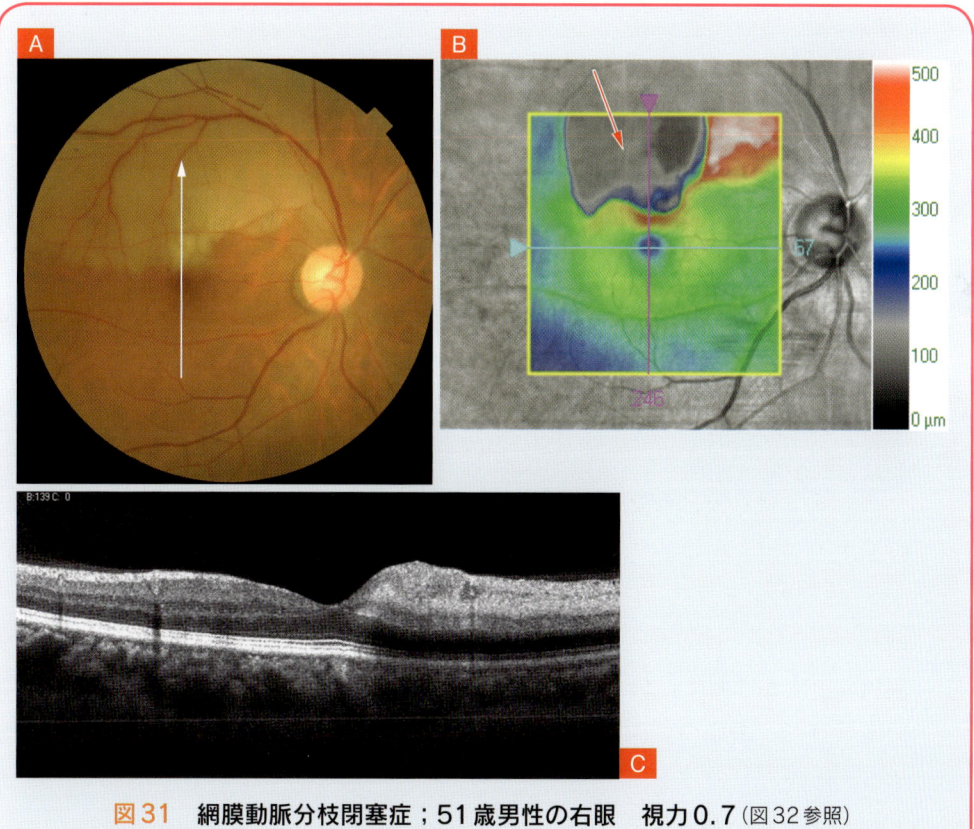

図31　網膜動脈分枝閉塞症；51歳男性の右眼　視力0.7（図32参照）
A．カラー眼底写真：耳上側の網膜動脈閉塞によって，上半分の網膜が白濁している．
B．網膜厚カラーマップ：動脈閉塞の領域は網膜が厚くなっているが，網膜の混濁によってOCTが網膜色素上皮のラインを検出できないため，一部はエラーとなっている（赤矢印）．
C．垂直方向のOCT：中心窩から上方の網膜内層は厚くなり反射も強くなっている．

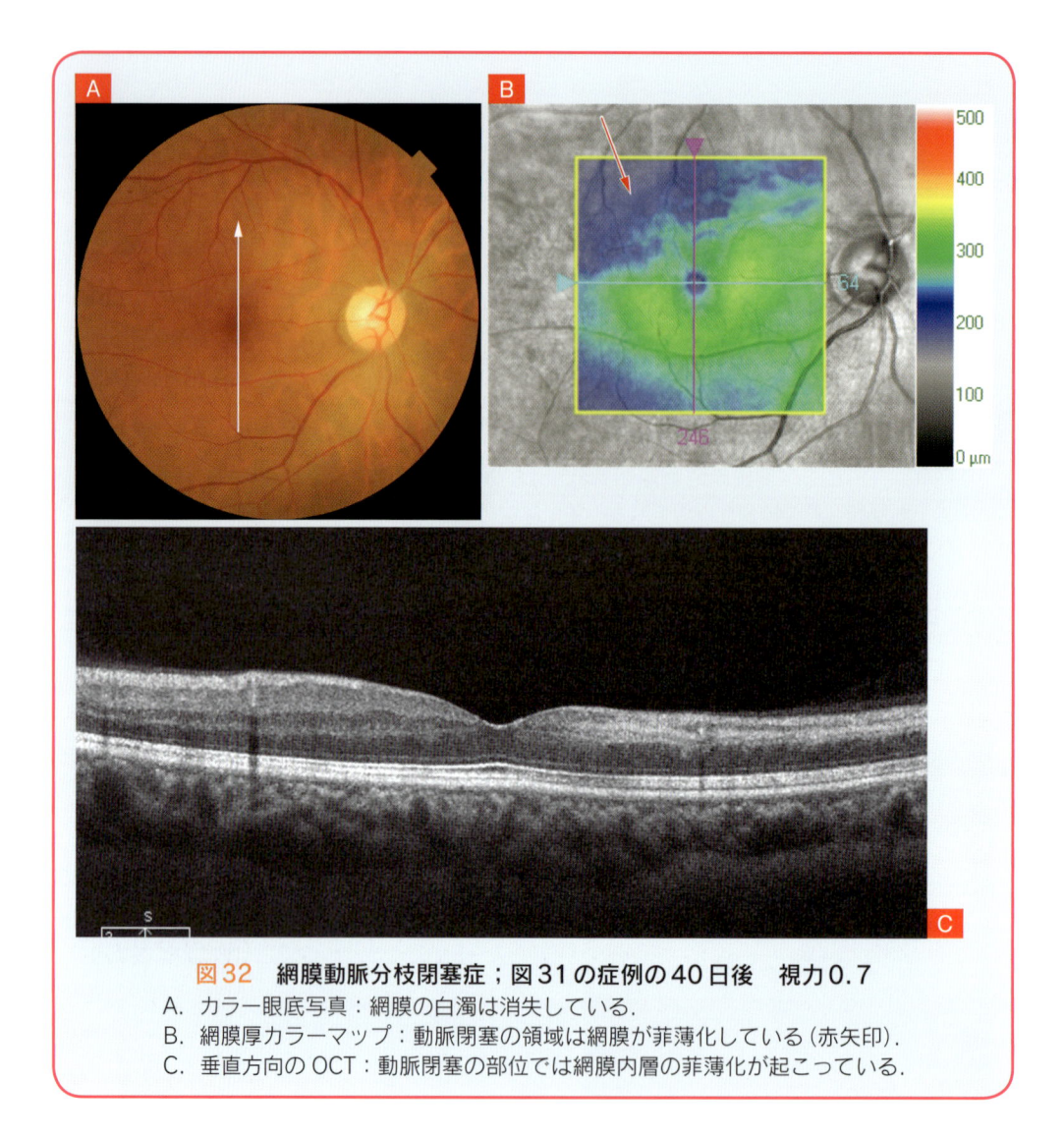

図32 網膜動脈分枝閉塞症；図31の症例の40日後　視力0.7
A. カラー眼底写真：網膜の白濁は消失している．
B. 網膜厚カラーマップ：動脈閉塞の領域は網膜が菲薄化している（赤矢印）．
C. 垂直方向のOCT：動脈閉塞の部位では網膜内層の菲薄化が起こっている．

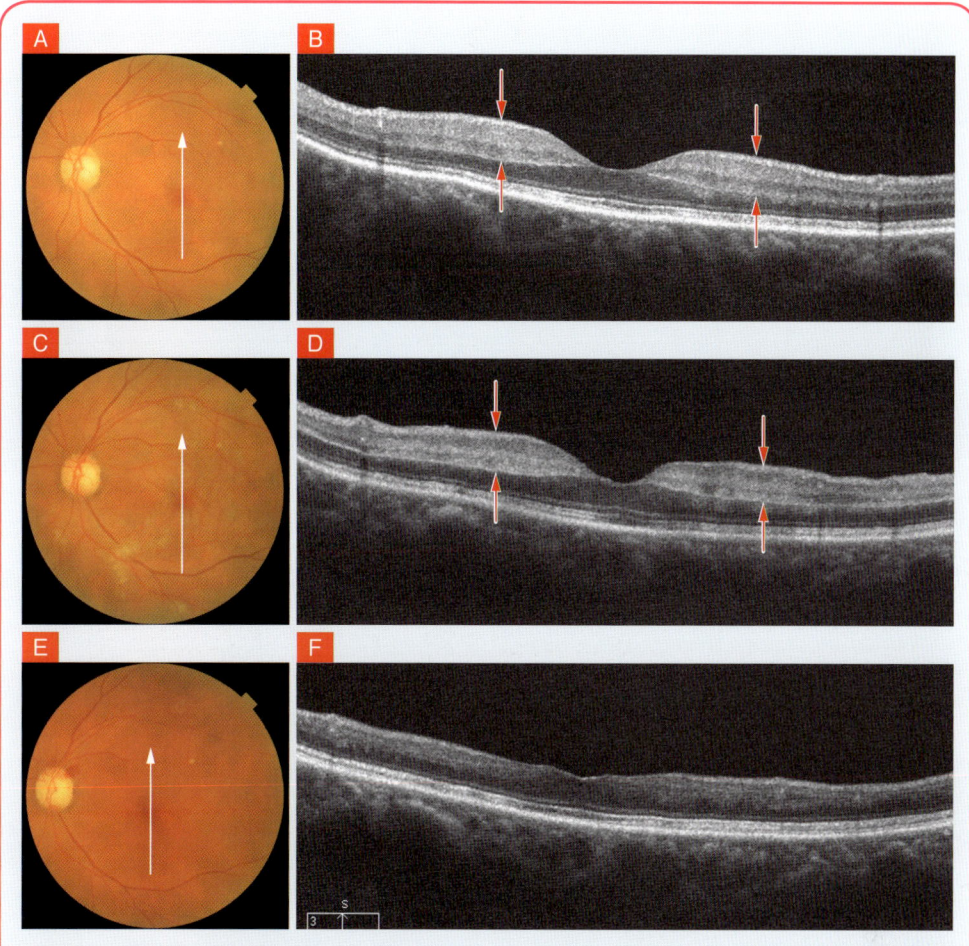

図33 網膜中心動脈閉塞症；71歳男性の左眼 夜中に左眼の視力低下に気づき翌日受診
初診時（A，B），視力0.1.
   A．カラー眼底写真：一見正常である．
   B．垂直方向のOCT：網膜内層の反射亢進がある（赤矢印）．
1週間後（C，D），視力0.2．全身検査の結果，内頸動脈狭窄がある．
   C．カラー眼底写真：軟性白斑と網膜の白濁が明らかになっている．
   D．垂直方向のOCT：網膜内層の反射がさらに強くなっている（赤矢印）．
4カ月後（E，F），視力0.2．
   E．カラー眼底写真：網膜の混濁は消失．視神経はやや蒼白ぎみである．
   F．垂直方向のOCT：網膜内層が菲薄化したために中心窩の陥凹が消失している．網膜の外層やIS/OSは保たれている．

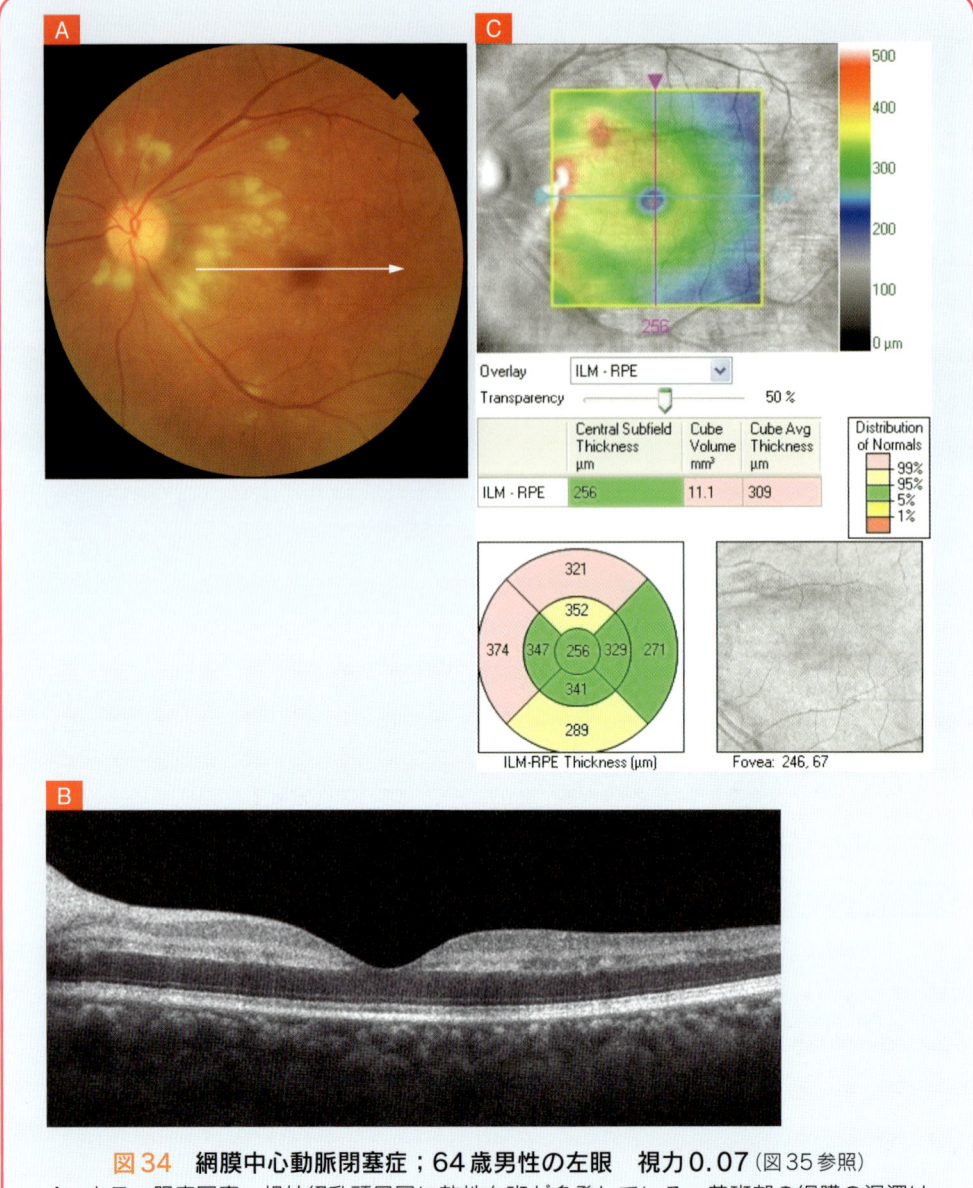

図34 網膜中心動脈閉塞症；64歳男性の左眼　視力0.07（図35参照）
A．カラー眼底写真：視神経乳頭周囲に軟性白斑が多発している．黄斑部の網膜の混濁は軽度である．
B．水平方向のOCT：網膜内層の反射が強くなっている．網膜浮腫はほとんどない．
C．網膜厚カラーマップ：網膜の肥厚はほとんどない．

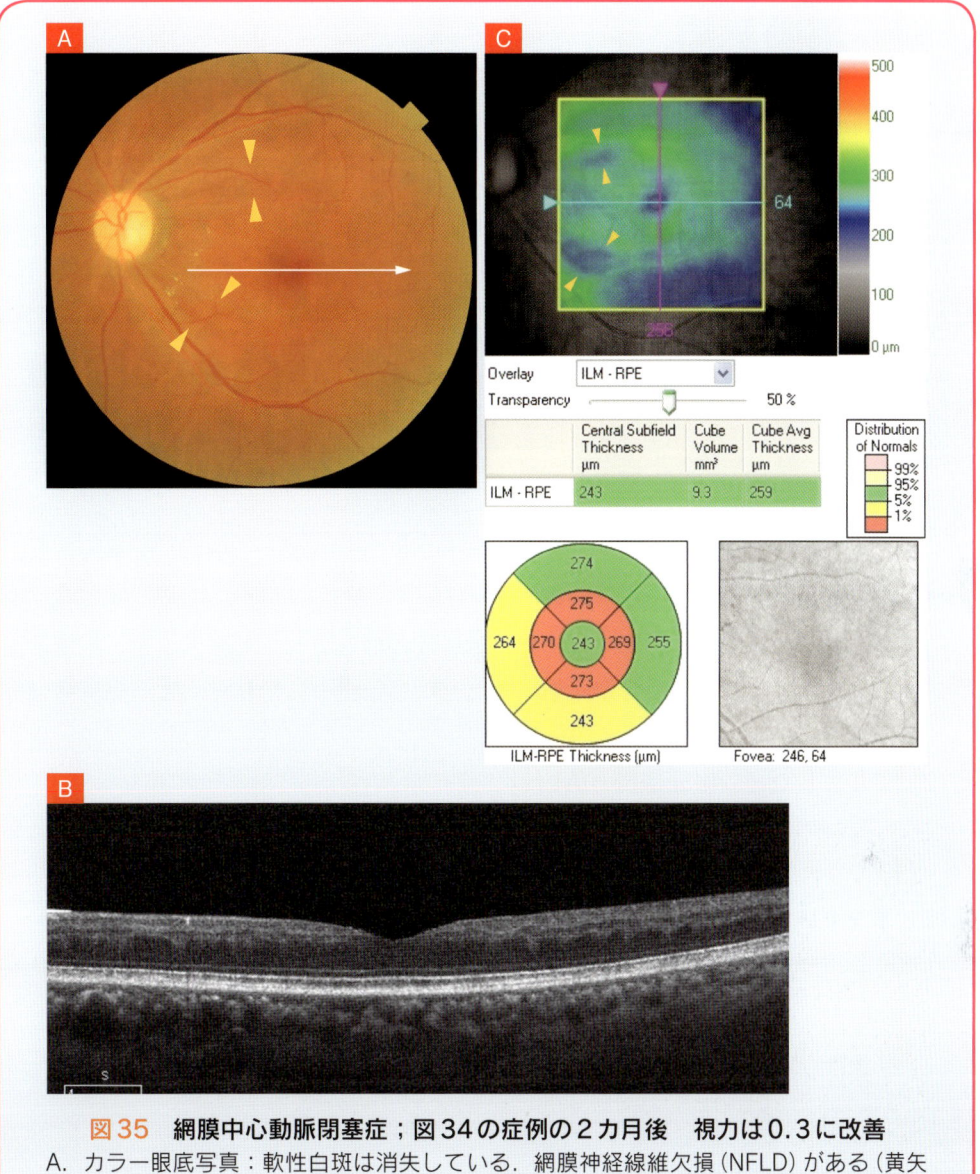

図35　網膜中心動脈閉塞症；図34の症例の2カ月後　視力は0.3に改善
A. カラー眼底写真：軟性白斑は消失している．網膜神経線維欠損（NFLD）がある（黄矢頭）．
B. 水平方向のOCT：網膜内層が薄くなり，中心窩の陥凹は弱くなっている．
C. 網膜厚カラーマップ：NFLDの部位は特に網膜が薄い（黄矢頭）．

4 網膜細動脈瘤

A 疾患概念

網膜細動脈瘤は網膜動脈が瘤状に拡張する疾患で，第3分岐以内の網膜動脈に好発するが，稀に視神経乳頭上にも起こる．

B 臨床像

本疾患は高血圧のある高齢者に多い．動脈瘤の破裂による網膜下・網膜内・網膜前の出血が特徴的である．動脈瘤からの漏出によって網膜膨化や漿液性網膜剥離が起こることもある．厚い網膜下出血が中心窩を含む場合，視力転帰は不良である．

C 検査所見

(1) 眼底所見
- 網膜動脈上に瘤状に拡張した黄白色の動脈瘤が観察され，網膜下出血・網膜前出血・硝子体出血を伴うことが多い．ただし網膜前出血に隠れていると動脈瘤は見えない．

(2) フルオレセイン蛍光造影（FA）（図36）
- FAでは動脈瘤が造影初期から過蛍光を示し，拍動がみられることがある．造影後期には動脈瘤からの強い蛍光漏出が起こる．

(3) インドシアニングリーン蛍光造影（IA）（図36）
- 網膜前出血に隠れた動脈瘤はFAでは造影されないが，IAによって検出できることが多い．インドシアニングリーンはフルオレセインよりも分子量が大きいため蛍光漏出は軽度である．

D OCTのポイント

(1) 網膜前出血があると出血がOCTの測定光をブロック
- 出血よりも外層（網膜色素上皮側）の組織が低反射になる（図37）．
- 内境界膜下の出血では剥離した内境界膜が写ることがある（図37）．

(2) 動脈瘤そのものは瘤状の隆起として描出（図38, 39）．

(3) 出血が少ないタイプでは網膜下液が貯留（図39）
- 網膜下液は中心窩で最も多い．
- 動脈瘤からの漏出による網膜膨化がある．

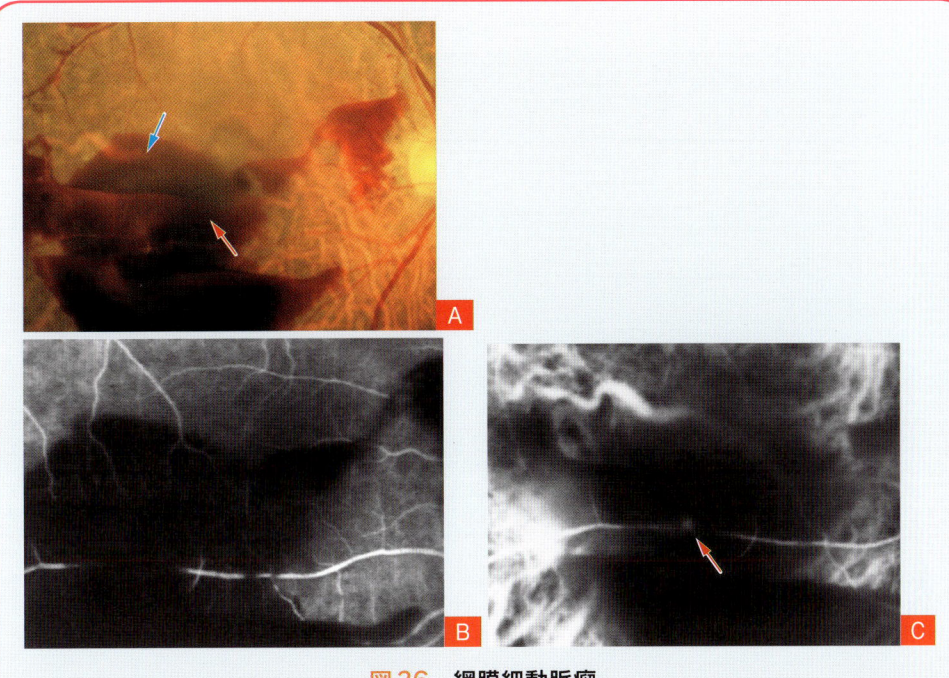

図36　網膜細動脈瘤
A．カラー眼底写真：黄斑には網膜下出血（青矢印）と網膜前出血（赤矢印）がある．
B．FA（5分）：動脈瘤は見えない．
C．IA（30秒）：造影早期から動脈瘤が検出されている（赤矢印）．

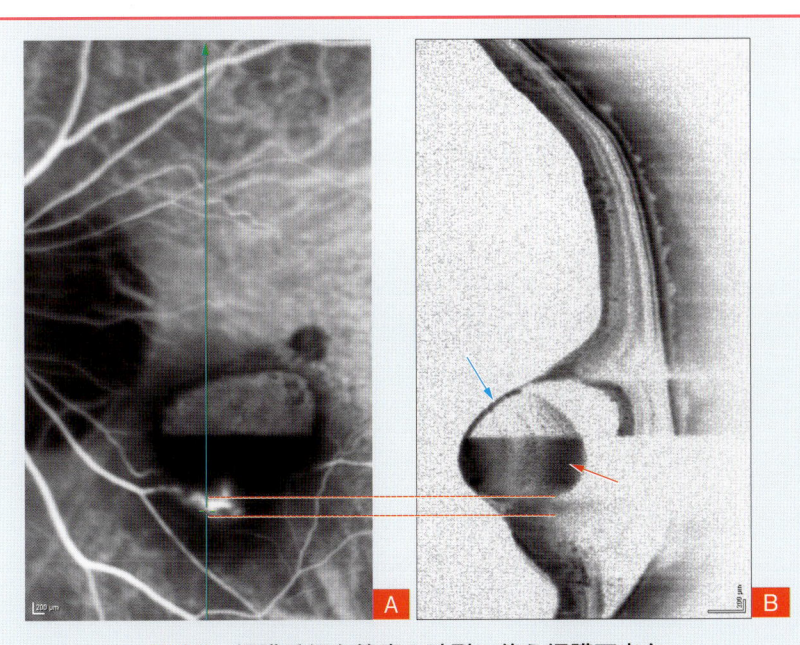

図37　網膜毛細血管瘤の破裂に伴う網膜下出血
A．IA：視神経乳頭の下耳側に動脈瘤がある．網膜前出血はニボーを形成している．
B．垂直方向のOCT：網膜前出血（赤矢印）によって網膜色素上皮側は低反射となっている．剥離した内境界膜が描出されている（青矢印）．

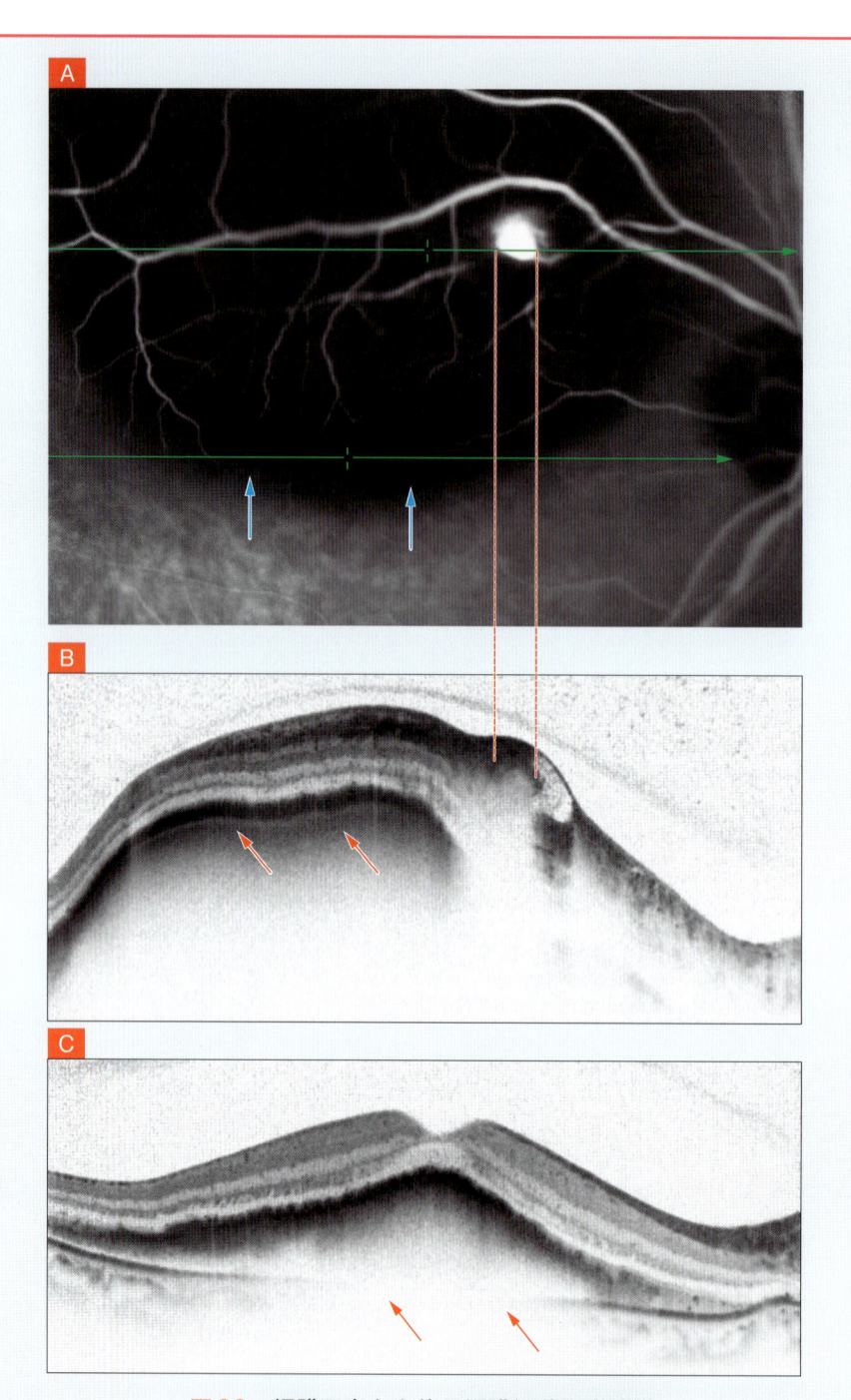

図38　網膜下出血を伴う網膜細動脈瘤破裂

A. IA（10分）：動脈瘤は過蛍光となっているが，蛍光色素の漏出は軽度である．網膜下出血の部位では背景蛍光のブロックによって低蛍光となっている（青矢印）．
B. 水平方向のOCT（動脈瘤を含む）：網膜下出血によって神経網膜が隆起している（赤矢印）．細動脈瘤は網膜表面からわずかに隆起している．
C. 水平方向のOCT：網膜下出血は特に内側（網膜側）が高反射となっている．測定光のブロックによって網膜色素上皮の一部は写っていない（赤矢印）．

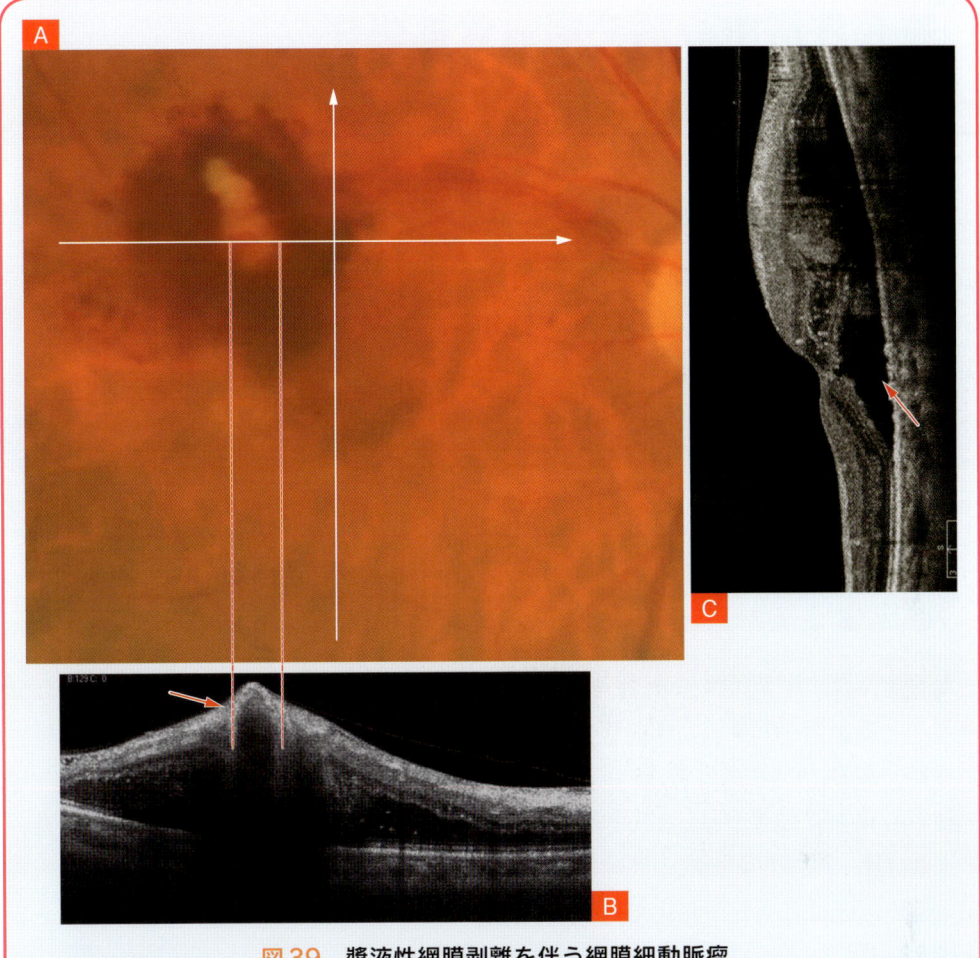

図39　漿液性網膜剥離を伴う網膜細動脈瘤

A. カラー眼底写真：黄斑の上耳側に動脈瘤があり網膜下出血はほとんどなく，中心窩下には漿液性網膜剥離がある．
B. 水平方向のOCT：動脈瘤は瘤状の隆起として描出されている（赤矢印）．
C. 垂直方向のOCT：中心窩下に漿液性網膜剥離があり（赤矢印），中心窩の上方には網膜膨化がある．

5 特発性傍中心窩毛細血管拡張症

A 疾患概念

　特発性傍中心窩毛細血管拡張症（idiopathic juxtafoveolar retinal telangiectasis；IJRT）は，黄斑耳側を中心に毛細血管拡張・毛細血管瘤・黄斑浮腫・変性萎縮が起こるものであり，原因は不明である．1993年にGassらはIJRTをGroup 1（滲出型），Group 2（非滲出型），Group 3（閉塞型）の3群とさらにそのサブグループに分類している[4]．2006年YannuzziらはGass分類を簡素化して，type 1：aneurysmal telangiectasia（血管瘤型，Gass分類のGroup 1）とtype 2：perifoveal telangiectasia（傍中心窩血管拡張型，Gass分類のGroup 2）に分け，本疾患を黄斑部毛細血管拡張症（idiopathic macular telangiectasia）と名づけた[5]．最近では，血管瘤型と傍中心窩血管拡張型はまったく異なる疾患であると考えられている．

B 臨床像

　血管瘤型は，中年男性に多く，ほとんどが片眼性で，Coats病の亜型とみなされている．毛細血管の拡張・毛細血管瘤・浮腫などが特徴で，毛細血管瘤への直接光凝固が有効である．

　傍中心窩血管拡張型は，40～50歳台に多く，性差はなく，両眼性である．網膜毛細血管拡張・網膜色素上皮の萎縮や過形成・嚢胞様黄斑浮腫などがみられる．網膜毛細血管の拡張は二次的な変化であり，視細胞やミュラー細胞の機能不全が原発であると考えられている．原因は不明で有効な治療もない．

C 検査所見

（1）眼底所見
- 血管瘤型では，中心窩耳側を中心に毛細血管拡張・毛細血管瘤があり，それを囲むように硬性白斑が沈着する．
- 傍中心窩血管拡張型では，stageによって所見は異なるが，中心窩耳側の毛細血管の拡張・灰白色の網膜混濁・クリスタリン様の網膜混濁・網膜血管の急峻な途絶・網膜色素上皮の過形成などがみられる．

（2）フルオレセイン蛍光造影（FA）
- 血管瘤型では，造影初期に毛細血管の拡張・毛細血管瘤が造影される．造影後期には毛細血管や毛細血管瘤からの蛍光漏出が観察される．
- 傍中心窩血管拡張型では，拡張した毛細血管からの漏出が造影後期に観察されるが，血管瘤型よりも蛍光漏出は弱い．網膜色素上皮の萎縮によりwindow defectを示すことがある．

D OCTのポイント

(1) 血管瘤型は囊胞様変化が主体(図40).
- 毛細血管瘤からの漏出によって網膜膨化と中心窩に囊胞様変化が起こる.
- 硬性白斑は網膜外層に高反射点として描出される.

(2) 傍中心窩血管拡張型は，網膜外層や網膜色素上皮の変化が主体(図41〜43)
- 網膜表層に囊胞様変化(inner lamellar cystic changeと呼ばれている)が現れることもあるが(図43)，網膜の厚さはむしろ薄くなる.
- 初期の段階でIS/OSやCOSTが消失することがある.
- 進行すると外顆粒層や外網状層が消失し，網膜の層構造がなくなる.

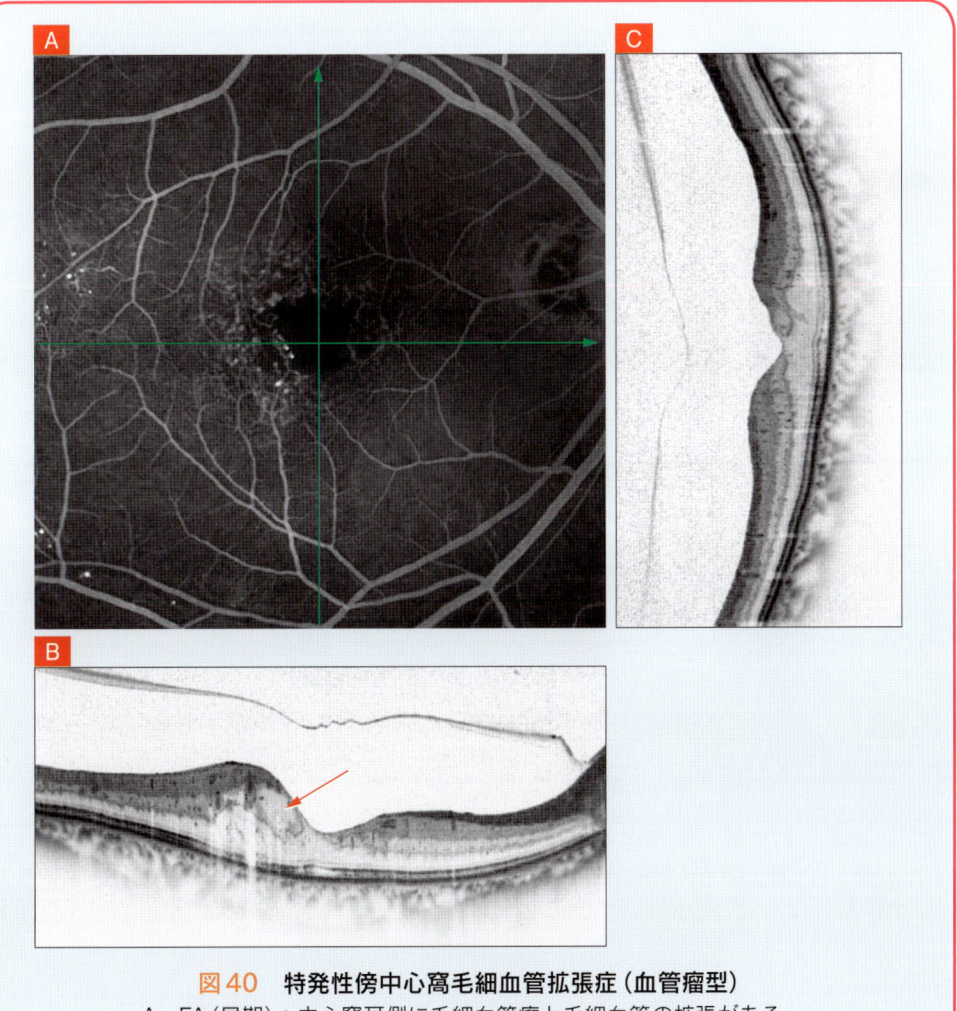

図40 特発性傍中心窩毛細血管拡張症(血管瘤型)
A. FA(早期):中心窩耳側に毛細血管瘤と毛細血管の拡張がある.
B. 水平方向のOCT:中心窩耳側に囊胞様変化がある(赤矢印).
C. 垂直方向のOCT:中心窩周囲に軽度の網膜外層の膨化がある.

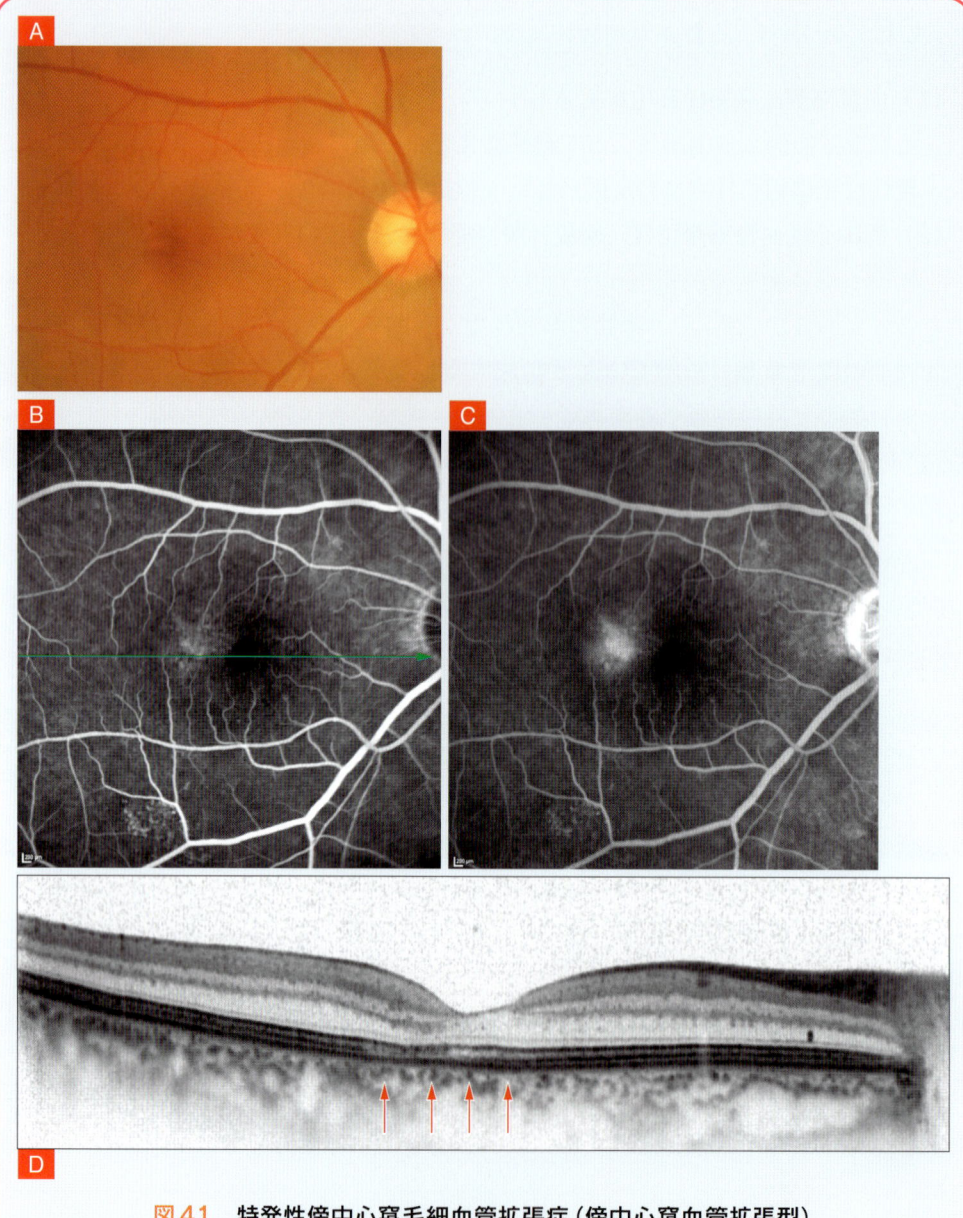

図41 特発性傍中心窩毛細血管拡張症（傍中心窩血管拡張型）
A. カラー眼底写真：中心窩の耳側に軽度の網膜色素上皮の萎縮がある．
B. FA（早期）：中心窩耳側には毛細血管拡張と window defect による過蛍光がある．
C. FA（後期）：中心窩耳側には毛細血管からの蛍光漏出がある．
D. 水平方向の OCT：中心窩からその耳側にかけて IS/OS が不鮮明になり COST は消失している（赤矢印）．さらに外顆粒層から外網状層にかけて網膜が薄くなっている．

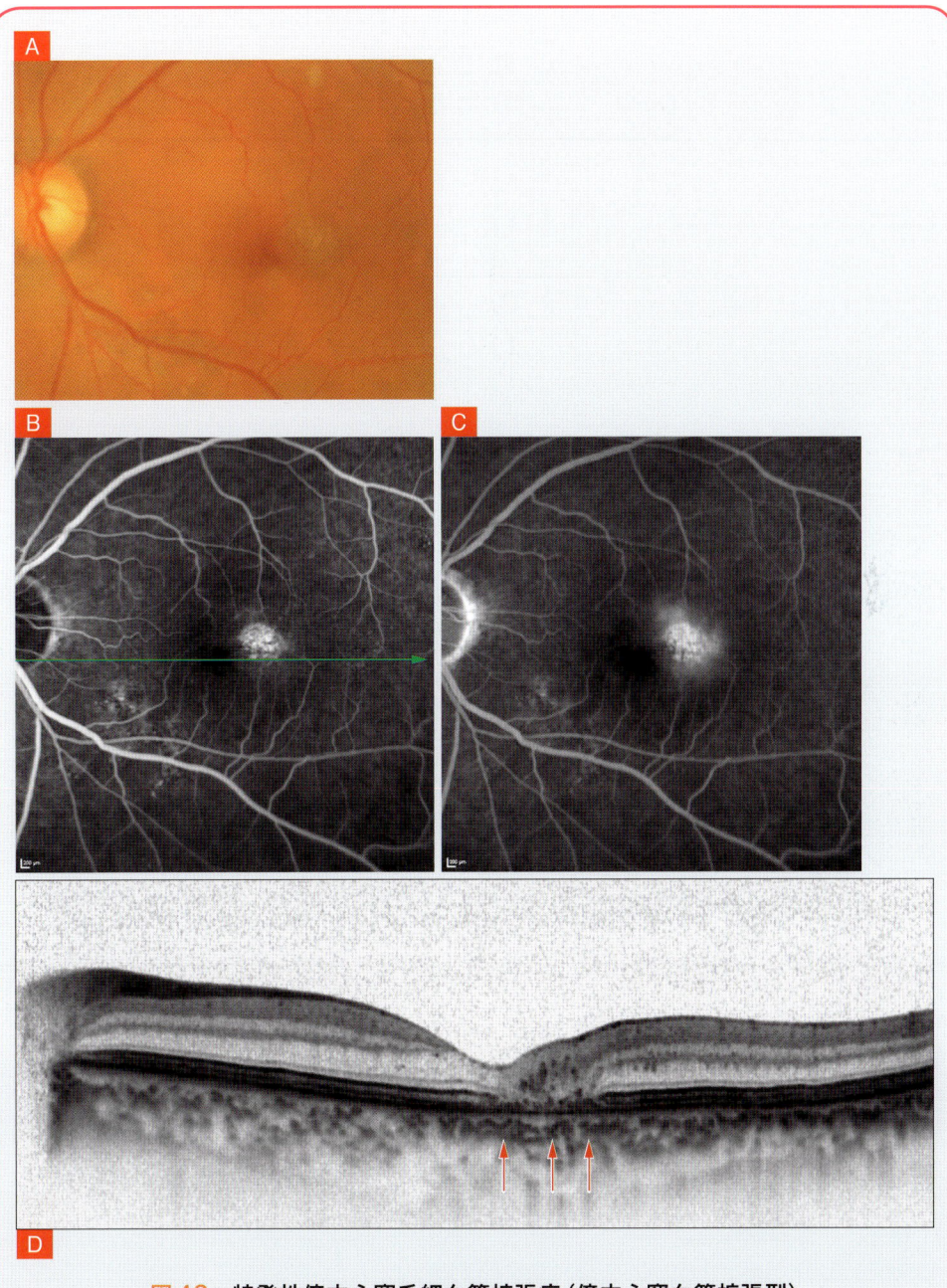

図42 特発性傍中心窩毛細血管拡張症（傍中心窩血管拡張型）
A. カラー眼底写真：中心窩の耳側に灰白色混濁・軽度の網膜色素上皮の萎縮・顆粒状の変化などがある．
B. FA（早期）：中心窩耳側には毛細血管拡張と window defect による過蛍光がある．
C. FA（後期）：中心窩耳側には毛細血管からの蛍光漏出がある．
D. 水平方向の OCT：中心窩の耳側では網膜外層の層構造と IS/OS が消失し，網膜色素上皮の萎縮もある（赤矢印）．網膜内には点状の高反射もみられる．

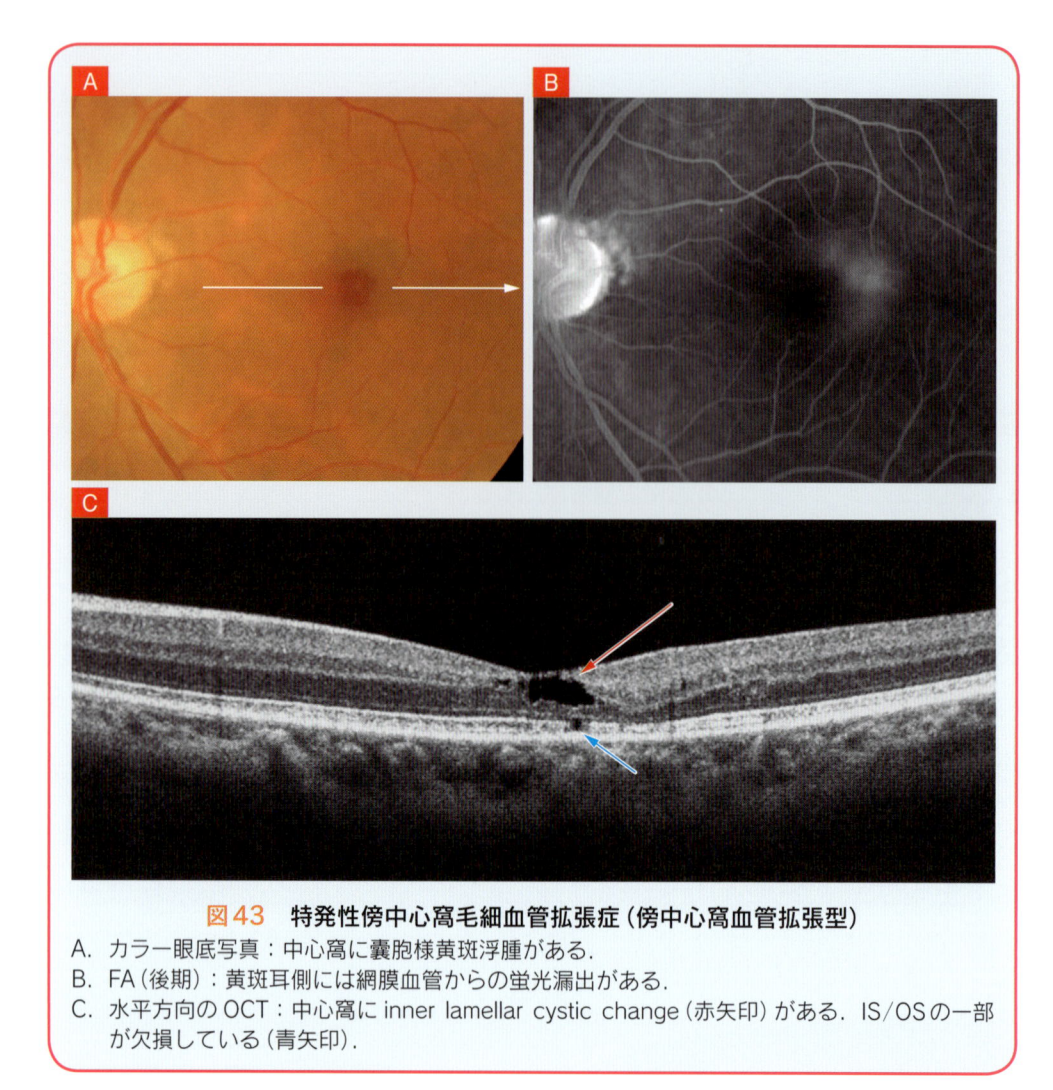

図43 特発性傍中心窩毛細血管拡張症（傍中心窩血管拡張型）
A. カラー眼底写真：中心窩に囊胞様黄斑浮腫がある．
B. FA（後期）：黄斑耳側には網膜血管からの蛍光漏出がある．
C. 水平方向のOCT：中心窩に inner lamellar cystic change（赤矢印）がある．IS/OSの一部が欠損している（青矢印）．

文　献

1) Otani T, Kishi S, Maruyama Y：Patterns of diabetic macular edema with optical coherence tomography. Am J Ophthalmol 127：688-693, 1999
2) Bolz M, Schmidt-Erfurth U, Deak G, et al：Optical coherence tomographic hyperreflective foci：a morphologic sign of lipid extravasation in diabetic macular edema. Ophthalmology 116：914-920, 2009
3) Otani T, Yamaguchi Y, Kishi S：Movement of intraretinal fluid from distant branch retinal vein occlusion to the submacular space. Clin Ophthalmol 7：81-86, 2013
4) Gass JD, Blodi BA：Idiopathic juxtafoveolar retinal telangiectasis. Update of classification and follow-up study. Ophthalmology 100：1536-1546, 1993
5) Yannuzzi LA, Bardal AM, Freund KB et al：Idiopathic macular telangiectasia. Arch Ophthalmol 124：450-460, 2006

IV 網膜硝子体界面病変

疾患別OCT所見の読み方

> **Access Point**
> ▶ 硝子体皮質（ポケット後壁）による中心窩牽引の有無に注目する．
> ▶ 特発性黄斑円孔ではOCTのスキャン位置によって断層像が大きく異なるので注意する．

1 特発性黄斑円孔

A 疾患概念

　黄斑前には液化腔（後部硝子体皮質前ポケット）があり，この硝子体ポケットの後壁である薄い硝子体皮質が収縮すると，硝子体皮質に弧が弦になるような変化が起こる．中心窩周囲では硝子体皮質が網膜から剥離するが，中心窩は硝子体皮質との接着が強いため，中心窩に硝子体の牽引が生じる．この慢性的な硝子体牽引によって中心窩網膜が円孔化したものが特発性黄斑円孔である．

B 臨床像

　50歳以上の女性に多く，歪みや中心暗点を訴える．本疾患はGassによって4つのstageに分類されているが[1]，OCTの解像度の向上によって黄斑円孔の形成過程が明らかとなり，現在，OCTにおけるstage分類は以下（**D** OCTのポイント参照）のように考えられている[2]．stage 2以上の黄斑円孔が硝子体手術の適応となり，ほとんどの症例で円孔閉鎖が得られている．

C 検査所見

(1) 眼底検査
- stage 1：中心窩に囊胞様の所見がある．
- stage 2：囊胞前壁にスリット状の裂隙が生じる．
- stage 3：1/4〜1/3乳頭径の円孔が中心窩に生じ，円孔周囲の網膜は網膜色素上皮から少し浮いている（fluid cuff）．囊胞前壁は網膜から離れて蓋となり，硝子体に付着したまま円孔前方に観察される．

- stage 4：stage 3の円孔と同様であるが，後部硝子体剥離（posterior vitreous detachment；PVD）が完成しているので円孔前方の蓋はみえなくなる．

(2) Watzke-Allen test
- スリットランプと前置レンズを使ってスリット光を中心窩に投影すると，stage 2以上の黄斑円孔患者はスリット光の中心が途切れてみえる．

D OCTのポイント

(1) stage 1A：中心窩の層間分離（囊胞様変化）または微小網膜剥離（図1〜3）
- 中心窩周囲では硝子体皮質が網膜から剥離している（perifoveal PVD）．

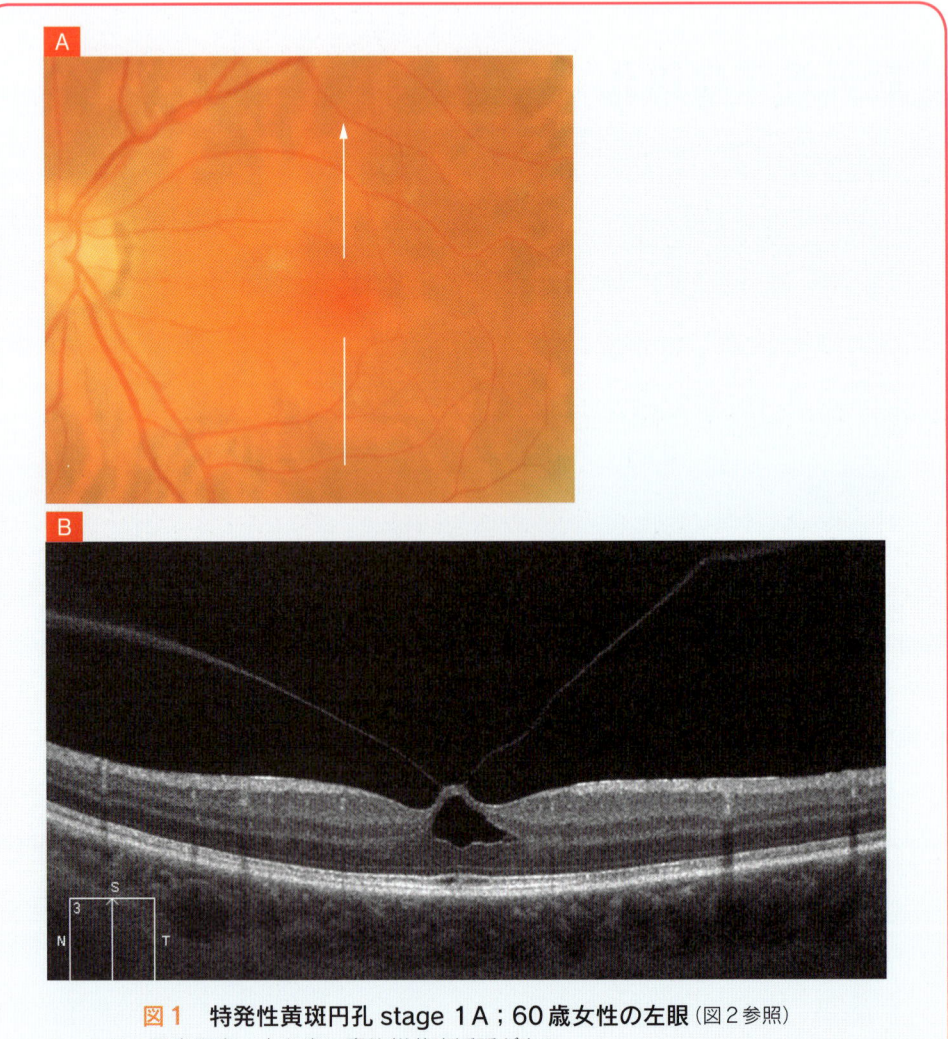

図1　特発性黄斑円孔 stage 1A；60歳女性の左眼（図2参照）
A．カラー眼底写真：中心窩に囊胞様黄斑浮腫がある．
B．垂直方向のOCT（6mm）：中心窩は硝子体皮質に牽引されて囊胞様になっている．

- 囊胞様変化と微小網膜剥離が同時に存在することもある．
- 囊胞様変化は中心窩網膜表層に存在する．
- 外境界膜（ELM）・IS/OSの隆起から微小網膜剥離が起こる．
- stage 1Aで完全PVDが起こると，中心窩の牽引解除により自然寛解することが多い（図2）．

(2) stage 1B：囊胞様変化の拡大による外層円孔（図4）
- 網膜表層にあった囊胞様変化と網膜外層の破たんが一体化する．
- 層間分離（内顆粒層または外網状層）が進行することもある．

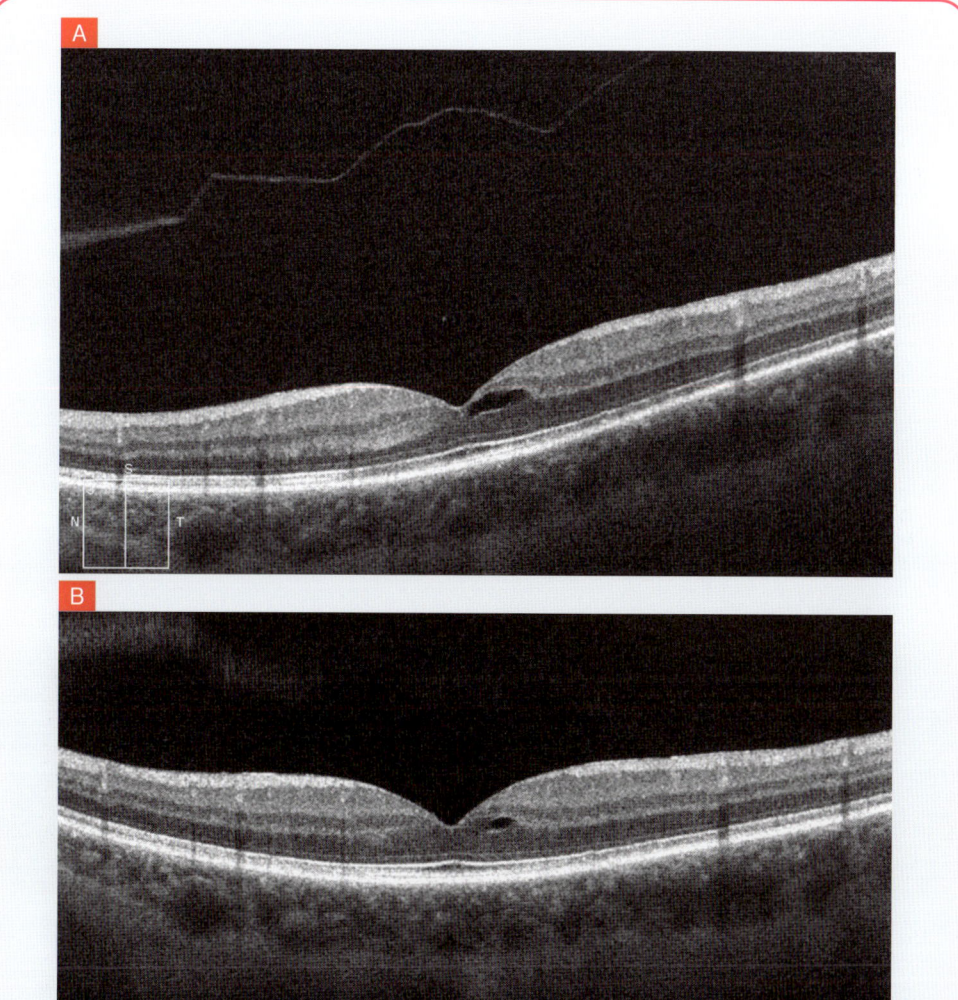

図2　特発性黄斑円孔 stage 1A；図1の症例の経過（自然寛解）
A．垂直方向のOCT：3カ月後に後部硝子体剥離が起こり中心窩の牽引が解除され，囊胞様変化は軽減している．
B．垂直方向のOCT：さらに3カ月後，囊胞様変化はほぼ消失している．

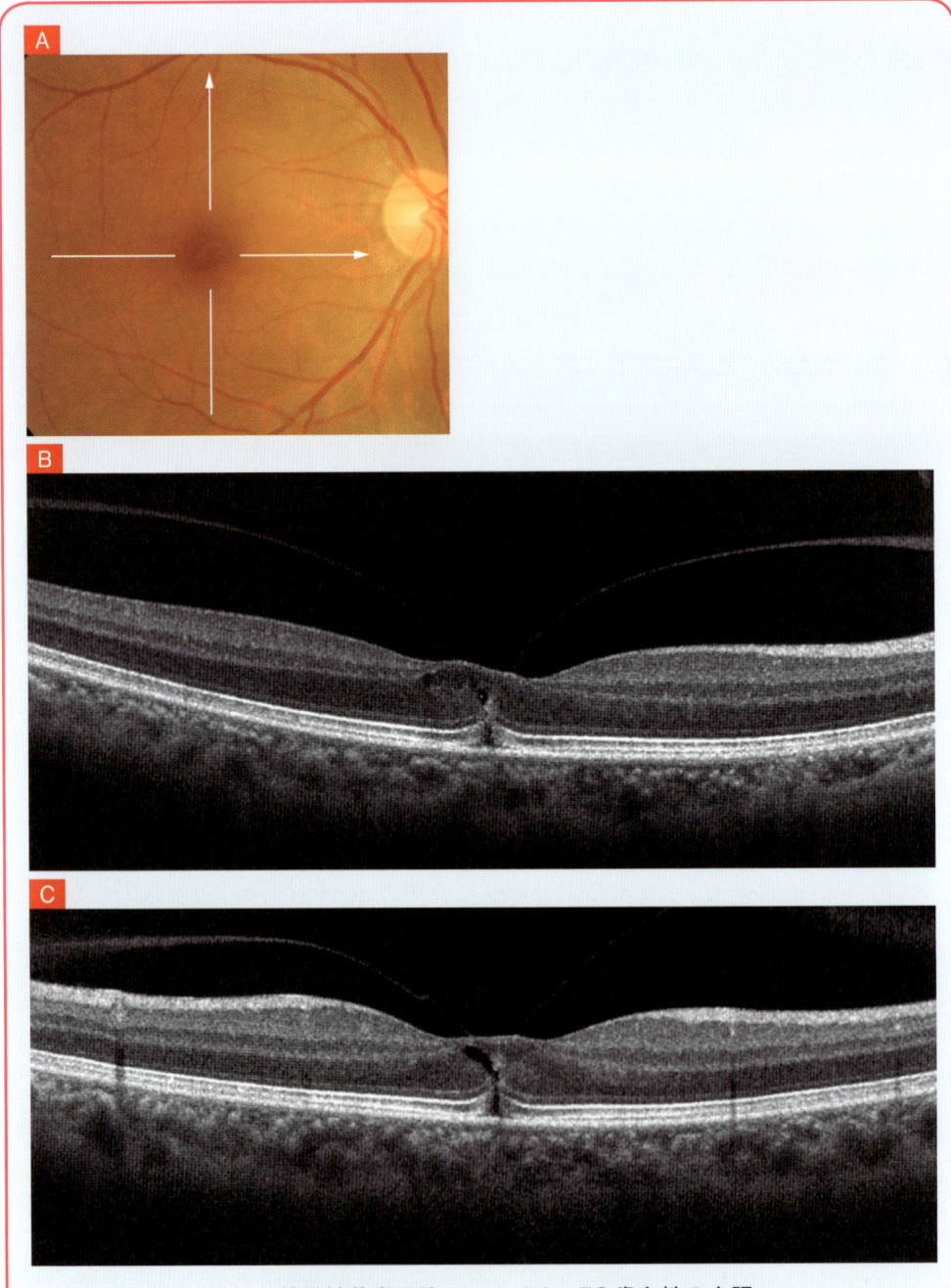

図3 特発性黄斑円孔 stage 1A；53歳女性の右眼
A. カラー眼底写真：中心窩にわずかに混濁がある．
B. 水平方向のOCT（6mm）：中心窩が部分的に剝離した硝子体皮質によって牽引され，中心窩陥凹は消失し，IS/OSが硝子体側に隆起し一部断裂している．
C. 垂直方向のOCT（6mm）：水平方向のOCTとほぼ同じ所見であるが，中心窩の網膜内層にも囊胞様変化が形成されている．

図4 特発性黄斑円孔 stage 1B；66歳女性の右眼
A. カラー眼底写真：中心窩にわずかにリング状の混濁がある．
B. 水平方向のOCT（6mm）：中心窩の囊胞様変化は拡大して外層円孔となっている．
C. 垂直方向のOCT（6mm）：中心窩の囊胞様変化の内部にミュラー細胞と思われる柱状の構造がある（赤矢印）．

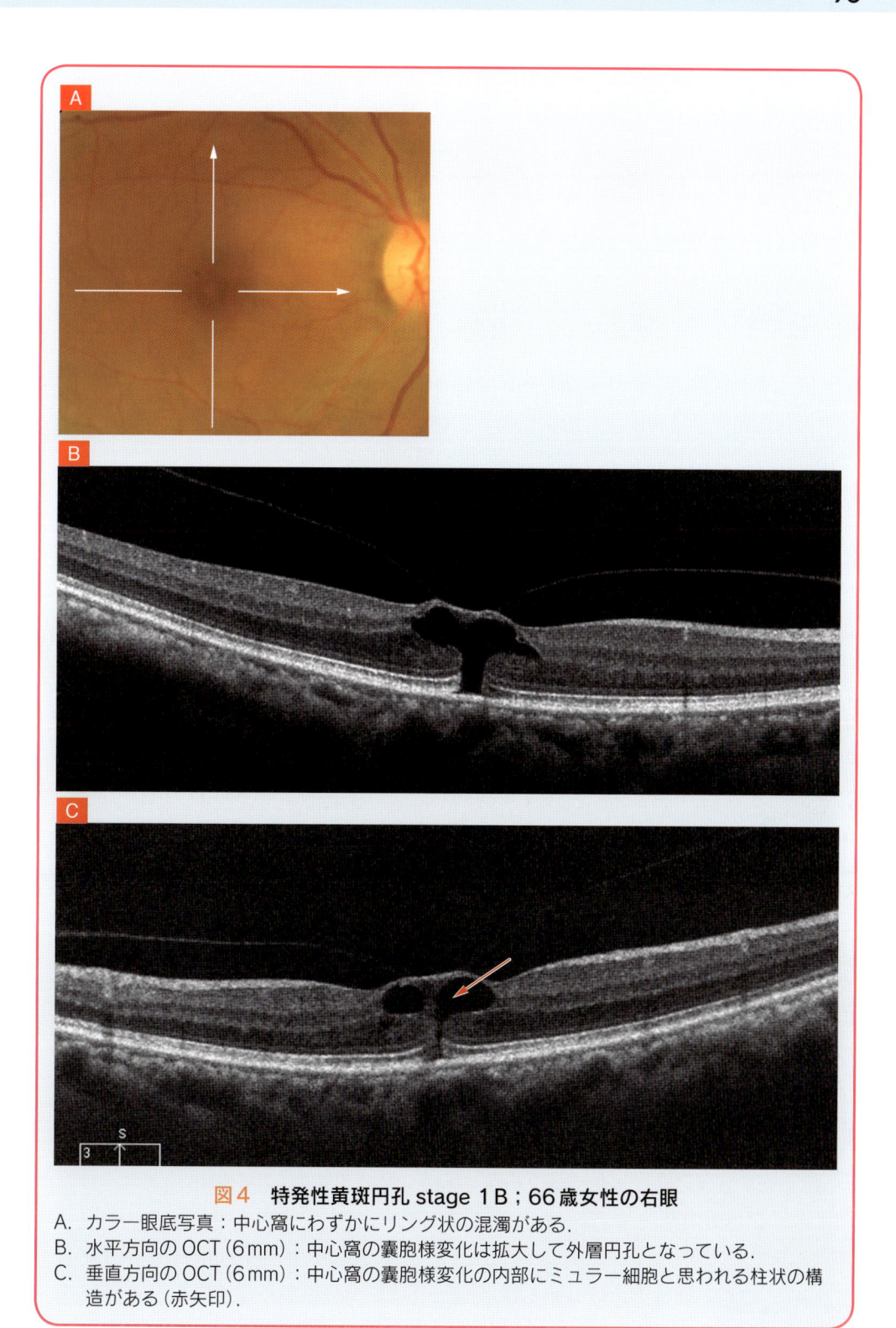

(3) stage 2：囊胞様変化前壁の裂隙形成（図5）

- 硝子体牽引によって囊胞様変化の前壁が弁状に挙上される．
- OCTのスキャン方向を変えると，挙上された囊胞様変化の前壁が遊離しているようにみえるため，stage 3と紛らわしい．
- 円孔の中心ではなく，円孔縁をスキャンすると囊胞様黄斑浮腫のようにみえるので注意する（図6）．

(4) stage 3：蓋（operculum）形成と円孔周囲の囊胞様変化（図7）

- operculumは剥離した硝子体皮質に付着している．
- 円孔周囲には，主に外網状層内に囊胞様変化がある．
- 円孔の側壁には剥離した視細胞外節が観察される．

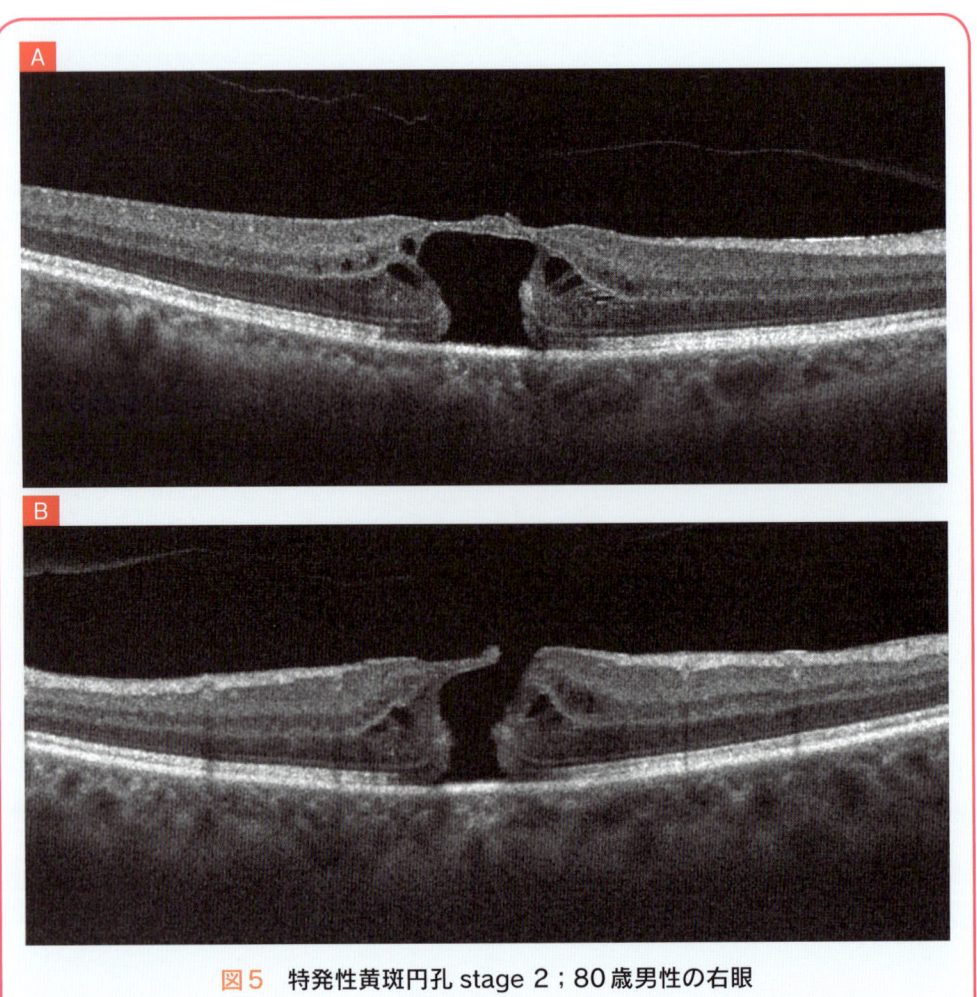

図5　特発性黄斑円孔 stage 2；80歳男性の右眼
A. 水平方向のOCT（6mm）：中心窩の囊胞様変化は拡大して外層円孔となっている．
B. 垂直方向のOCT（6mm）：中心窩上方に裂隙があり stage 2になっている．

(5) stage 4：後部硝子体剥離の完成（図8）
- 後部硝子体皮質が視神経乳頭から外れてPVDが完成すると，硝子体皮質とoperculumはOCTに写らなくなる．
- 陳旧化すると円孔が拡大する．

(6) 硝子体手術後の経過（図9，10）
- 円孔が術後に閉鎖してもIS/OSの復活には時間がかかることが多い．
- 症例によってはIS/OSが復活しないこともある．

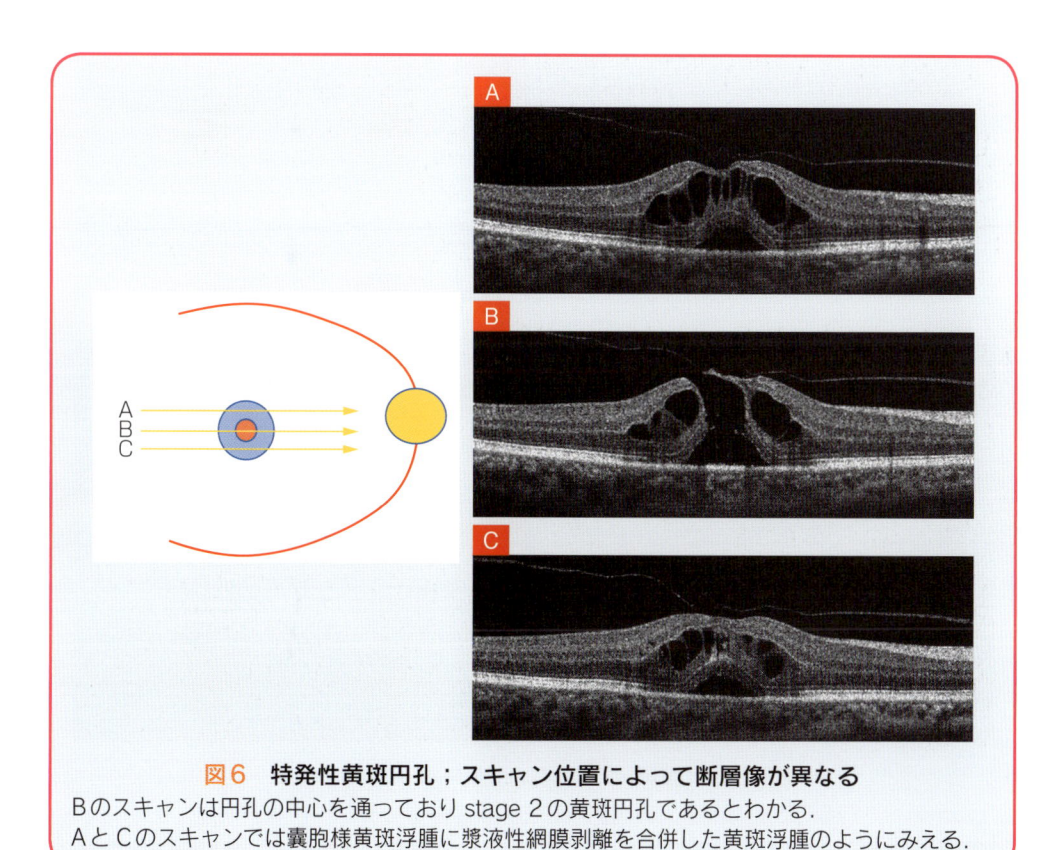

図6　特発性黄斑円孔；スキャン位置によって断層像が異なる
Bのスキャンは円孔の中心を通っておりstage 2の黄斑円孔であるとわかる．
AとCのスキャンでは囊胞様黄斑浮腫に漿液性網膜剥離を合併した黄斑浮腫のようにみえる．

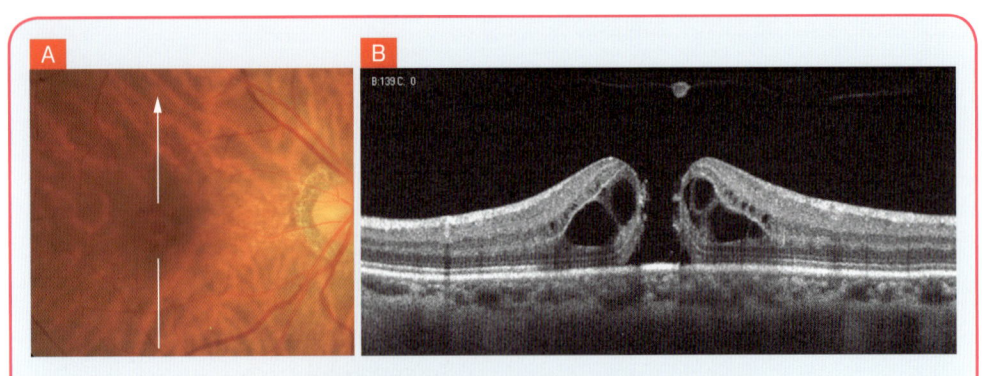

図7 特発性黄斑円孔 stage 3；58歳女性の左眼
A. カラー眼底写真：中心窩に黄斑円孔がある．
B. 垂直方向の OCT（6mm）：黄斑円孔は完成し，円孔の硝子体側に硝子体皮質に付着した蓋がある．円孔周囲の外網状層と内顆粒層には嚢胞様変化がある．

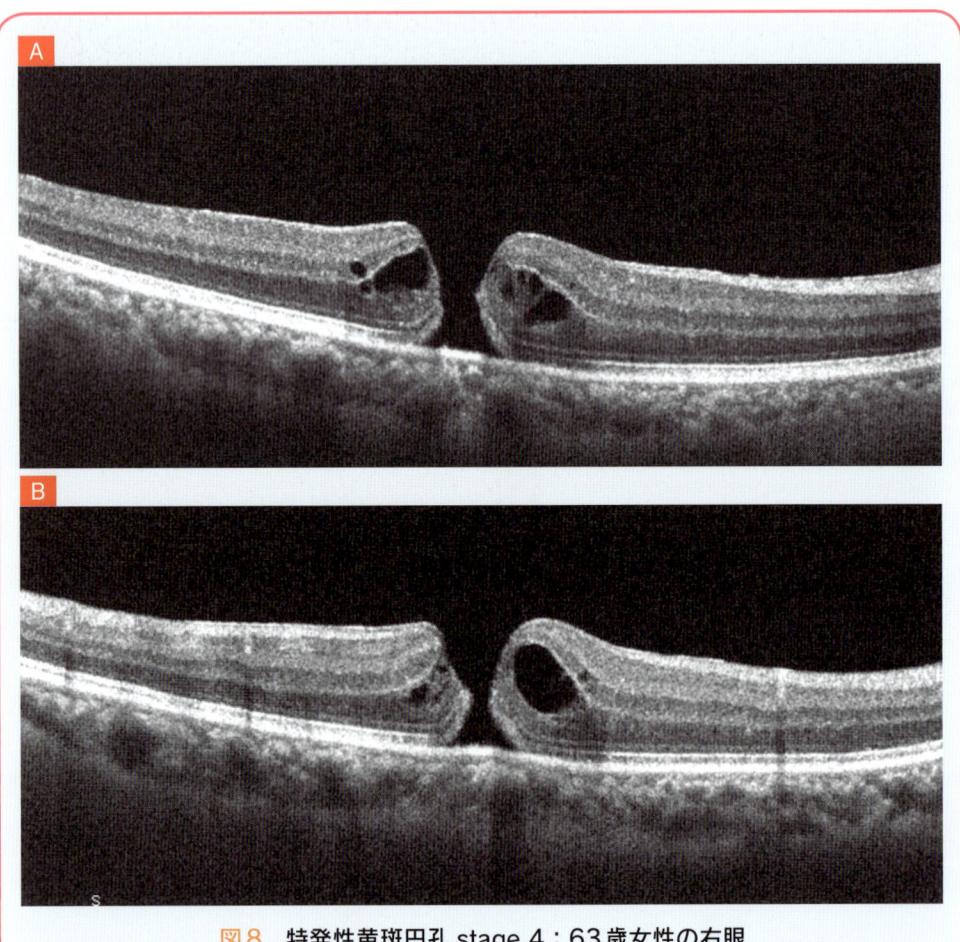

図8 特発性黄斑円孔 stage 4；63歳女性の右眼
A. 水平方向の OCT（6mm）：後部硝子体剥離が完成しているため，円孔の蓋はみえない．
B. 垂直方向の OCT（6mm）：水平断と同様の所見．

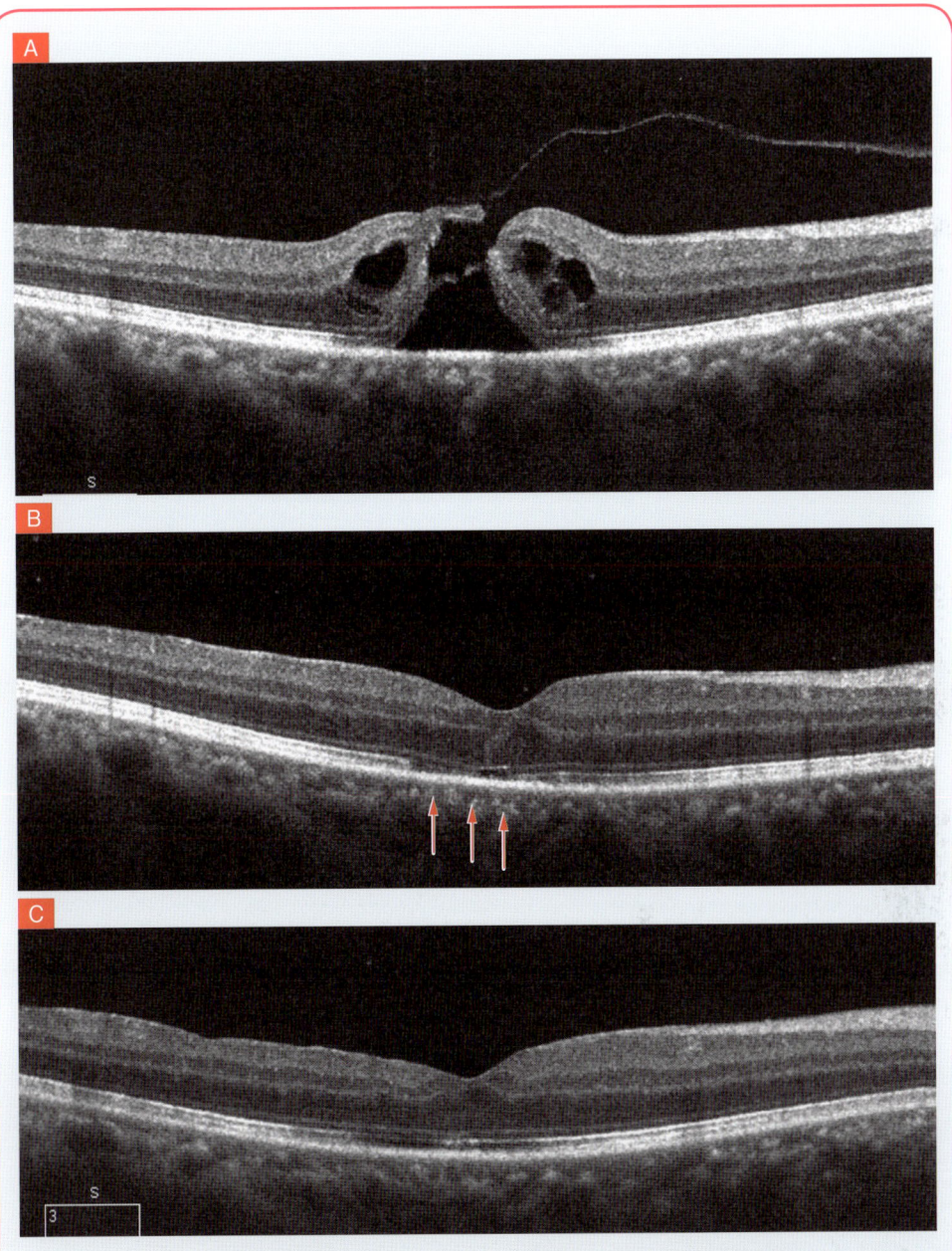

図9 特発性黄斑円孔 stage 2 の術後経過；67 歳男性の右眼
A. 術前の水平方向の OCT（6 mm）：中心窩に円孔があり，円孔周囲に囊胞様変化がある．
B. 術後 3 週後の水平方向の OCT（6 mm）：円孔は閉鎖しているが，中心窩の IS/OS は欠損している（赤矢印）．
C. 術後 2 カ月後の水平方向の OCT（6 mm）：IS/OS は連続して追うことができるが，錐体外節端を示す高反射（COST ライン）は不鮮明である．

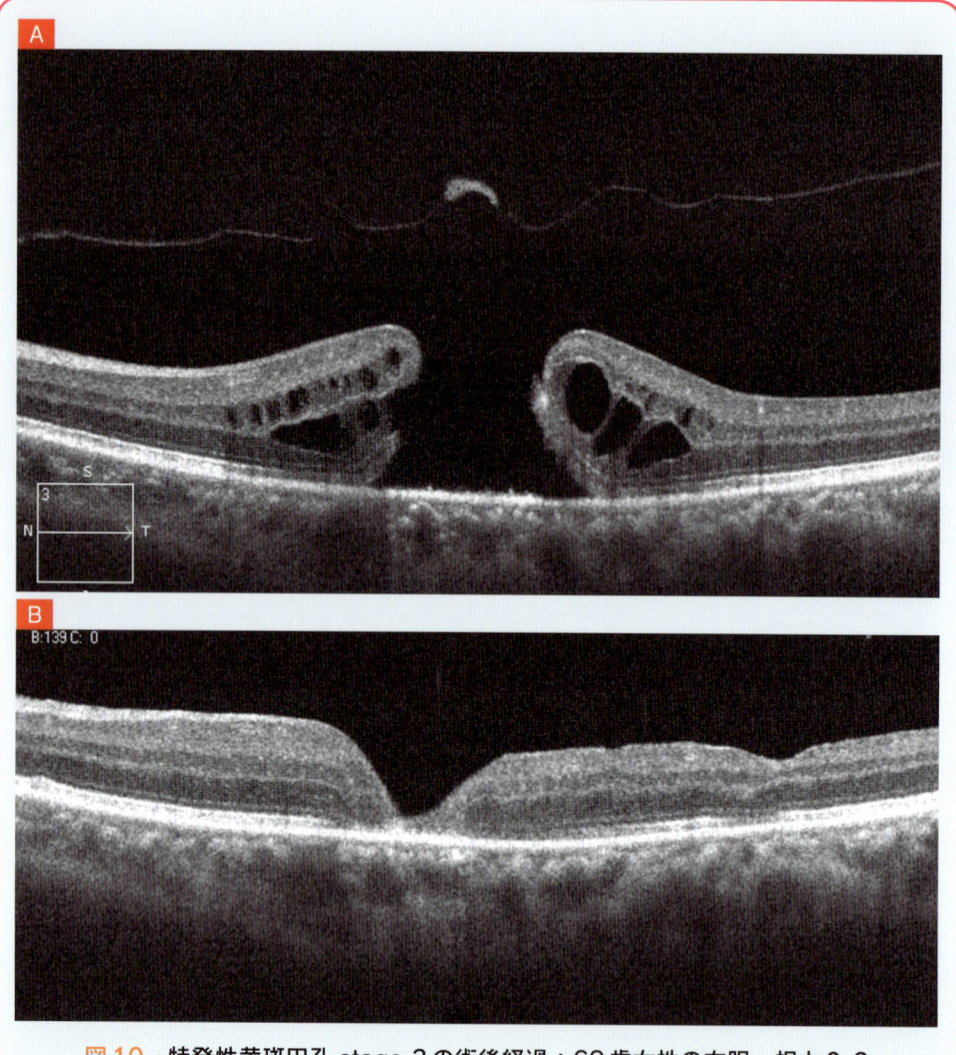

図10 特発性黄斑円孔 stage 3の術後経過；69歳女性の左眼　視力0.2
A. 術前の水平方向のOCT（6 mm）：中心窩に円孔があり，円孔周囲に囊胞様変化がある．
B. 術後1カ月後の水平方向のOCT（6 mm）：中心窩ではIS/OSが消失しているだけではなく網膜の層構造もなくなっている．視力は0.2のままであった．

² 特発性黄斑前膜

A 疾患概念

特発性黄斑前膜は，硝子体ポケットの後壁である後部硝子体皮質を骨格として，それにグリア細胞や網膜色素上皮細胞などの増殖が加わって修飾されたものと考えられている．前膜の収縮によって網膜が肥厚し，中心窩の陥凹が消失する．

B 臨床像

中高年以上の女性に多い傾向がある．視力低下や変視がある場合には硝子体手術によって前膜を剥離除去する．

C 検査所見

(1) 眼底所見
- 黄斑の表面にセロファン膜状の反射があり，網膜にしわができる．黄斑前膜に網膜血管が牽引されて，血管が蛇行することもある．

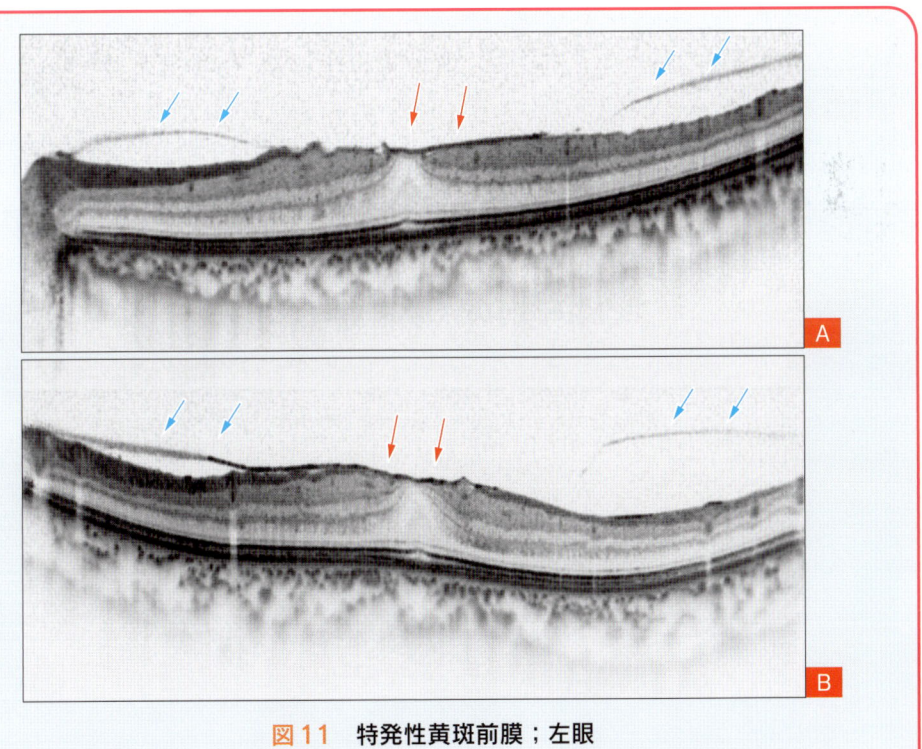

図11　特発性黄斑前膜；左眼
A. 水平方向のOCT：黄斑前膜（赤矢印）の収縮によって中心窩の網膜は膨化している．黄斑周囲の硝子体皮質は部分的に剥離している（青矢印）．
B. 垂直方向のOCT：水平方向のOCTとほぼ同様．

D OCTのポイント

（1）網膜内表面に前膜の反射
- SD-OCTでは前膜が薄くても描出される（図11，12，14）．
- 前膜の収縮によって網膜表面に凹凸が生じることがある（図12）．

（2）網膜膨化による中心窩の陥凹消失
- 網膜膨化は主に内顆粒層でみられる．
- 中心窩では三角形の低反射がある．

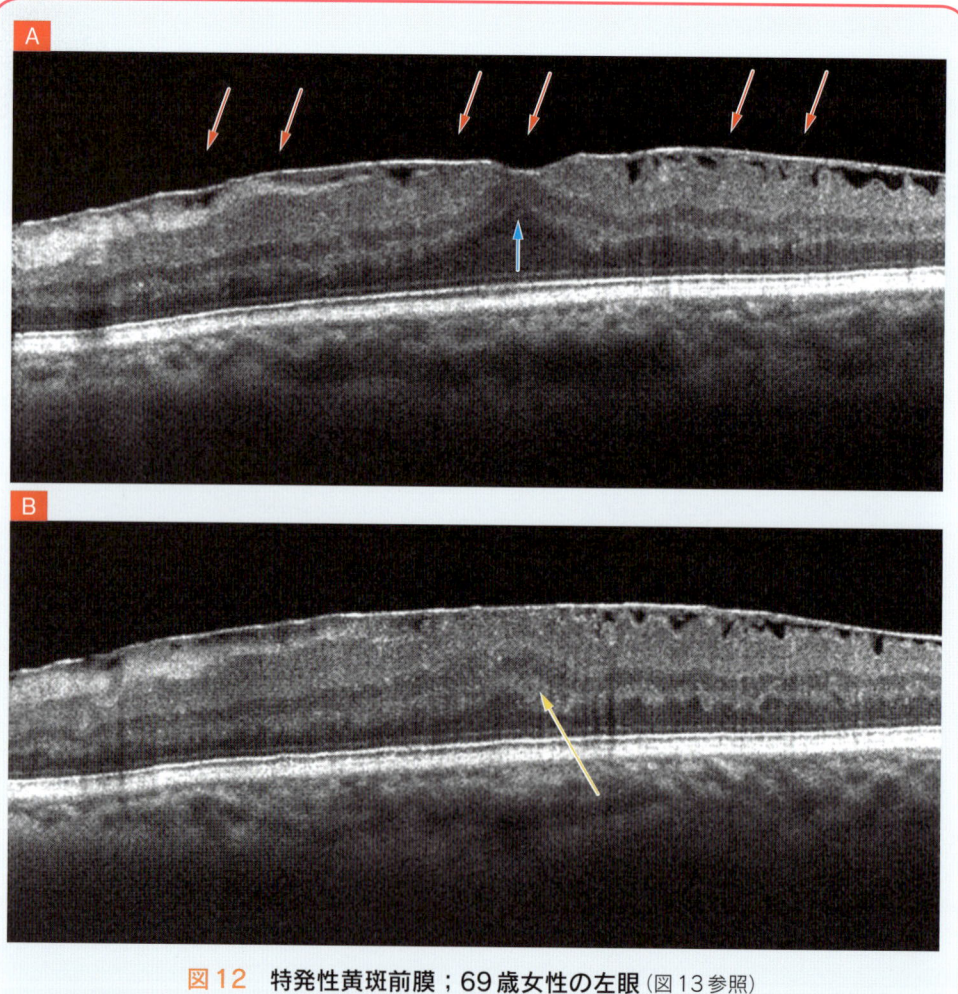

図12　特発性黄斑前膜；69歳女性の左眼（図13参照）
A. 水平方向のOCT：肥厚した前膜が網膜表面にある．内顆粒層の低反射層は中心窩でつながっているようにみえるが（青矢印），これは前膜の求心的な収縮によるものと考えられる．
B. 水平方向のOCT：内顆粒層の低反射層は中心窩で連続しており（黄矢印），さらにそれよりも内層に網膜組織があるので中心窩からすこしずれた位置でスキャンしたOCT画像であることがわかる．

(3) 網膜厚マップで網膜膨化の範囲がわかる（図13）

- 治療効果の評価に便利である．
- 前膜の範囲がわかりやすい．

(4) 外境界膜やIS/OSは保たれることが多い

- 正常眼にみられるようなIS/OSのわずかな隆起がなくなることがある（図14）．
- 中心窩に円形の高反射がIS/OSとCOSTの間にみられることがある（cotton ball sign）[3]（図15）．
- 網膜膨化が強いと測定光の減衰によってIS/OSが消失しているようにみえる．
- 稀にIS/OSが消失する．

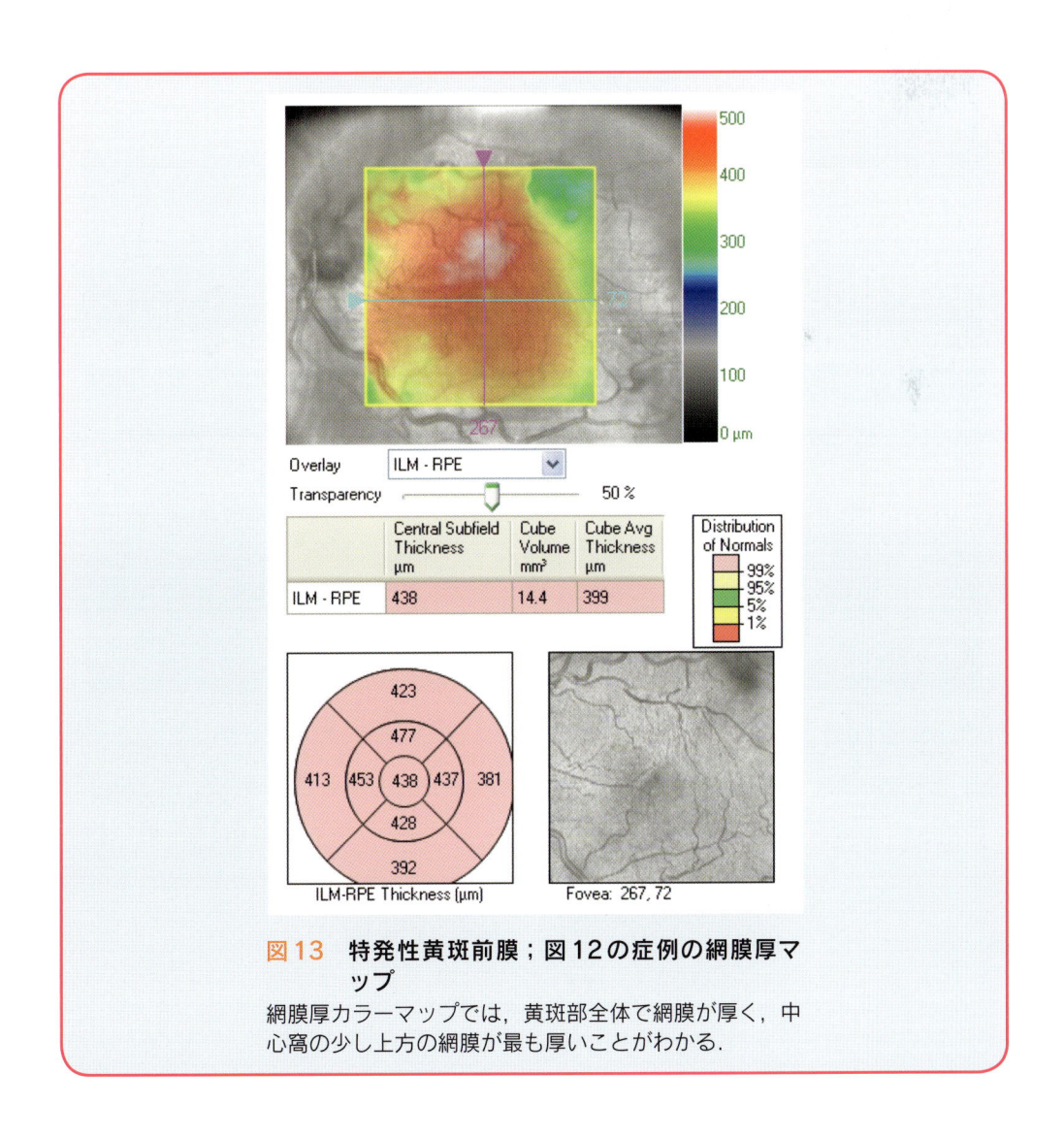

図13 特発性黄斑前膜；図12の症例の網膜厚マップ
網膜厚カラーマップでは，黄斑部全体で網膜が厚く，中心窩の少し上方の網膜が最も厚いことがわかる．

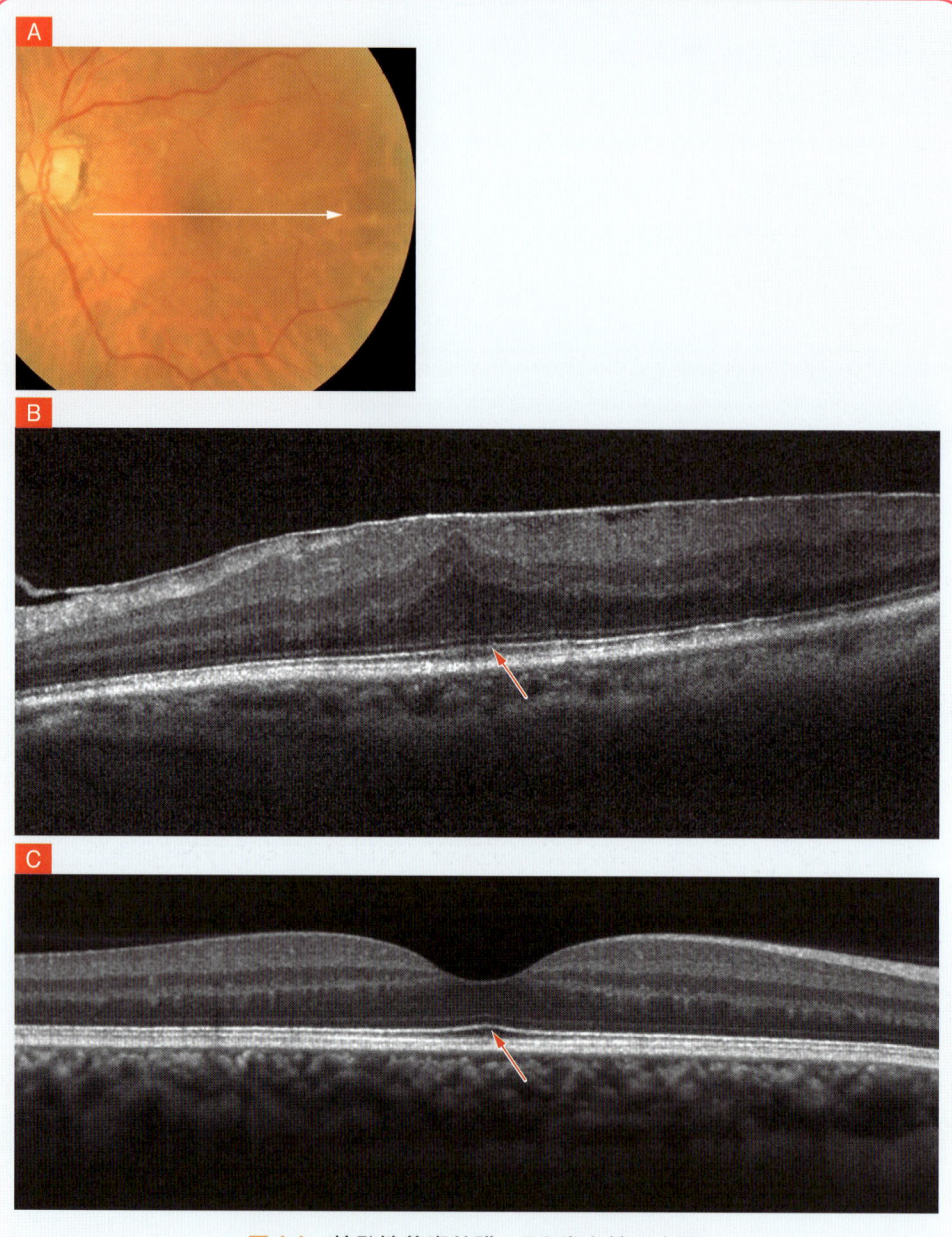

図14 特発性黄斑前膜；76歳女性の左眼

A. カラー眼底写真：黄斑前膜がある．
B. 水平方向の OCT（6mm）：黄斑前膜によって中心窩の陥凹は消失している．IS/OS は中心窩でやや不鮮明で，正常眼にみられるような IS/OS の隆起がない（赤矢印）．
C. 正常眼の水平方向の OCT（6mm）：中心窩は IS/OS が軽度隆起している（赤矢印）．

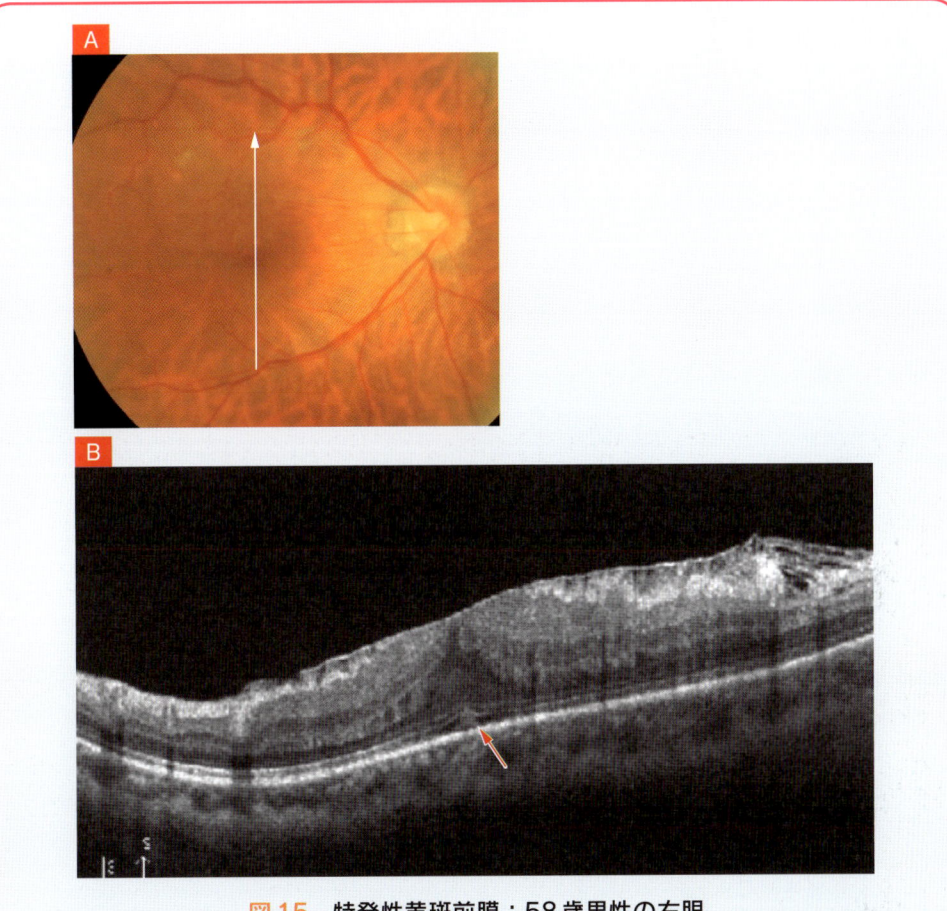

図15　特発性黄斑前膜；58歳男性の右眼
A. カラー眼底写真：黄斑前膜がある.
B. 垂直方向のOCT（6mm）：黄斑前膜によって中心窩の陥凹は消失している. 中心窩のIS/OSとCOSTの間に円形の高反射がみられる（cotton ball sign）.

3 黄斑偽円孔

A 疾患概念

黄斑偽円孔は黄斑前膜の一種である．中心窩周囲の前膜の収縮によって中心窩が急峻な陥凹となる．

B 臨床像

特発性黄斑円孔と誤診されることがあるが，本当の黄斑円孔に比べて偽円孔では視力が良いことや変視が軽いことが特徴である．変視が強い場合には黄斑前膜と同様に硝子体手術を行う．

C 検査所見

(1) 眼底所見
- 円孔周囲に前膜による反射がみられる．

D OCTのポイント

(1) 円孔周囲に前膜の反射
(2) 中心窩の陥凹は円筒状
- OCTのスキャンの方向や部位の違いによって円孔断面の形が異なる(図16)．
- 円孔の縁がひさし状にせりだしていることがある(図18)．

(3) 円孔周囲の囊胞様変化
- 囊胞様変化は主に外網状層にある(図17, 18)．
- 網膜外層の外境界膜やIS/OSは保たれる．

(4) 中心窩の厚さが増大
- 硝子体手術によって前膜を除去すると，偽円孔は消失するが中心窩の厚さは術前よりも増えることがある(図19)．
- 黄斑が正常形態に戻るには時間がかかることが多い．

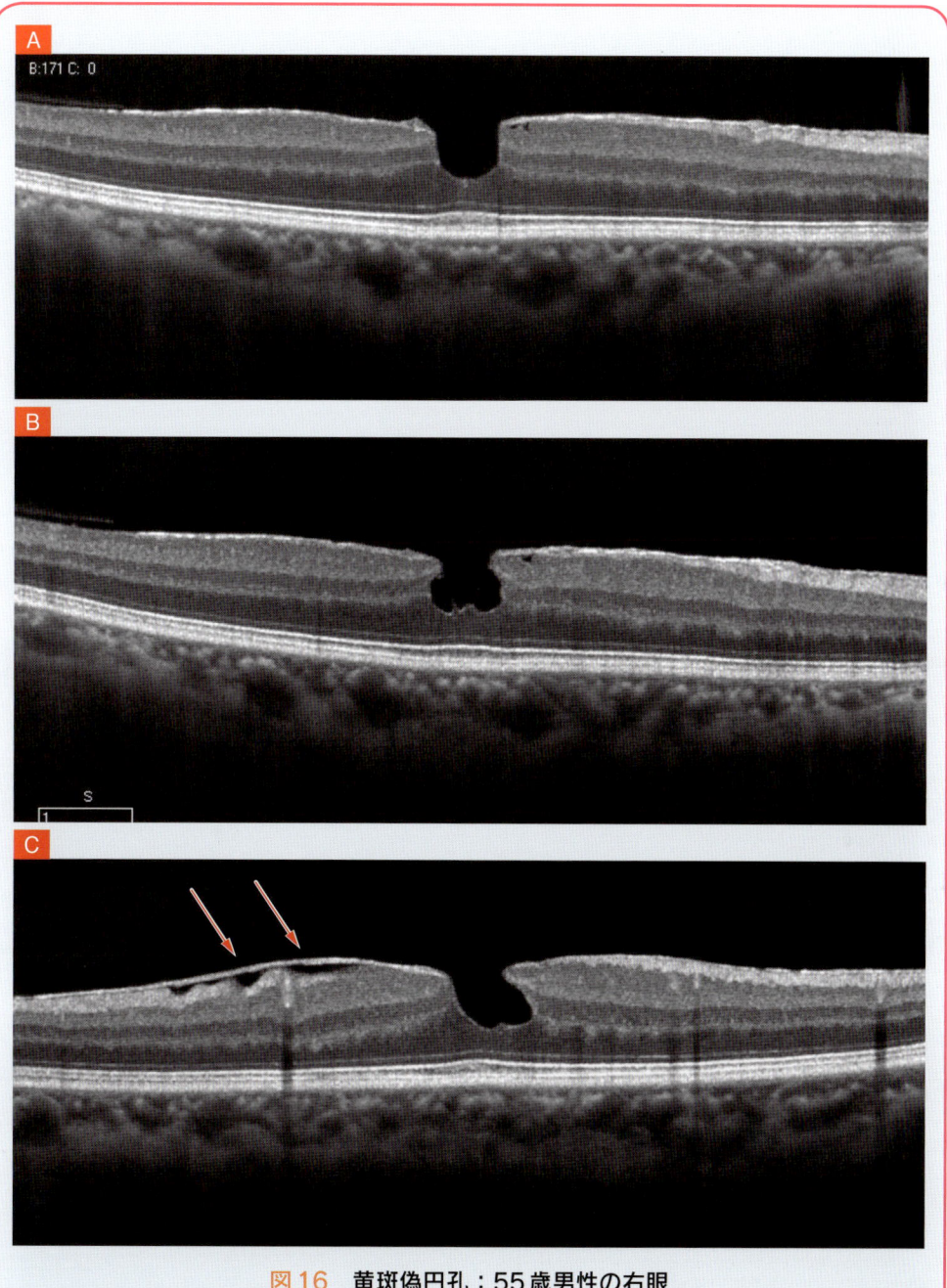

図16　黄斑偽円孔；55歳男性の右眼
A. 水平方向のOCT（6mm）：中心窩が円筒状に陥凹している．円孔底にはIS/OSも正常な状態で存在している．円孔周囲には薄く硝子体皮質がみえる．
B. 水平方向のOCT（6mm）：少しスキャンラインをずらすと円孔の形が変化する．円孔の縁がひさし状にせり出ている．
C. 垂直方向のOCT（6mm）：一部剥離した肥厚している硝子体皮質が中心窩から下方に写っている（赤矢印）．

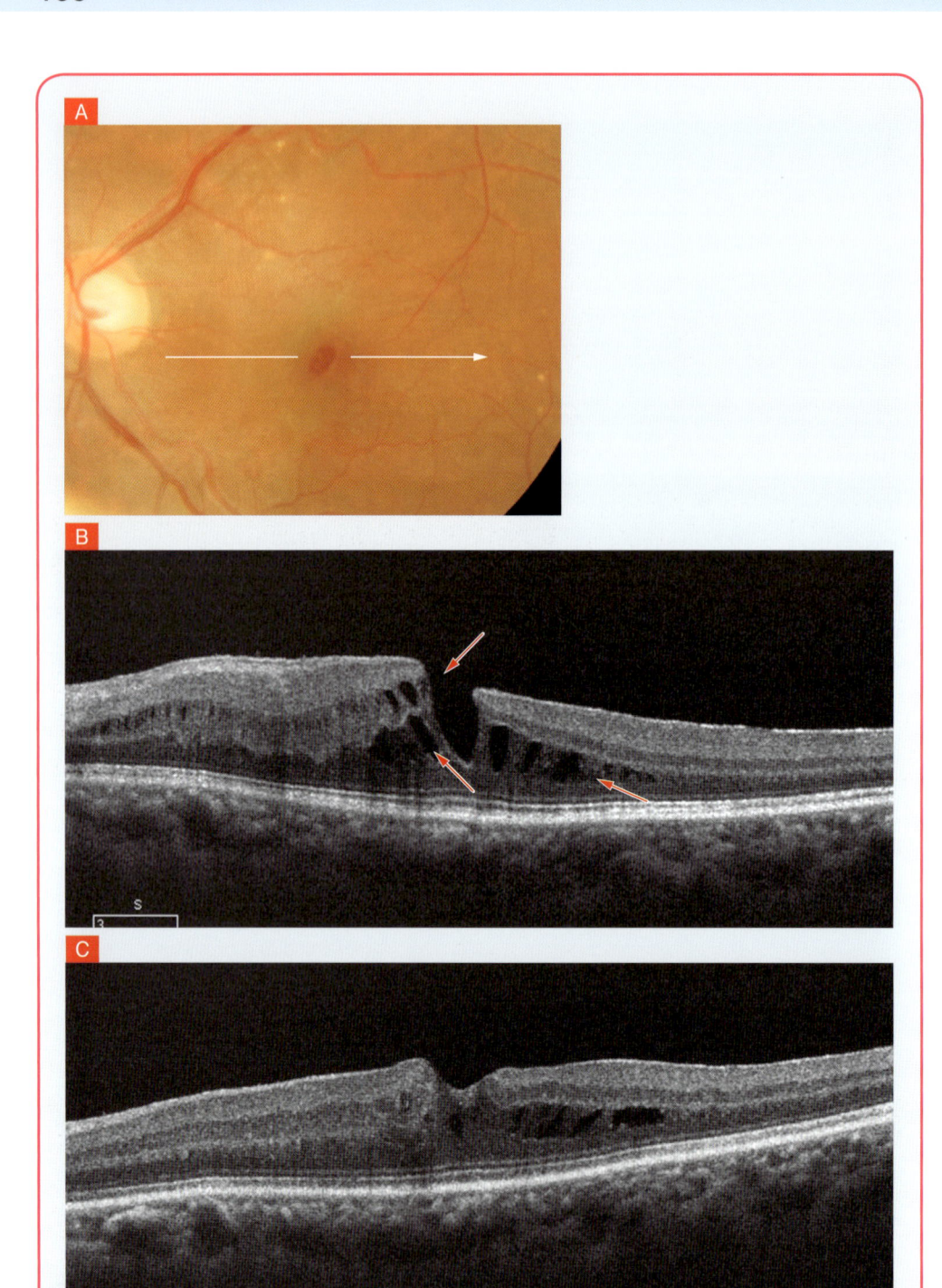

図17 黄斑偽円孔；75歳女性の左眼　術前視力0.7，術後1.5カ月視力1.5
A. カラー眼底写真：中心窩に偽円孔がある．
B. 水平方向のOCT（6mm）：偽円孔の周囲には外網状層と内顆粒層に囊胞様変化がある（赤矢印）．
C. 水平方向のOCT（6mm）：術後1.5カ月．中心窩耳側の囊胞様変化は少し残っている．中心窩は術前よりも厚い．

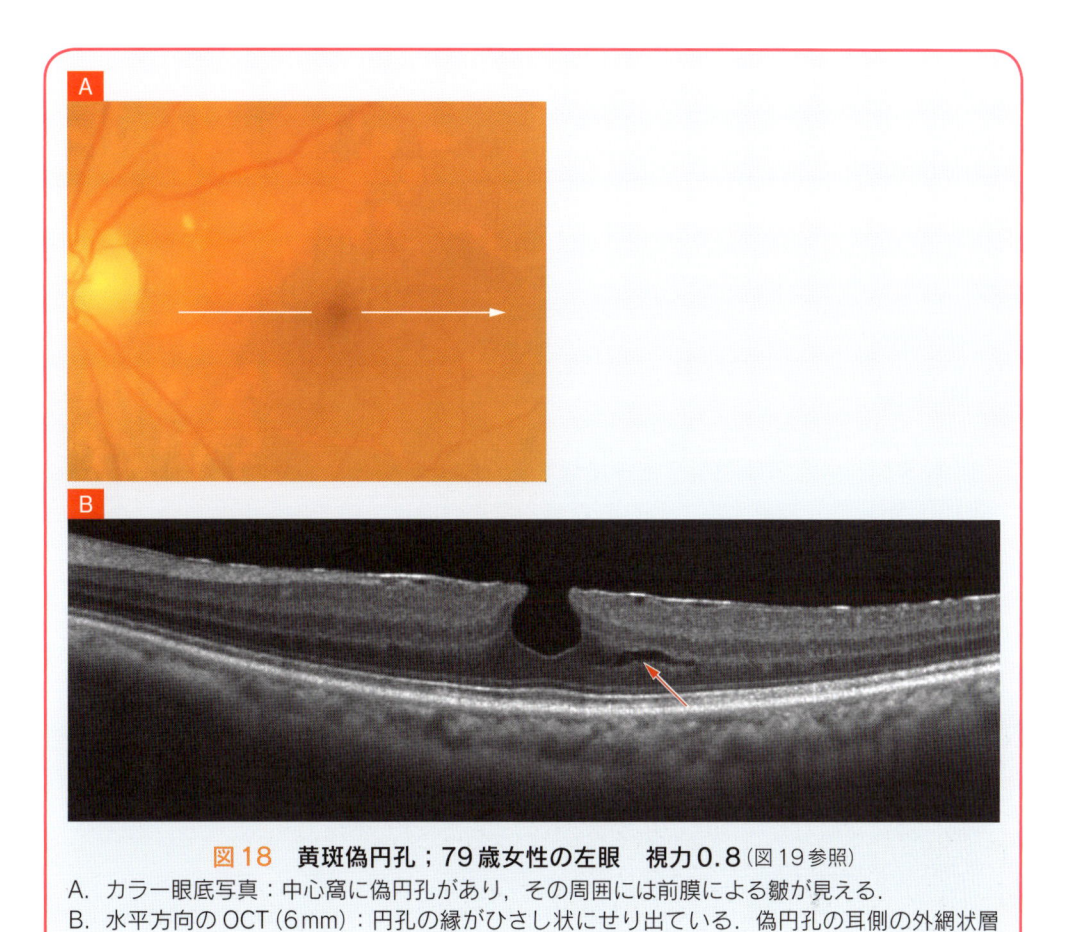

図18 黄斑偽円孔；79歳女性の左眼　視力0.8（図19参照）
A. カラー眼底写真：中心窩に偽円孔があり，その周囲には前膜による皺が見える．
B. 水平方向のOCT（6mm）：円孔の縁がひさし状にせり出ている．偽円孔の耳側の外網状層にはスリット状の間隙がある（赤矢印）．

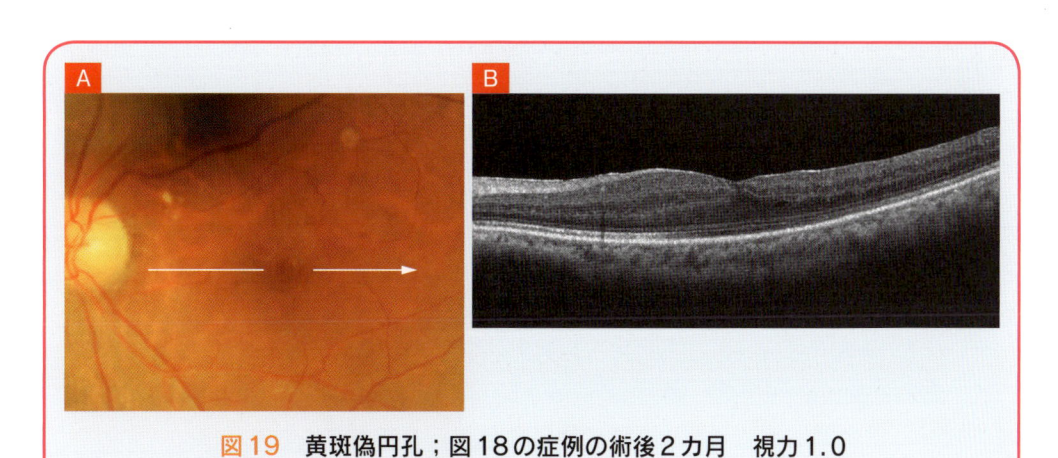

図19 黄斑偽円孔；図18の症例の術後2カ月　視力1.0
A. カラー眼底写真：偽円孔と前膜は消失している．
B. 水平方向のOCT（6mm）：偽円孔はないが中心窩は術前よりも厚くなっている．

4 硝子体黄斑牽引症候群

A 疾患概念

　硝子体黄斑牽引症候群は，不完全PVDによって，硝子体ポケットの後壁である後部硝子体皮質の前後方向の牽引によって生じる．後部硝子体皮質は中心窩と視神経乳頭に付着していることが多い．

B 臨床像

　硝子体牽引による黄斑剥離や黄斑浮腫が視力低下や変視の原因となる．自然経過で完全PVDが起こり治癒することもあるが，多くの場合，硝子体手術が必要になる．

C 検査所見

(1) 眼底所見
- 不完全PVD，囊胞様黄斑浮腫，牽引性網膜剥離などがみられる．

D OCTのポイント

- 部分的に剥離した後部硝子体皮質（ポケット後壁）がある（図20，22，23）．
- 中心窩と視神経乳頭に硝子体皮質が付着していることが多い．
- 中心窩牽引による囊胞様黄斑浮腫（図20，22，23）と黄斑剥離（図20，22）を生じる．
- 硝子体牽引の解除によって黄斑浮腫や黄斑剥離は改善するが，IS/OSが消失することもある（図21）．

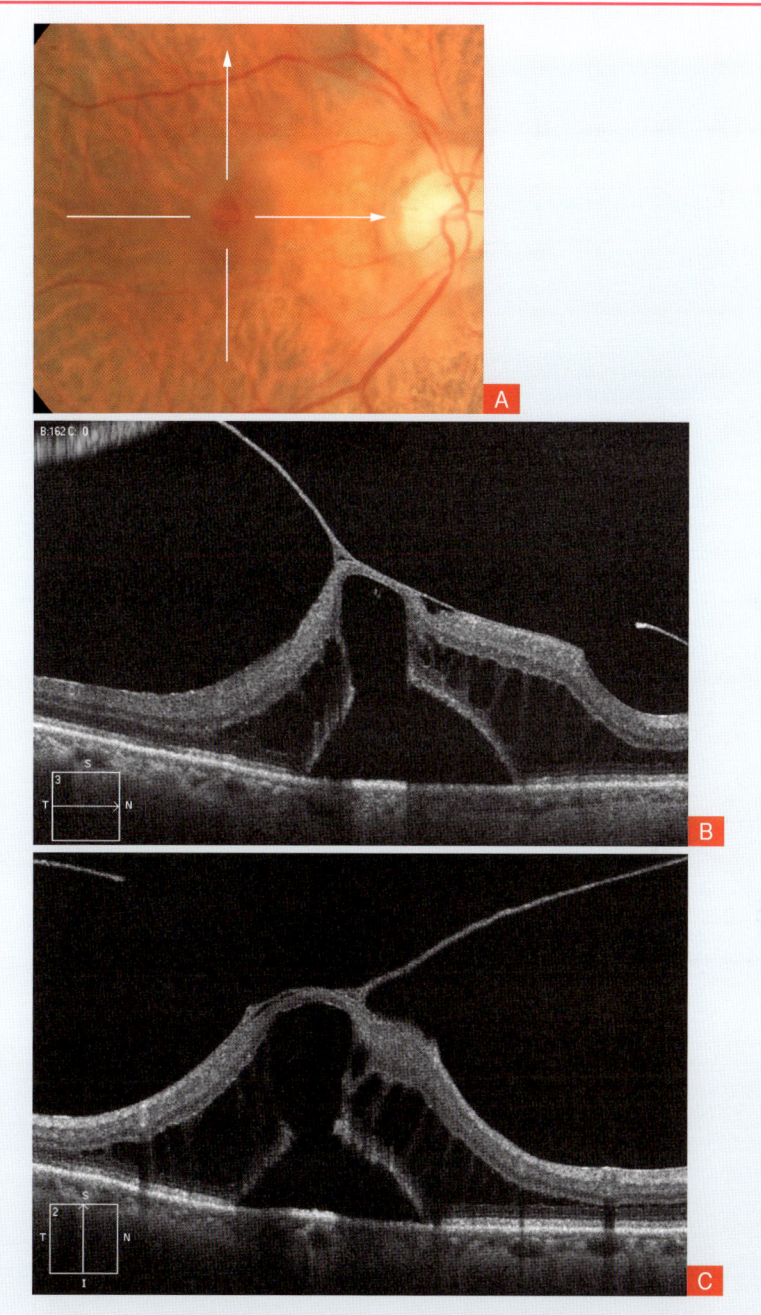

図20 硝子体黄斑牽引症候群；84歳男性の右眼（図21参照）
A. カラー眼底写真：黄斑剥離と中心窩に円孔があるようにみえる．
B. 水平方向のOCT（6mm）：中心窩が，部分的に剥離した硝子体皮質によって牽引され，中心窩にある嚢胞様変化は外層円孔によって黄斑剥離と交通している．中心窩周囲には網膜分離様の変化がある．
C. 垂直方向のOCT（6mm）：水平方向のOCTとほぼ同じ所見である．

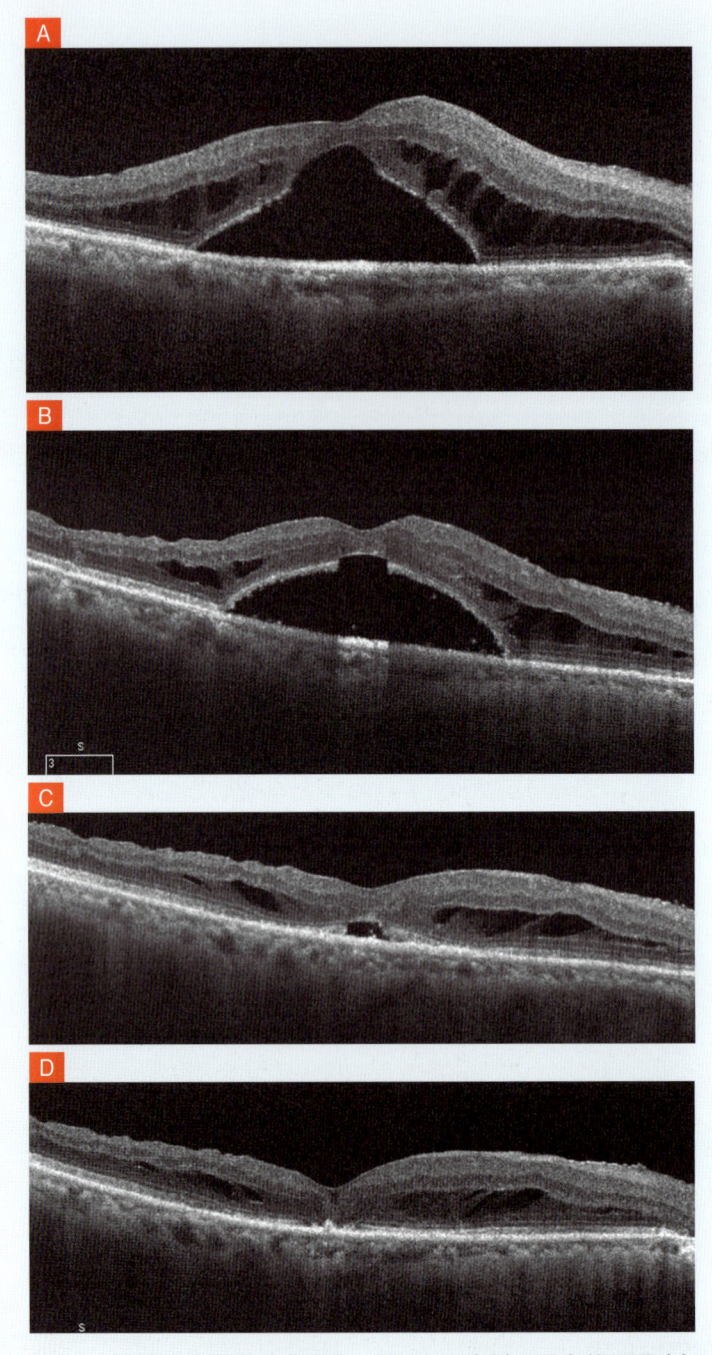

図21 硝子体黄斑牽引症候群；図20の症例の手術後経過（水平方向のOCT）
A. 術後1カ月：中心窩牽引はなくなっているが，黄斑剥離と網膜分離は残っている．中心窩のIS/OSは消失している．
B. 術後4カ月：黄斑剥離と網膜分離はともに少し減少している．
C. 術後10カ月：黄斑剥離と網膜分離はさらに減少している．
D. 術後1年：黄斑剥離は消失し，網膜分離もさらに減少している．中心窩のIS/OSは消失している．

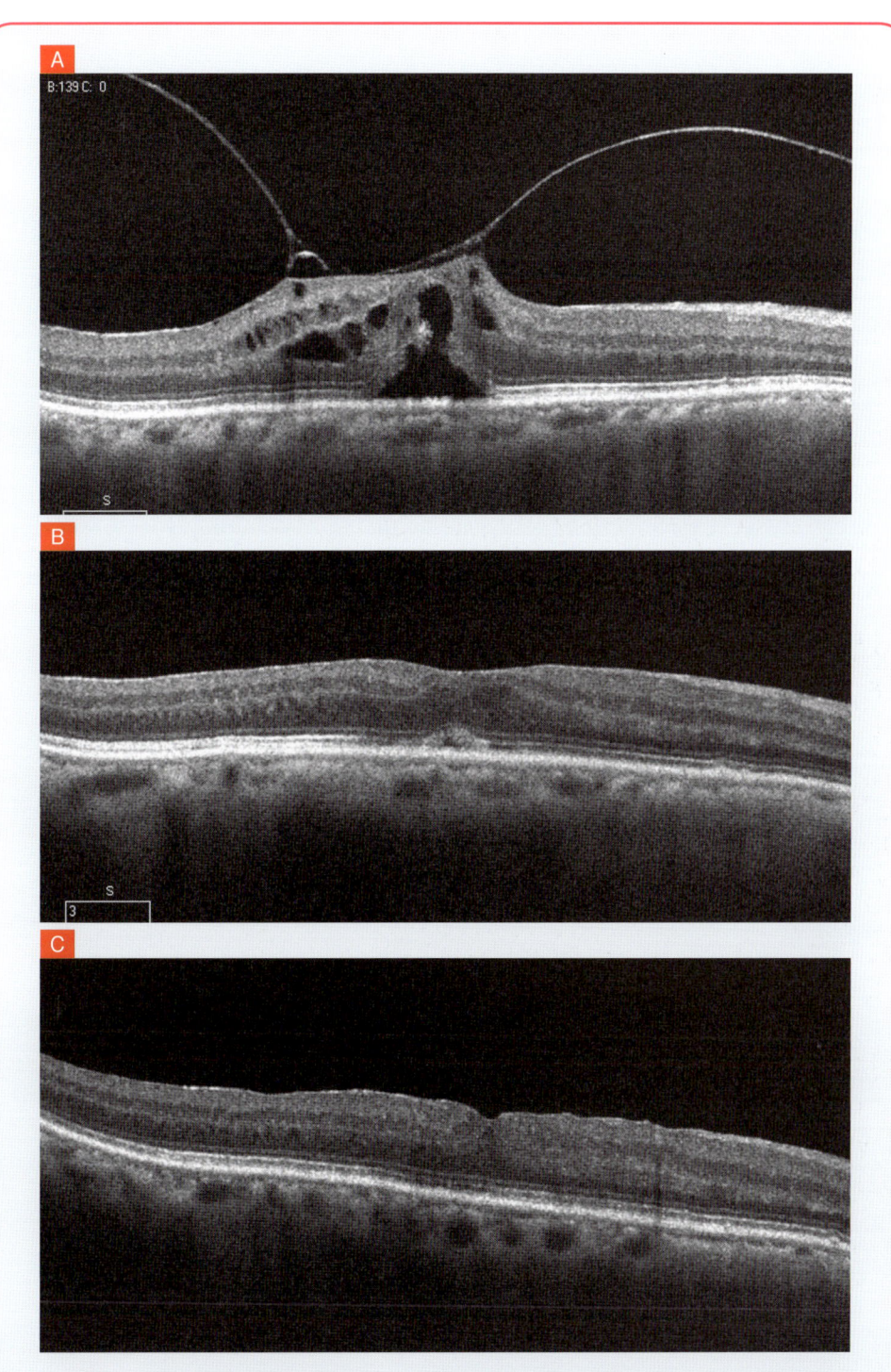

図22 硝子体黄斑牽引症候群；74歳女性の右眼（水平方向6mmのOCT）
A. 術前：中心窩が部分的に剥離した硝子体皮質によって牽引され，中心窩には網膜剥離，囊胞様変化がある．外層円孔もあるがIS/OSの欠損は少ない．
B. 術後4週後：囊胞様変化は消失している．中心窩下にわずかに網膜剥離が残っている．
C. 術後6週後：中心窩の陥凹はまだないが，網膜剥離も消失し，IS/OSも復活している．

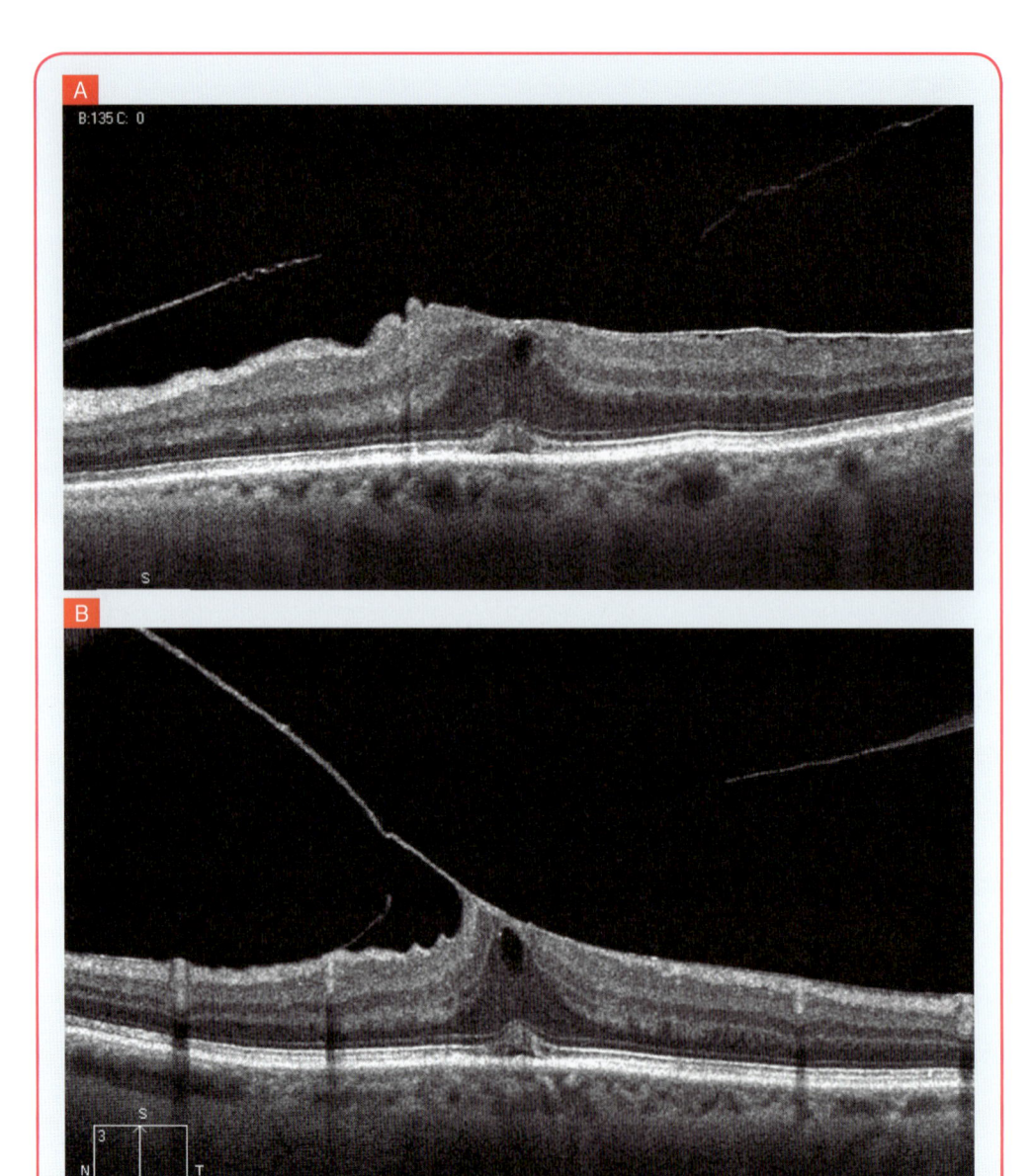

図23 硝子体黄斑牽引症候群；80歳男性の左眼
A. 水平方向の OCT（6 mm）：中心窩に囊胞様変化と網膜膨化があり，わずかに網膜剥離がある．この OCT 画像では硝子体牽引は写っていない．
B. 垂直方向の OCT（6 mm）：中心窩の硝子体牽引によって，囊胞様変化・黄斑剥離が起こっていることがわかる．

5 macular microhole

A 疾患概念

2005年にZambarakjiらによりTD-OCTを用いて報告された疾患で，中心窩の視細胞外節が部分的に欠損する[4]．原因は不明であるが，その後の報告では，硝子体牽引が解除された黄斑円孔（stage 1 A），外傷，光障害などの可能性も考えられている[5]．

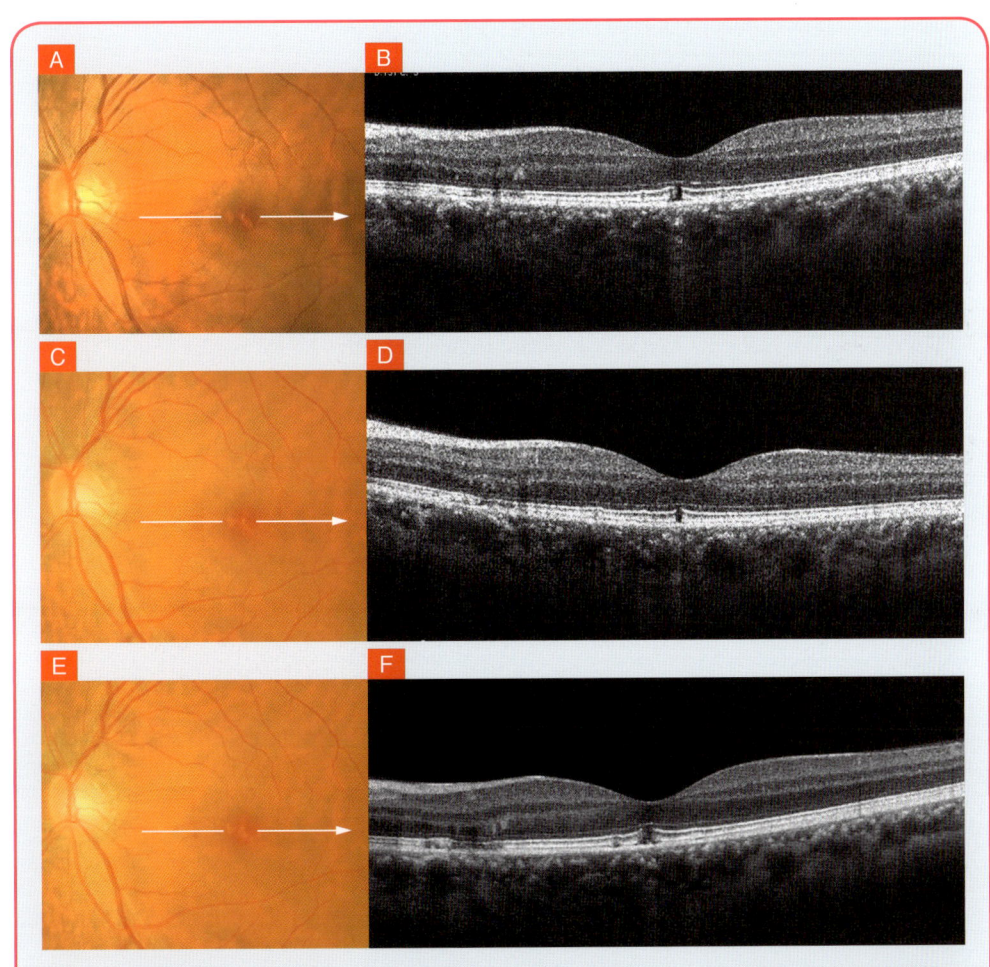

図24 macular microhole；42歳男性の左眼　視力1.0　中心の文字の判読困難で受診
A．カラー眼底写真：軽度の黄斑変性があるが，著変はない．
B．水平方向のOCT（6mm）：中心窩のIS/OSと視細胞外節が欠損している．外境界膜は保たれている．
C．カラー眼底写真（2年後）
D．水平方向のOCT（2年後）
E．カラー眼底写真（3年後）：初診時とほとんど変わりない．
F．水平方向のOCT（3年後）：初診時とほとんど変わりない．

B 臨床像

視力は1.0前後であるが，患者は，見ようとする文字一つ分が見えないと訴える．

C 検査所見

- 眼底所見・蛍光造影所見は共に正常である．

D OCTのポイント

- 中心窩の視細胞外節が部分的に欠損する（図24）．
- 外境界膜や網膜色素上皮は連続しており欠損がない．

文献

1) Gass JD：Reappraisal of biomicroscopic classification of stages of development of a macular hole. Am J Ophthalmol 119：752-759, 1995
2) 岸　章治：特発性黄斑円孔．OCT眼底診断学（第2版）．エルゼビア・ジャパン，東京，2010 pp70-88
3) Tsunoda K, Watanabe K, Akiyama K et al：Highly reflective foveal region in optical coherence tomography in eyes with vitreomacular traction or epiretinal membrane. Ophthalmology 119：581-587, 2012
4) Zambarakji HJ, Schlottmann P, Tanner V et al：Macular microholes：pathogenesis and natural history. Br J Ophthalmol 89：189-193, 2005
5) Emerson GG, Spencer GR, Klein ML：Macular microholes. Retina 27：595-600, 2007

V 加齢黄斑変性

疾患別OCT所見の読み方

Access Point

- 滲出型加齢黄斑変性では，脈絡膜新生血管と網膜色素上皮（RPE）との位置関係が重要である．
- ポリープ状脈絡膜血管症では，RPEの急峻な立ち上がりとdouble layer signが特徴的である．
- 網膜内血管腫状増殖ではRPEの断裂に注目する．
- 治療効果の判定にOCTを活用する

　加齢黄斑変性は前駆病変〔軟性ドルーゼン，網膜色素上皮（retinal pigment epithelium；RPE）異常〕，滲出型加齢黄斑変性，萎縮型加齢黄斑変性に分類される．さらに滲出型加齢黄斑変性の特殊型としてポリープ状脈絡膜血管症と網膜血管腫状増殖がある．

1 滲出型加齢黄斑変性

A 疾患概念

　脈絡膜由来の新生血管の進展によって黄斑に出血や滲出が起こる．脈絡膜新生血管（choroidal neovascularization；CNV）は，フルオレセイン蛍光造影（fluorescein angiography；FA）によってclassic CNVとoccult CNVに分類され[1]，病理組織学的なCNVの部位の違いによって2型CNV（RPEの上）と1型CNV（RPEの下）に分類される[2]．2型CNVはFAでclassic CNV，1型CNVはFAでoccult CNVのパターンを示すことが多い．

B 臨床像

　60歳以上の高齢者に多く，黄斑が障害されるため急激な視力低下・変視症・中心暗点などを訴える．黄斑には漿液性網膜剥離・網膜色素上皮剥離（retinal pigment epithelial detachment；PED）・網膜下出血・網膜下結合織増殖などがみられる．

C 検査所見

（1）眼底検査
- 2型CNVは灰白色の隆起病巣として観察される．
- 1型CNVはRPEの下にあるため，RPEの隆起として観察される．PEDを伴う場合には，PEDの辺縁のくぼんだ部位（ノッチ）にCNVが存在することが多い．

（2）フルオレセイン蛍光造影（FA）
- classic CNVの特徴は，早期からCNVが鮮明に造影され，後期には旺盛な蛍光漏出が観察されることである．早期にCNVの網目状の血管像がみられることもある．
- occult CNVは早期に血管像がはっきりせず，中期から後期にかけて過蛍光が生じ，late leakage of undetermined source，fibrovascular PED，serous PEDと呼ばれる所見に分類される．

（3）インドシアニングリーン蛍光造影（IA）
- CNVの検出率はFAよりも高い．CNVを示す造影後期の過蛍光は1乳頭径以下の大きさであるhot spotと，それ以上の大きさのplaqueに分類される．

D OCTのポイント

2型（classic）CNVのOCT所見（図1〜5）

（1）RPEの上のCNVを示す高反射塊の描出
- スペクトラルドメインOCTではRPEの上のCNVとそれを覆うフィブリンが検出できる．

（2）RPEの高反射層がCNVの下に嵌入
- CNVの下ではRPEが断裂する．
- 非病巣部位からRPEを連続的に追うと嵌入所見がわかりやすい．

（3）病期によっては1型CNVとの区別が困難
- CNVがRPEに包まれると，CNVがRPEと一体化した高反射となり，PEDのようなドーム状隆起になる．

滲出型加齢黄斑変性　117

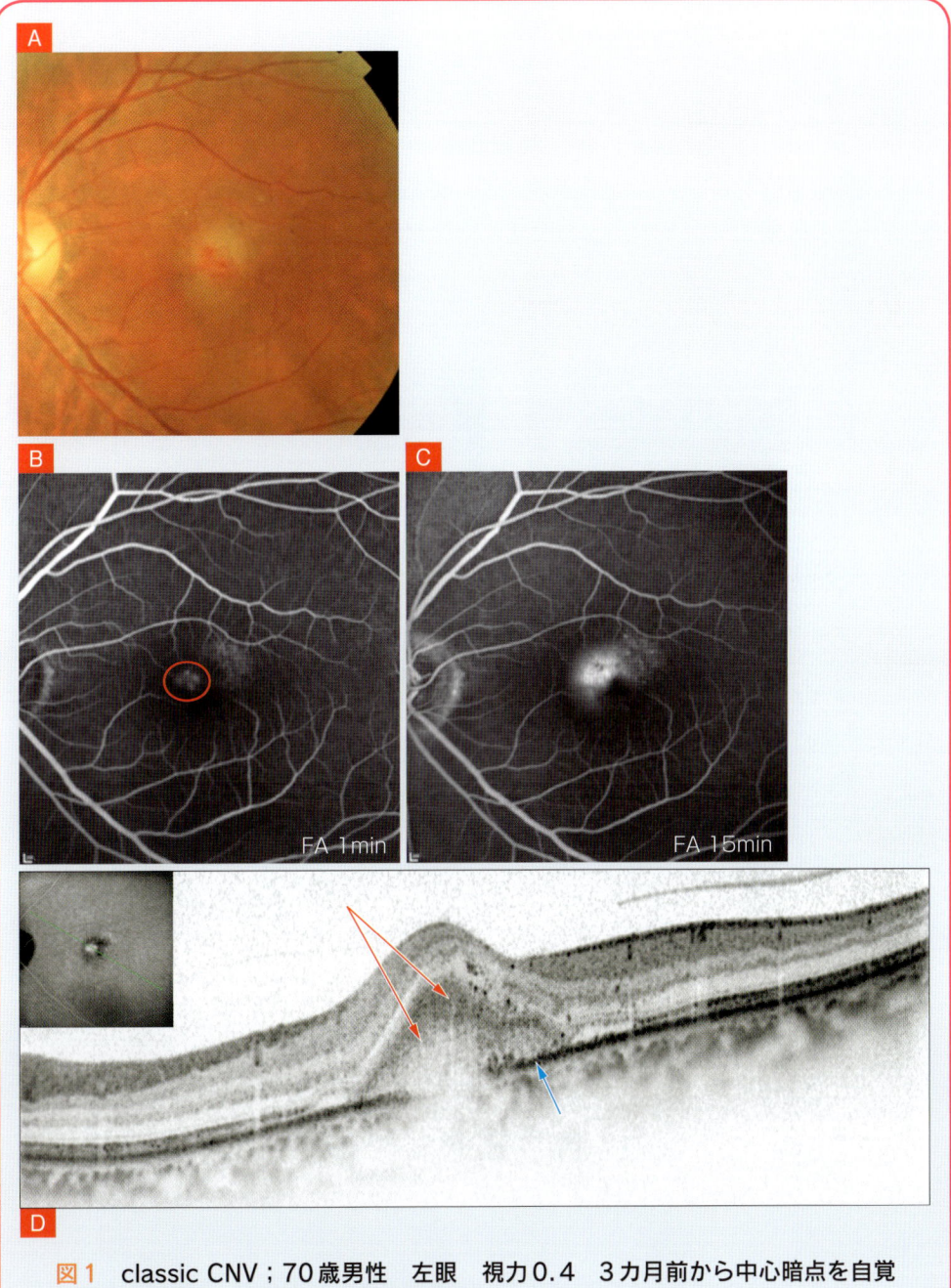

図1　classic CNV；70歳男性　左眼　視力0.4　3カ月前から中心暗点を自覚
A. カラー眼底写真：中心窩に灰白色病変がある．
B，C．FA：初期に classic CNV が造影されている（赤丸内）が灰白色病巣よりも小さい．CNV からの漏出によって過蛍光は後期には拡大している．
D. 斜め方向の OCT：灰白色病変が高反射塊として描出され（赤矢印），RPE の高反射層の嵌入所見がみられる（青矢印）．この高反射塊の一部はフィブリンであると考えられる．

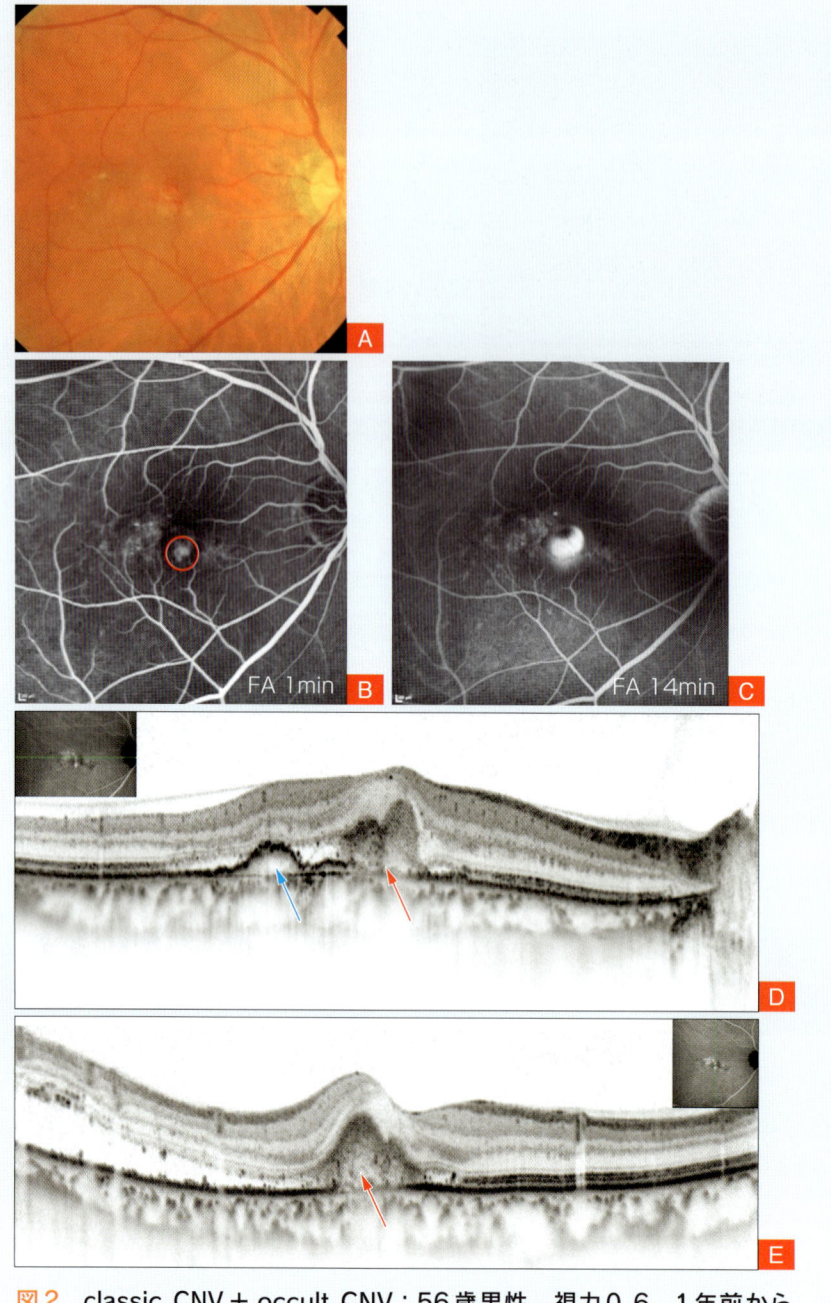

図2 classic CNV ＋ occult CNV；56歳男性　視力0.6　1年前から視力低下あり（図3参照）

A. カラー眼底写真：中心窩に灰白色病変があり，黄斑下方には網膜剥離がある．
B，C. FA：初期に classic CNV が造影されている（赤丸内）．さらにその耳側には occult CNV の所見がある．
D. 水平方向のOCT：網膜色素上皮下の1型CNV（青矢印）と2型CNV（赤矢印）が描出されている．
E. 垂直方向のOCT：中心窩に2型CNVがあり（赤矢印），中心窩の下方には網膜剥離がある．

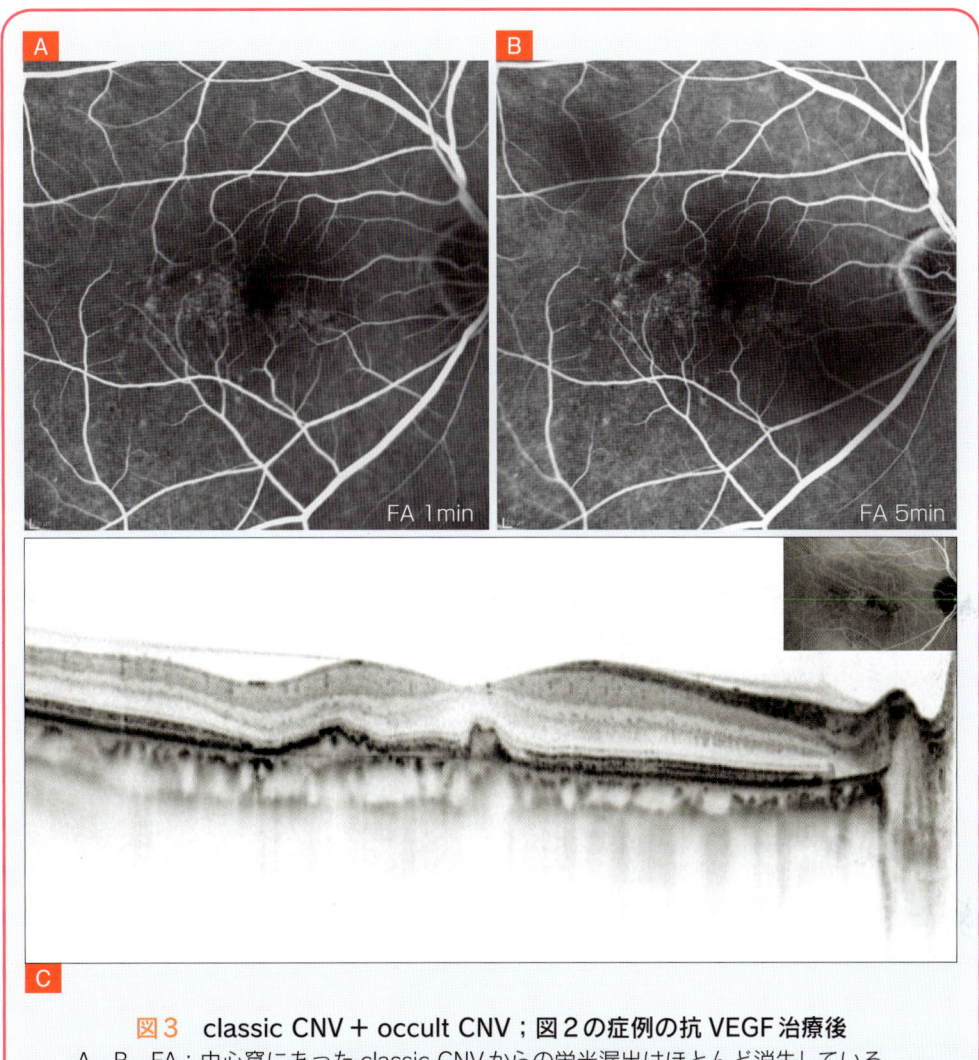

図3　classic CNV ＋ occult CNV；図2の症例の抗VEGF治療後
A，B．FA：中心窩にあった classic CNV からの蛍光漏出はほとんど消失している．
C．水平方向の OCT：1型 CNV，2型 CNV ともに縮小している．

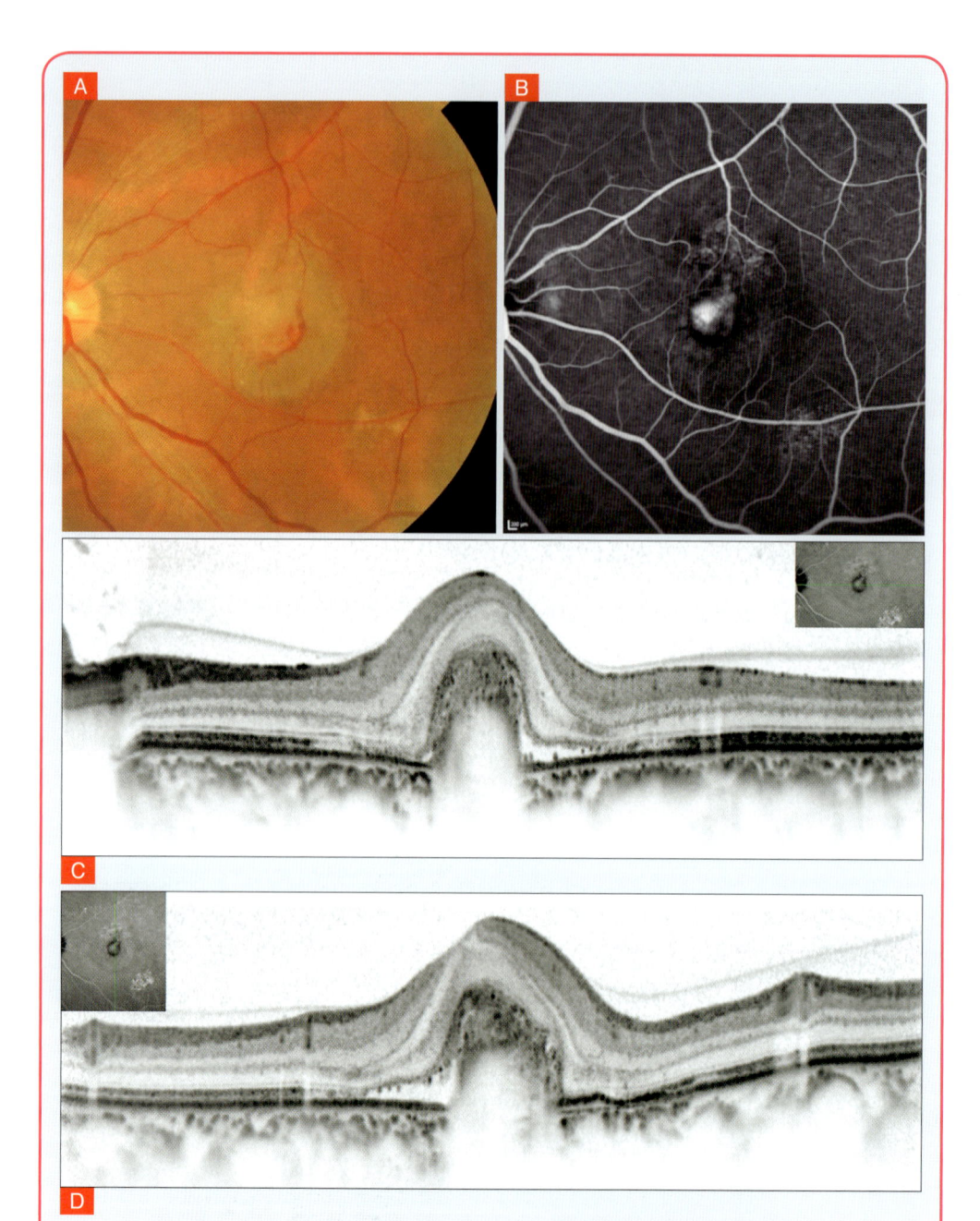

図4　classic CNV；61歳男性　視力0.5　6カ月前から視力低下あり（図5参照）
A. カラー眼底写真：中心窩に灰白色病変があり，その周囲に網膜下出血がある．
B. FA：中心窩にclassic CNVが造影されている．
C. 水平方向のOCT：中心窩には2型CNVが網膜色素上剥離のようなドーム状の隆起として描出されている．RPEの高反射層の嵌入所見ははっきりしない．
D. 垂直方向のOCT：水平方向のOCTと同様の所見．

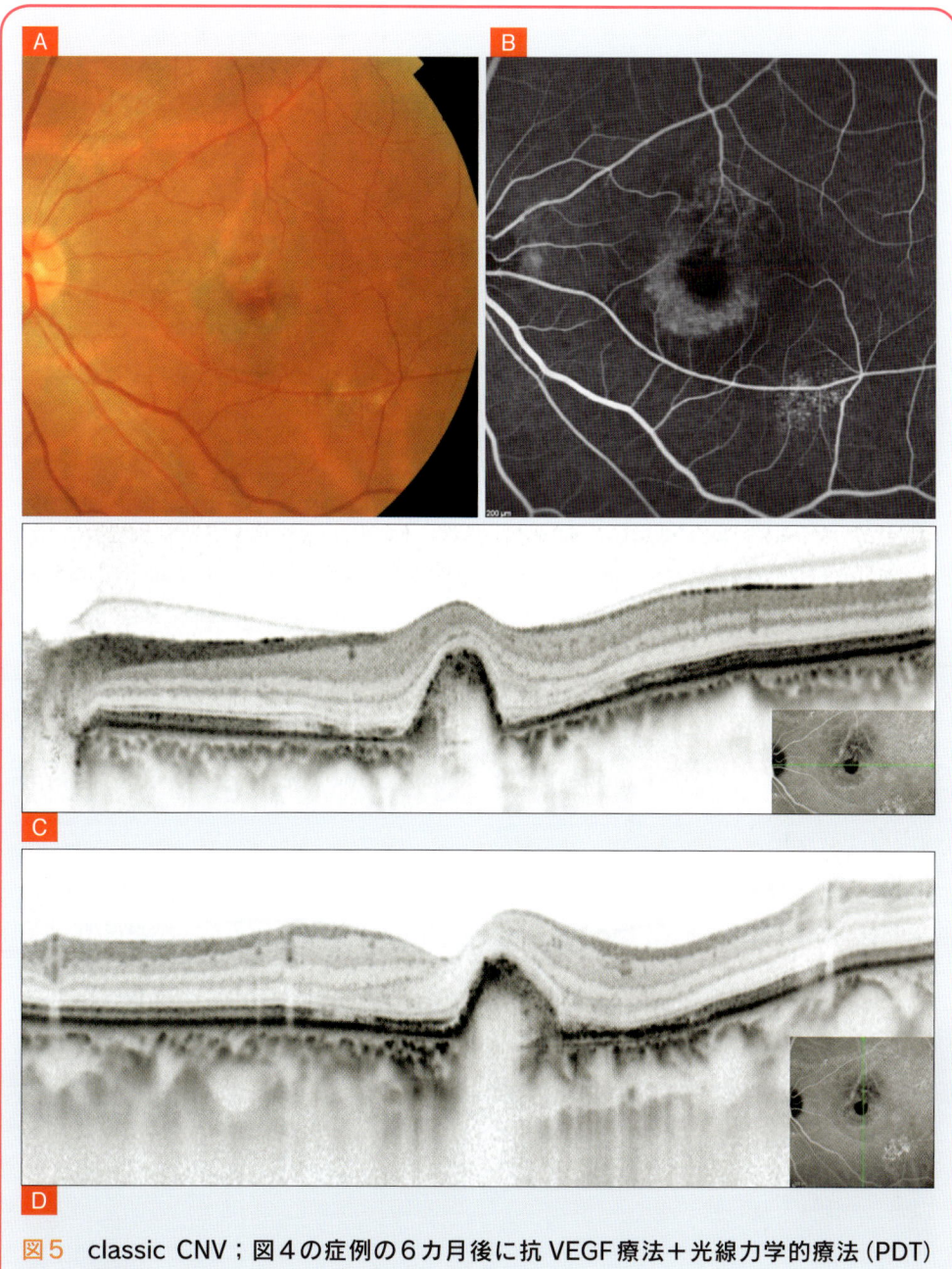

図5 classic CNV；図4の症例の6カ月後に抗VEGF療法＋光線力学的療法（PDT）実施
A. カラー眼底写真：中心窩の灰白色病変は瘢痕化．
B. FA：CNVからの蛍光漏出はない．
C. 水平方向のOCT：2型CNVはRPEに包まれることで，1型CNVと区別がつきにくくなっている．
D. 垂直方向のOCT：水平方向のOCTと同様の所見．

1型（occult）CNVのOCT所見

(1) RPE下のCNVは検出困難で，2次的変化を観察
(2) びまん性蛍光漏出（late leakage of undetermined source）はRPEの不規則な隆起（図6，7）

- RPE下にCNVを示す中等度の高反射とその深層にブルッフ膜が観察される．

(3) fibrovascular PEDはRPE下の厚い線維血管膜の反射（図8）

- RPEの高反射層が扁平に隆起し，線維血管膜はそれと一体化した中～高反射塊として描出される．

(4) serous PEDにおけるPED縁のnotchはCNVの存在を示唆（空間的notch sign）（図9）

- serous PEDではRPEを示す反射がドーム状に隆起してその内部は低反射になる．

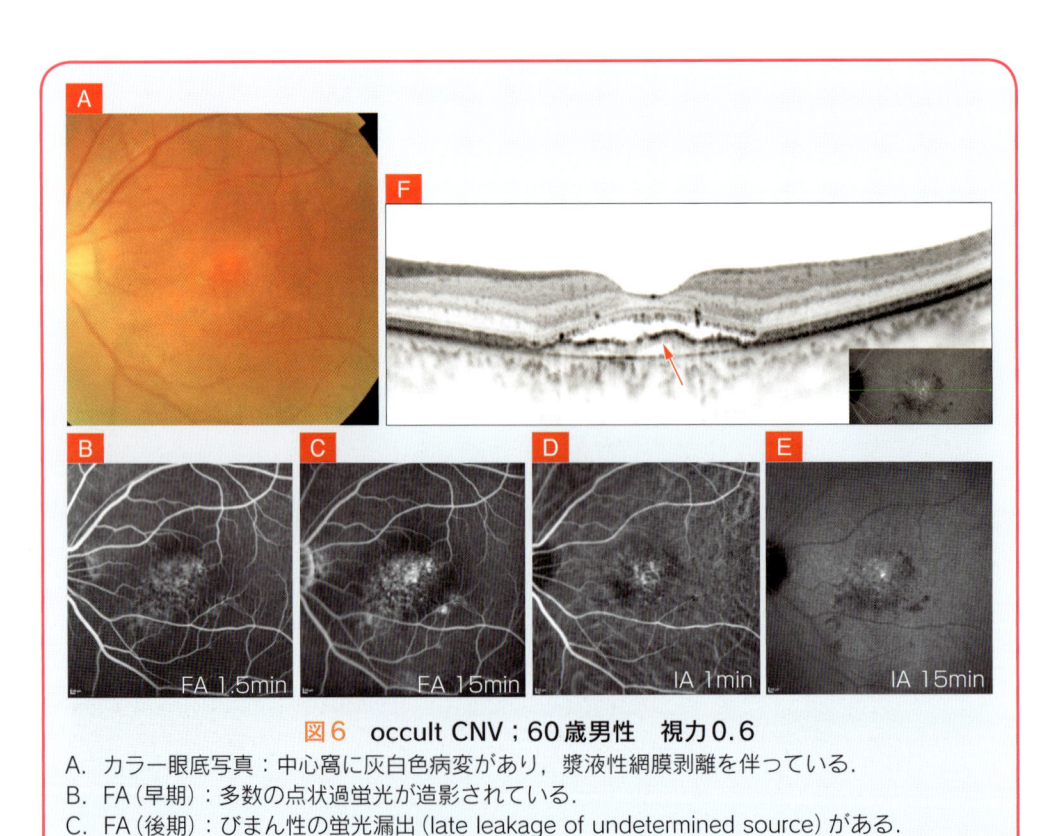

図6　occult CNV；60歳男性　視力0.6
A. カラー眼底写真：中心窩に灰白色病変があり，漿液性網膜剥離を伴っている．
B. FA（早期）：多数の点状過蛍光が造影されている．
C. FA（後期）：びまん性の蛍光漏出（late leakage of undetermined source）がある．
D. IA（早期）：網目状のCNVが造影されている．
E. IA（後期）：CNVからの蛍光色素の漏出によって過蛍光になっている．
F. 水平方向のOCT：漿液性網膜剥離があり，1型CNVはRPEの不規則な隆起として描出されている（赤矢印）．

滲出型加齢黄斑変性　123

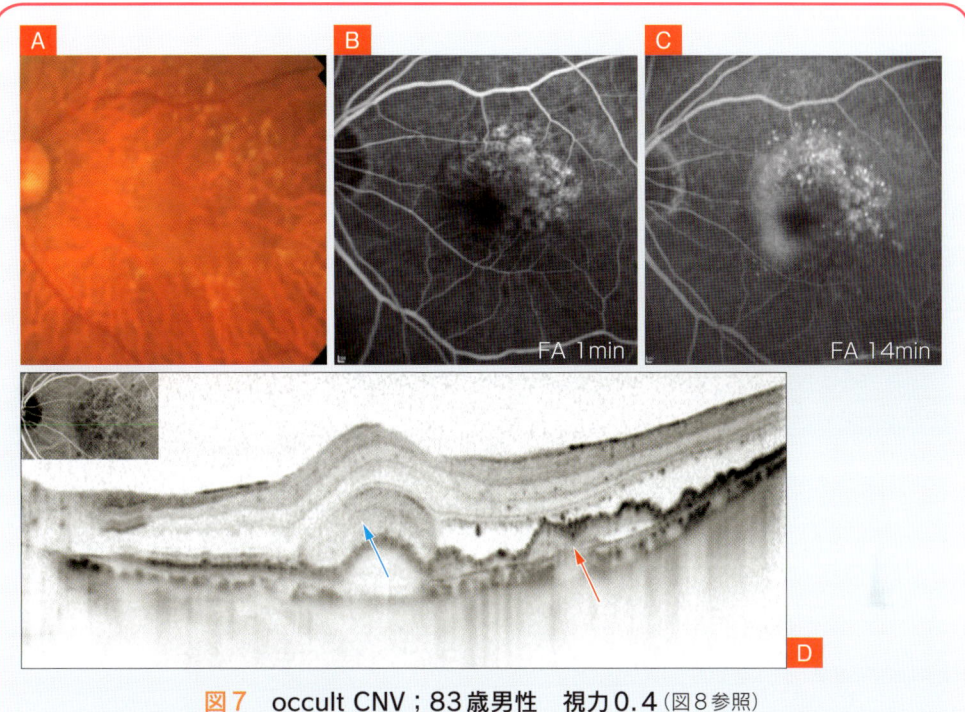

図7 occult CNV；83歳男性　視力0.4（図8参照）
A．カラー眼底写真：中心窩に灰白色病変があり，その周囲にドルーゼンがある．
B．FA（早期）：多数の点状過蛍光が造影されている．
C．FA（後期）：びまん性の蛍光漏出（late leakage of undetermined source）がある．
D．水平方向のOCT：1型CNVはRPEの不規則な隆起として描出され（赤矢印），中心窩にはフィブリンと考えられる高反射がある（青矢印）．

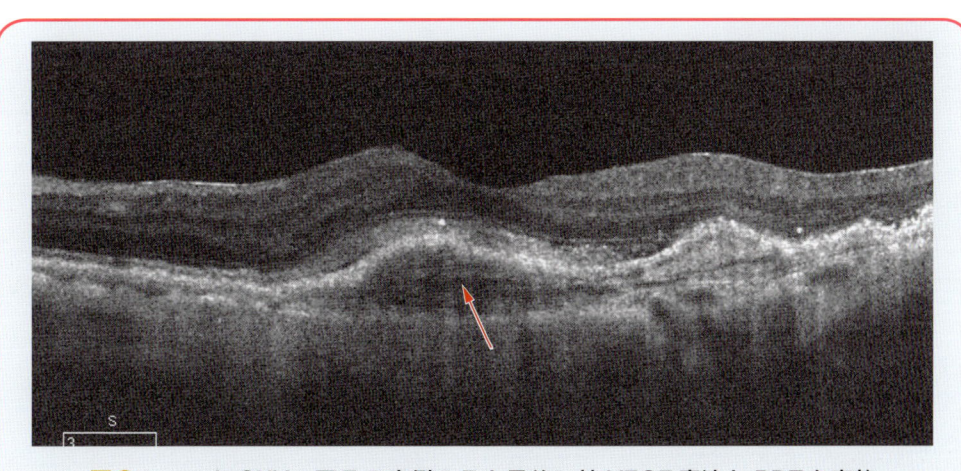

図8 occult CNV；図7の症例の7カ月後に抗VEGF療法とPDTを実施
水平方向のOCT：RPEは不規則に隆起し，RPE下のCNVは中等度のすじ状反射を示し，いわゆるfibrovascular PEDとなっている（赤矢印）．

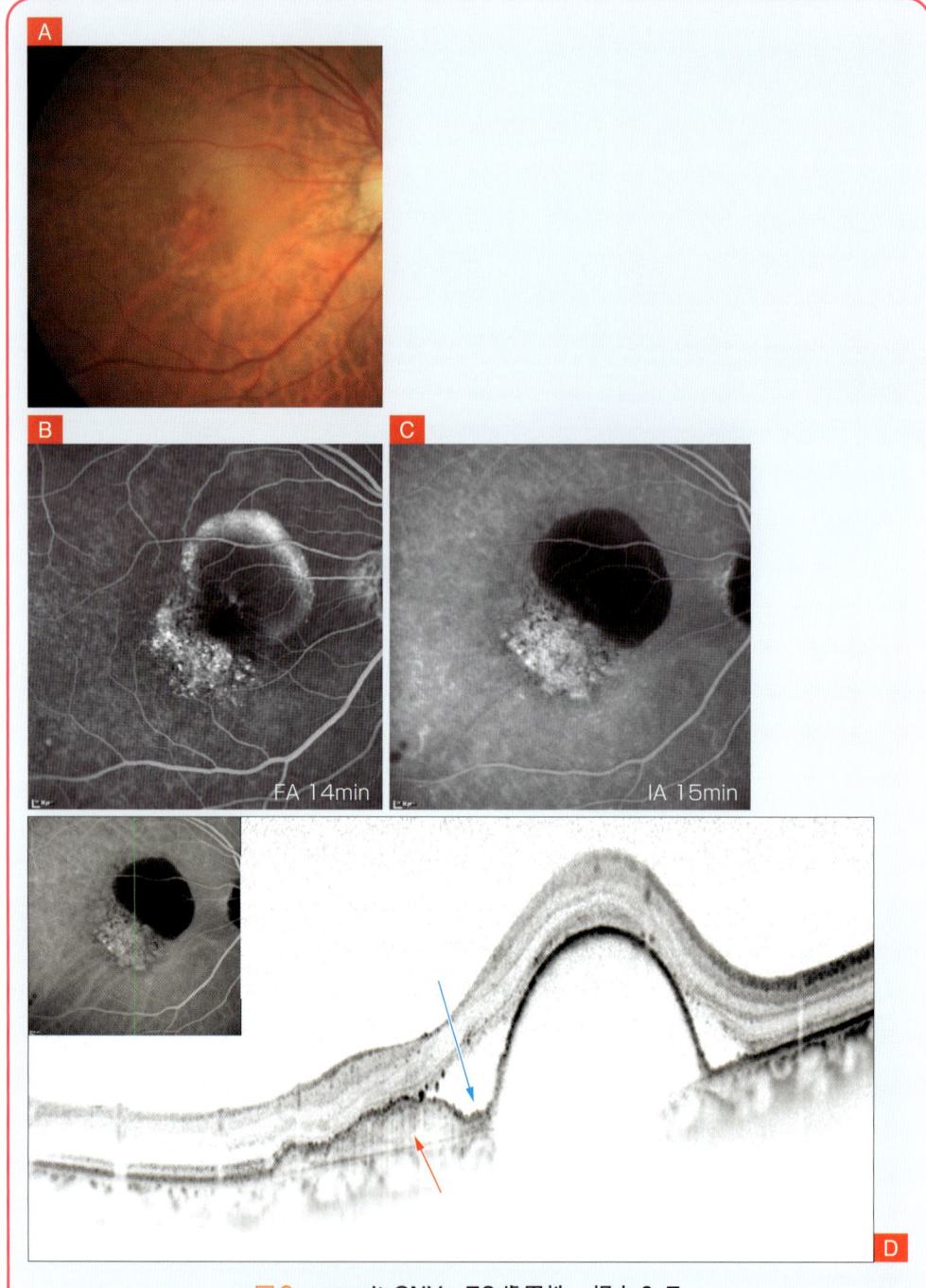

図9　occult CNV；73歳男性　視力0.7
A. カラー眼底写真：黄斑の上鼻側に網膜色素上皮剥離がある．
B. FA（後期）：びまん性の蛍光漏出（late leakage of undetermined source）が中心窩から下方にあり，色素上皮剥離内には蛍光色素が貯留している．
C. IA（後期）：CNVの範囲が面状に過蛍光を示している．
D. 垂直方向のOCT：1型CNVはRPEの不規則な隆起として描出され（赤矢印），網膜色素上皮剥離との境界はtomographic notch signとなっている（青矢印）．

2 ポリープ状脈絡膜血管症

A 疾患概念

ポリープ状脈絡膜血管症（polypoidal choroidal vasculopathy；PCV）は滲出型加齢黄斑変性の特殊型で，ポリープ状に拡張した血管と脈絡膜の異常血管網からなる．

PCVは黒人や黄色人種に多く，日本人の滲出型加齢黄斑変性（特殊型を含む）の半数を占める．

B 臨床像

RPEレベルの橙赤色隆起病変が特徴で，再発性の漿液性・出血性PEDが起こる．ときに大量の網膜下出血や硝子体出血が生じる．

C 検査所見

(1) 眼底所見
- 橙赤色隆起病変・出血性PED・漿液性PEDなどを示す．

(2) フルオレセイン蛍光造影（FA）
- PCVはRPEの下にあるので，通常検出することはできない．

(3) インドシアニングリーン蛍光造影（IA）
- PCVの診断にはIAが重要であり，特徴的なポリープ状病巣や異常血管網が検出される．

D OCTのポイント

(1) ポリープ状病巣はRPEが急峻な立ち上がりを示す隆起性高反射として描出（図10〜12）
- ドーム状隆起内は低〜中等度の反射を示す．

(2) 異常血管網部のRPEの扁平な隆起やdouble layer sign[3]（図10, 12）
- double layer signは漿液性網膜剥離のある部位に検出されることが多い．
- double layer signの内層はRPEで外層はブルッフ膜であると考えられている．

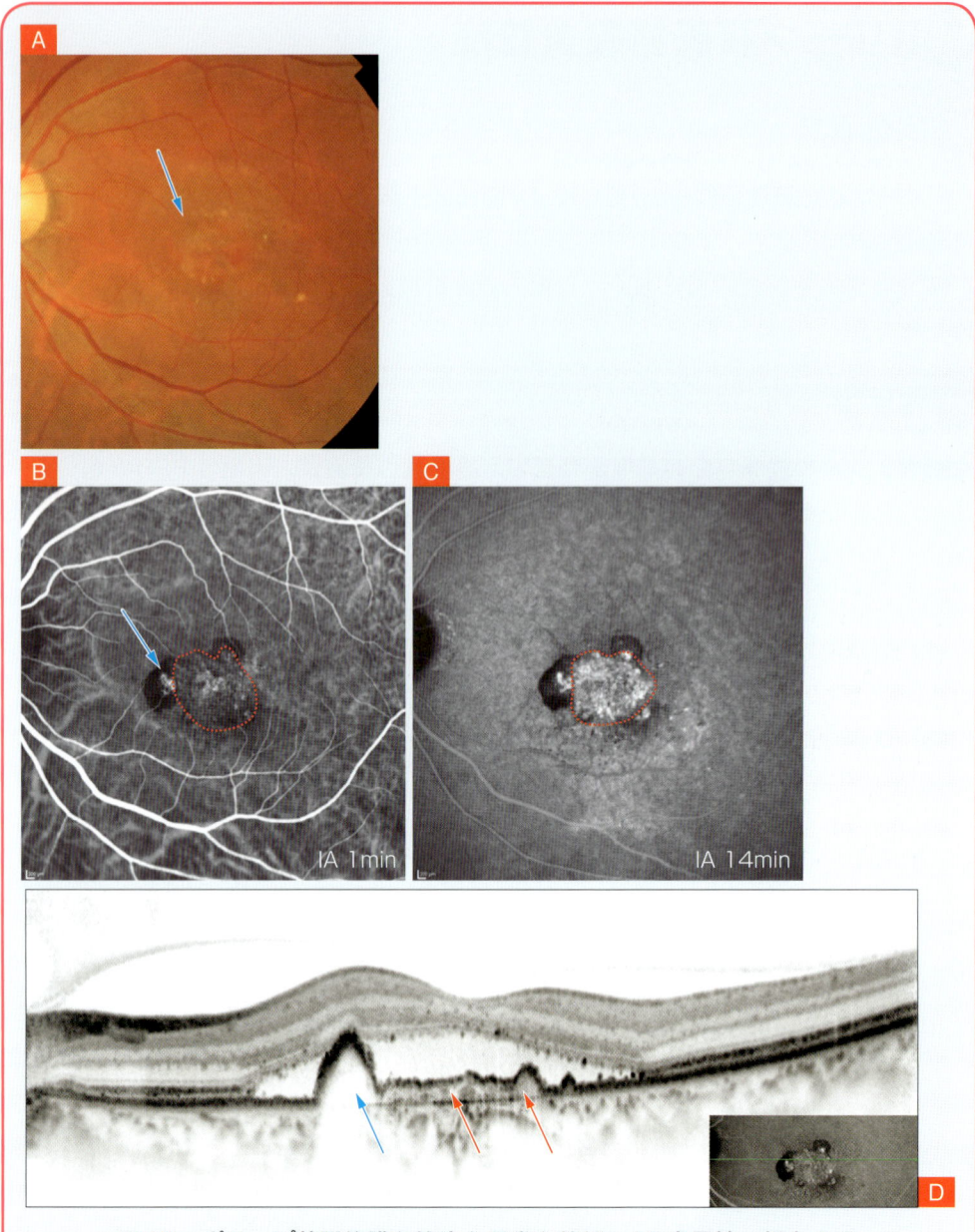

図 10 ポリープ状脈絡膜血管症と異常血管網；65 歳男性　視力 0.2

A. カラー眼底写真：黄斑部に網膜剥離と橙赤色隆起性病変（青矢印）がある．
B. IA（早期）：ポリープ状病巣の一部が過蛍光（青矢印）になっている．中心窩には異常血管網が造影されている（赤点線内）．
C. IA（後期）：異常血管網が面状に過蛍光を示している（赤点線内）．
D. 水平方向の OCT：黄斑部には漿液性網膜剥離があり，ポリープ状病巣は急峻な立ち上がりを示す隆起として描出されている（青矢印）．ポリープ状病巣に連続するように異常血管網を示す double-layer sign（赤矢印）がある．

ポリープ状脈絡膜血管症　127

図11　フィブリンを伴うポリープ状脈絡膜血管症；65歳男性　視力0.7
A. カラー眼底写真：黄斑部に網膜剝離と灰白色の隆起性病変（赤点線内）がある．
B. IA（早期）：ポリープ状病巣（赤点線内）の一部が過蛍光になっている．
C. IA（後期）：過蛍光はやや拡大している．
D. 水平方向のOCT：ポリープ状病巣（青矢印）をフィブリン（赤矢印）が覆っている．

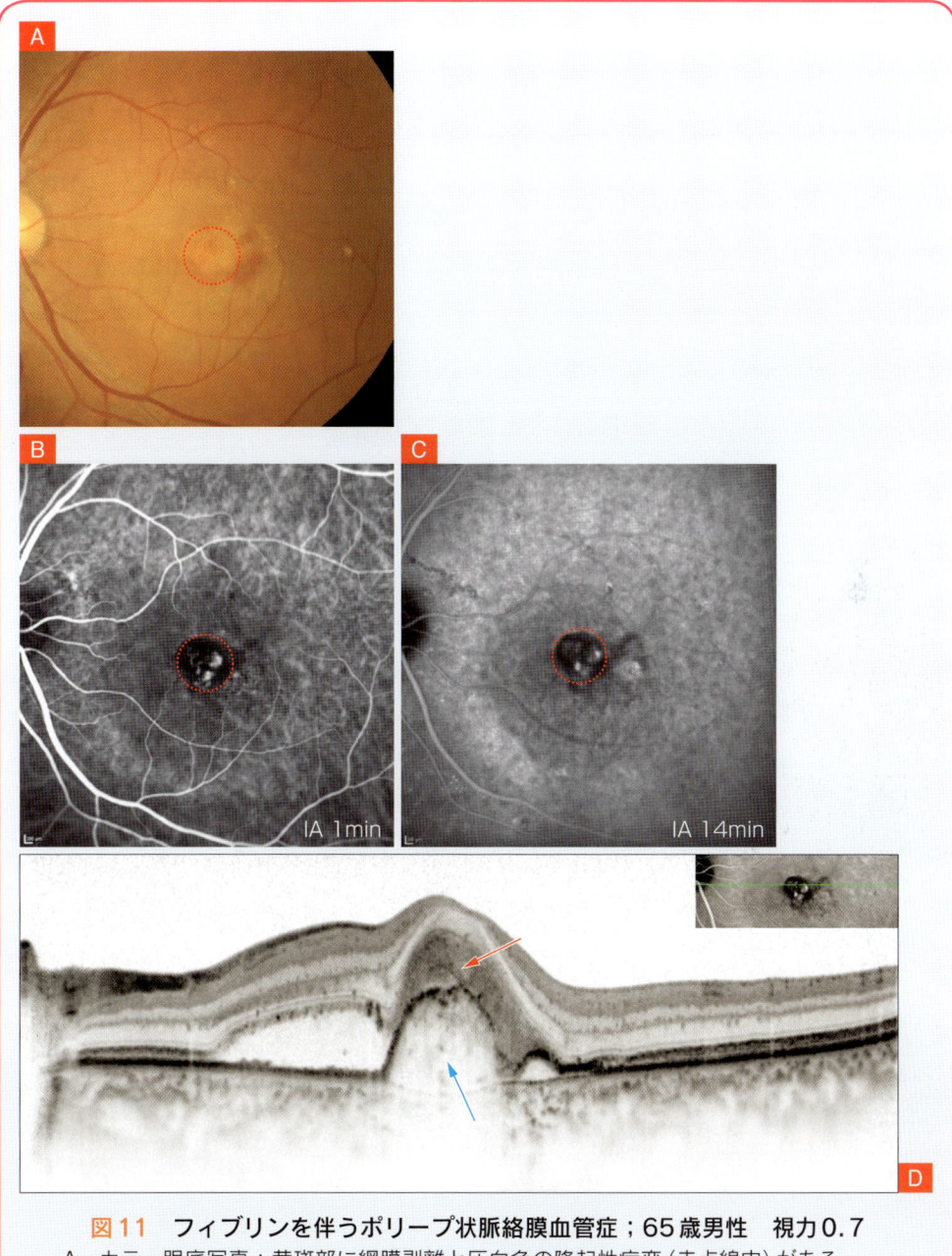

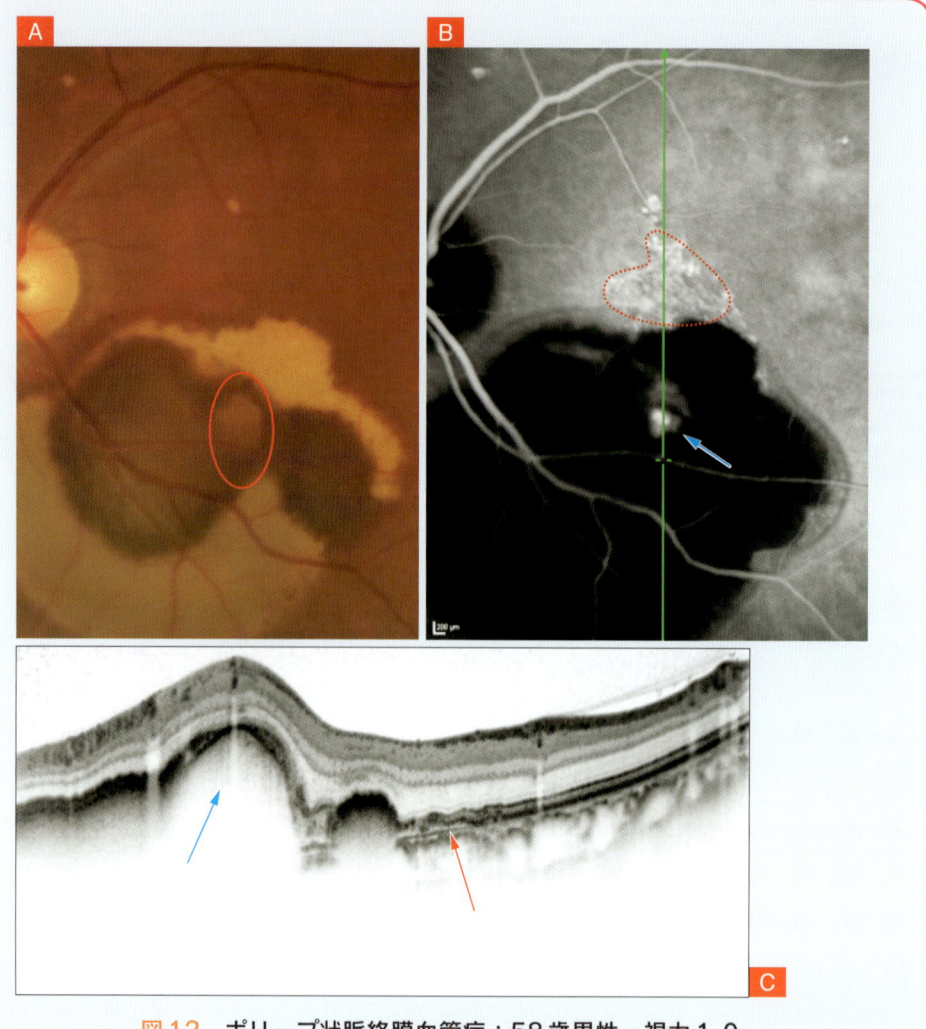

図 12　ポリープ状脈絡膜血管症；58 歳男性　視力 1.0
A．カラー眼底写真：網膜下出血内に橙赤色隆起性病巣（赤線内）がある．
B．IA：ポリープ状病巣が過蛍光を示している（青矢印）．中心窩付近に異常血管網（赤点線内）が造影されている．
C．垂直方向の OCT：ポリープ状病巣（青矢印）と異常血管網を示す double-layer sign（赤矢印）がある．

3 網膜内血管腫状増殖

A 疾患概念

　網膜内血管腫状増殖（retinal angiomatous proliferation；RAP）は2001年にYannuzziらによって報告された疾患概念で，滲出型加齢黄斑変性の特殊型と考えられている[4]．滲出型加齢黄斑変性がCNVを起源とするのに対し，RAPは網膜内新生血管（intraretinal neovascularization；IRN）を起源とすることが違いである．多発性軟性ドルーゼンのある高齢者に多く，治療に抵抗することから視力予後は不良である．

B 臨床像

　Yannuzziは当初RAPを3期にステージ分類していたが，2010年発行の著書の中では4期に修正している[5]．新分類のstage ⅠはIRNであり，黄斑の毛細血管から血管増殖が起こる．stage Ⅱは網膜下新生血管（subretinal neovascularization；SRN）で，IRNが網膜下に進展して漿液性網膜剥離が起こるが，漿液性PEDはない．stage Ⅲでは，さらに漿液性PEDが生じる．stage Ⅳでは，SRNがCNVと吻合して，網膜-脈絡膜血管吻合を形成する．

C 検査所見

（1）眼底所見
- 多発するドルーゼンと網膜内出血が特徴的である．
- その他，ステージによって網膜浮腫・PED・網膜剥離が起こる．

（2）フルオレセイン蛍光造影（FA）
- 造影早期にIRNと網膜血管との吻合がみられる．
- IRNは蛍光漏出を示す．
- 囊胞様黄斑浮腫があると網膜内に蛍光色素の貯留が起こる．

（3）インドシアニングリーン蛍光造影（IA）
- 網膜血管とIRNとの吻合はより鮮明に描出される．

D OCTのポイント

（1）stage Ⅰ：IRNは外網状層付近に中〜高反射塊として描出（図13，14）
- IRNの周囲には網膜浮腫がある．
- 軟性ドルーゼンはRPEのなだらかな隆起として観察される．
- IRNの反射塊は隆起した軟性ドルーゼンに接するように描出されることが多い．

（2）stage Ⅱ
- 実際の臨床の場ではstage Ⅱ（新分類）に遭遇することは稀であり，IRNが網膜下

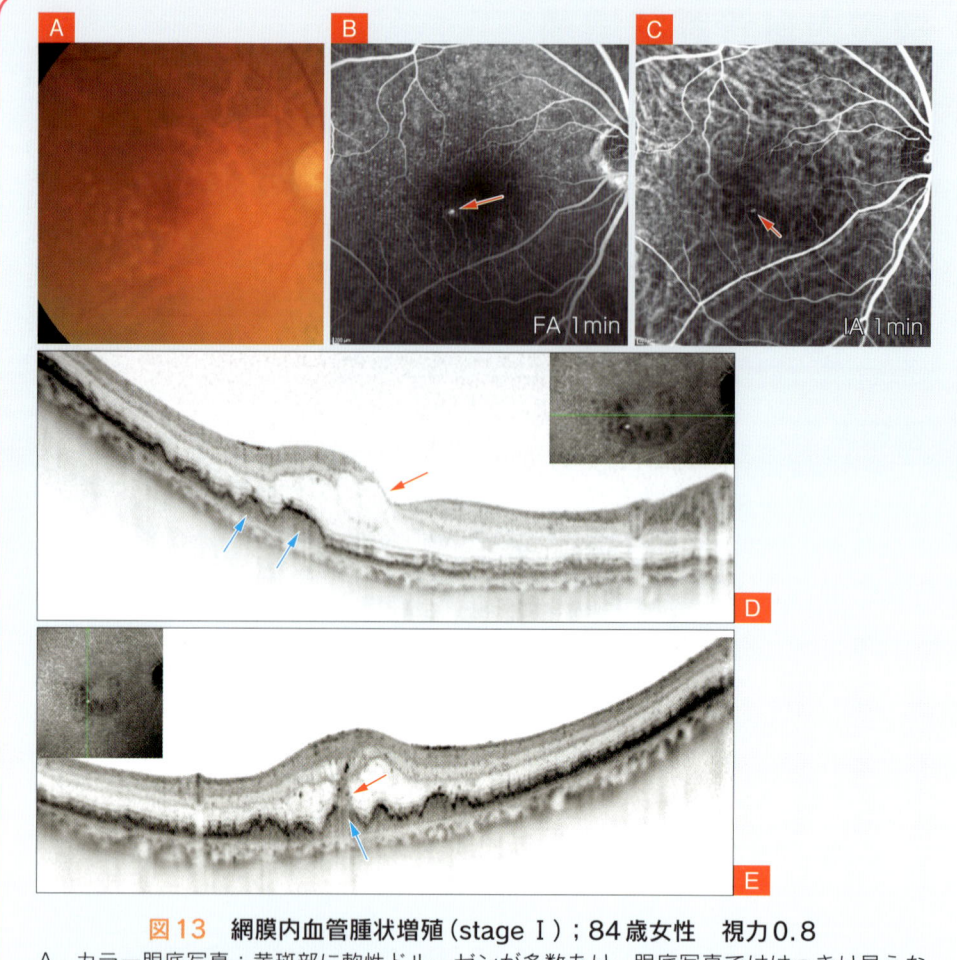

図13 網膜内血管腫状増殖（stage Ⅰ）；84歳女性　視力0.8
A. カラー眼底写真：黄斑部に軟性ドルーゼンが多数あり．眼底写真でははっきり見えないが，黄斑の耳下側に網膜出血がある．
B. FA（初期）：造影初期から網膜出血に一致した過蛍光がある（赤矢印）．
C. IA（初期）：網膜血管と連続する網膜内血管腫状増殖（RAP）病巣がある（赤矢印）．
D. 水平方向のOCT：中心窩を通るOCTでは，嚢胞様変化（赤矢印）があり，軟性ドルーゼンは不規則な網膜色素上皮（RPE）の隆起として描出されている（青矢印）．
E. 垂直方向のOCT：RAP病巣を通るOCTでは，網膜内新生血管（IRN）は中等度の反射を示す塊として外網状層から外層にひろがり（赤矢印），軟性ドルーゼンによって隆起したRPE（青矢印）に接するように描出されている．

に進展したかどうかをOCTで判定することは難しい．

(3) stage Ⅲ，Ⅳ
- CNVや網膜-脈絡膜血管吻合をOCTで描出することは困難でⅢ期とⅣ期の鑑別も難しいが，Ⅲ期以上のRAPでは以下のような所見を呈する（図15，16）．
- 嚢胞様変化が著明になる．
- 中心窩を含むドーム状の漿液性PEDが生じる．
- RAPの病巣部位ではRPEは欠損像を示すことが多い．

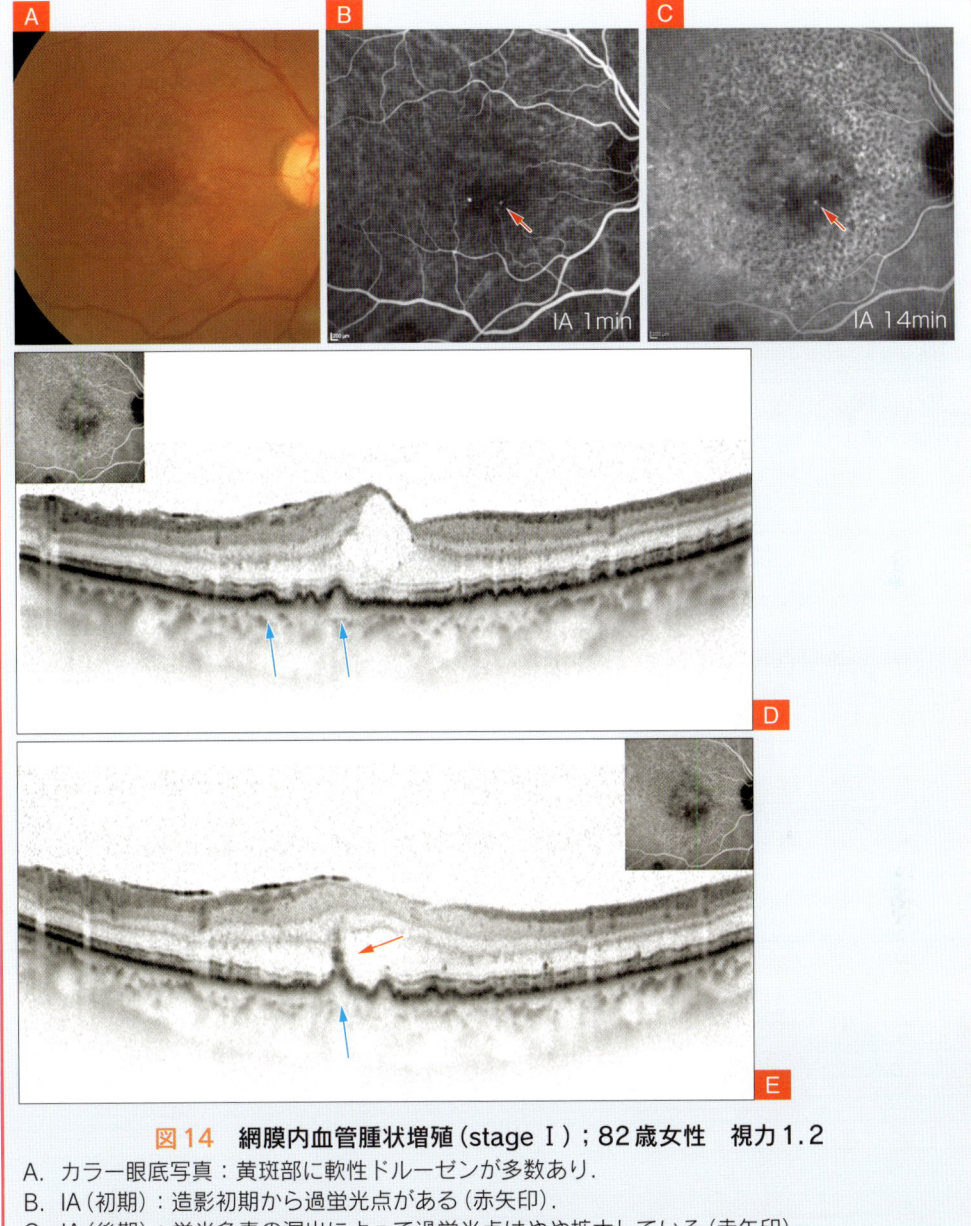

図14 網膜内血管腫状増殖 (stage I)；82歳女性　視力1.2
A. カラー眼底写真：黄斑部に軟性ドルーゼンが多数あり．
B. IA（初期）：造影初期から過蛍光点がある（赤矢印）．
C. IA（後期）：蛍光色素の漏出によって過蛍光点はやや拡大している（赤矢印）．
D. 垂直方向のOCT：中心窩を通るOCTでは，囊胞様変化があり，軟性ドルーゼンは不規則なRPEの隆起として描出されている（青矢印）．
E. 垂直方向のOCT：RAP病巣を通るOCTでは，IRNは中等度の反射を示す塊として（赤矢印），軟性ドルーゼンによって隆起したRPE（青矢印）に接するように描出されている．

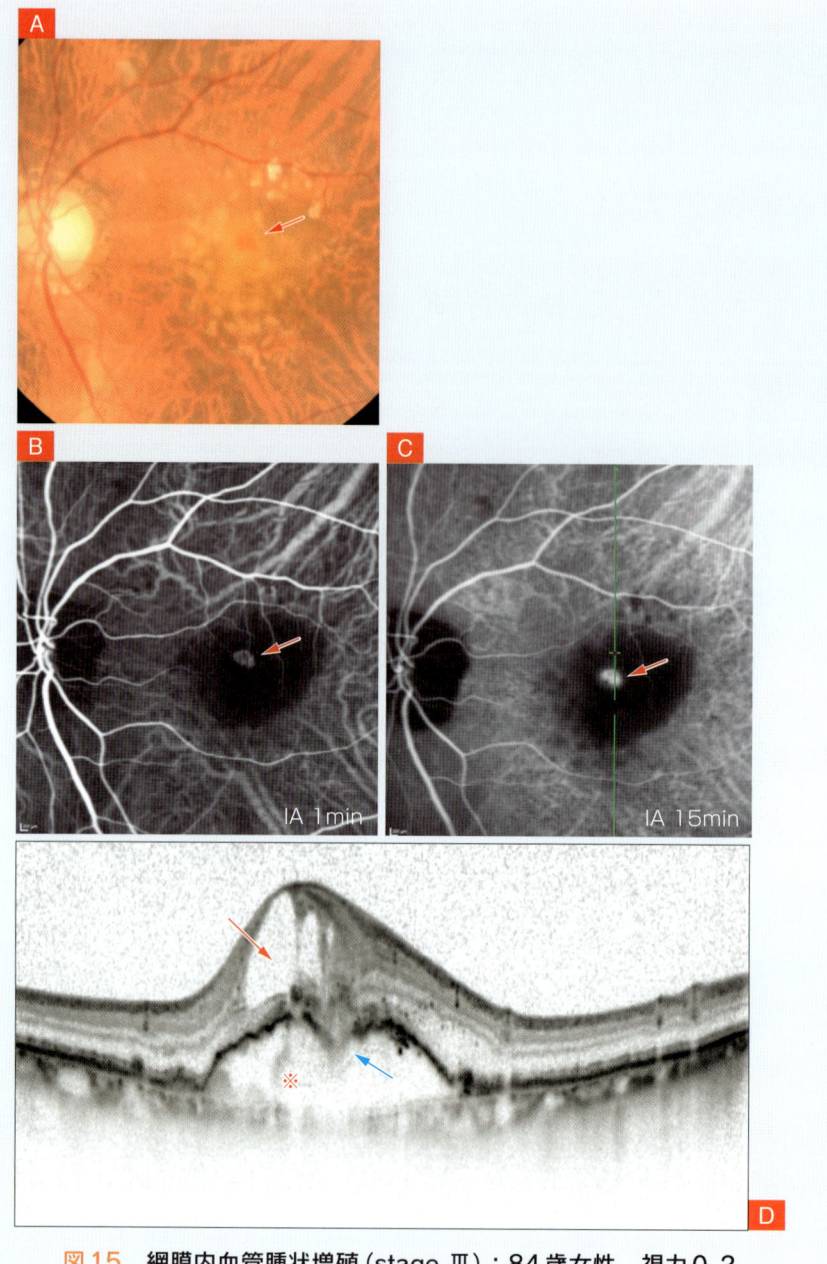

図15 網膜内血管腫状増殖（stage Ⅲ）；84歳女性　視力0.2
A. カラー眼底写真：中心窩の上方に網膜出血がある（赤矢印）．
B. IA（初期）：網膜血管と連続するRAP病巣がある（赤矢印）．
C. IA（後期）：RAP病巣からの軽度の漏出がある（赤矢印）．
D. 垂直方向のOCT：ドーム状のPED（※）と囊胞様変化（赤矢印）があり，RAP病巣ではRPEが断裂している（青矢印）．

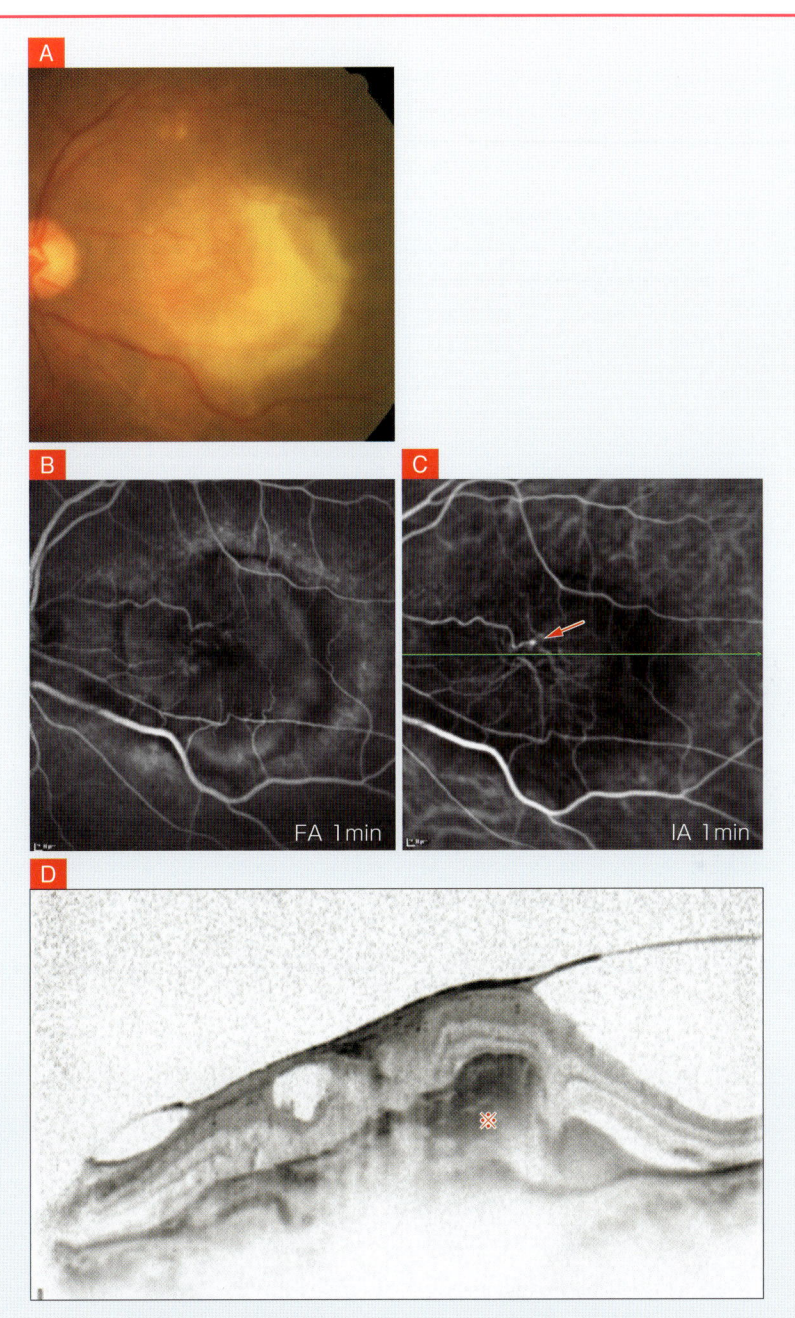

図16 **網膜内血管腫状増殖（stage Ⅳ）の進行例；89歳女性　視力 0.03**
A. カラー眼底写真：黄斑一帯に網膜下の線維増殖膜がある．
B. FA（初期）：網膜下の増殖組織が過蛍光を示している．
C. IA（初期）：網脈-絡膜血管吻合がみられる（赤矢印）．
D. 水平方向の OCT：網膜下の厚い増殖組織は高反射塊として描出されている（※）．網膜内には囊胞様変化があり，網膜の層構造も破壊されている．

文 献

1) Macular Photocoagulation Study Group：Subfovealneovascular lesions in age-related macular degeneration. Guidelines for evaluation and treatment in the macular photocoagulation study. Arch Ophthalmol 109：1242-1257, 1991
2) Gass JD：Biomicroscopic and histopathologic considerations regarding the feasibility of surgical excision of subfovealneovascular membranes. Am J Ophthalmol 118：285-298, 1994
3) Sato T, Kishi S, Watanabe G et al：Tomographic features of branching vascular networks in polypoidal choroidal vasculopathy. Retina 27：589-594, 2007
4) Yannuzzi LA, Negrão S, Iida T：Retinal angiomatous proliferation in age-related macular degeneration. Retina 21：416-434, 2001
5) Yannuzzi LA：Retinal angiomatous proliferation, Type 3 neovascularization. The Retinal Atlas, Saunders, Philadelphia, 2010, pp592-602

VI 中心性漿液性脈絡網膜症

疾患別OCT所見の読み方

Access Point

▶ 漿液性網膜剥離のある部位では視細胞外節が延長することがある．
▶ 脈絡膜肥厚の有無に注目する．

A 疾患概念

　中心性漿液性脈絡網膜症（central serous chorioretinopathy；CSC）は黄斑に漿液性網膜剥離が起こる疾患である．網膜色素上皮（retinal pigment epithelium；RPE）のバリアー破綻によって，脈絡膜から網膜下に液成分が漏出する．脈絡膜循環不全に伴うRPEの機能異常が原因とされている．

B 臨床像

　働き盛りの男性に多い．視力低下，中心暗点，変視症，小視症などの症状を訴える．自然治癒することもあるが，RPEにおける蛍光漏出点が中心窩から離れている場合にはレーザー光凝固を行う．

C 検査所見

（1）眼底所見
- 中心窩を含む黄斑に漿液性網膜剥離がある．
- 漿液性網膜剥離内に黄白色の斑紋がみられることがある．これは網膜下のフィブリン析出と網膜自体の混濁と考えられている．

（2）フルオレセイン蛍光造影（FA）
- RPEからの蛍光漏出は点状の過蛍光に始まり，その後漏出は拡大し，造影後期には網膜下への色素貯留がみられる．
- 蛍光漏出の拡大パターンには円形増大型と吹き上げ型がある．

（3）インドシアニングリーン蛍光造影（IA）
- 造影後期に脈絡膜の透過性亢進を示す過蛍光（異常脈絡膜組織染）がみられる．

D OCTのポイント

（1）神経網膜とRPEの間の網膜下液によって神経網膜が硝子体側に隆起（図1, 2, 4）

- 剥離した神経網膜には軽度の浮腫がある．
- 網膜下液は中心窩を中心に貯留することが多い．
- 剥離部では測定光がヘンレ線維層に垂直に入射するため，ヘンレ線維層が高反射になる（図4）．

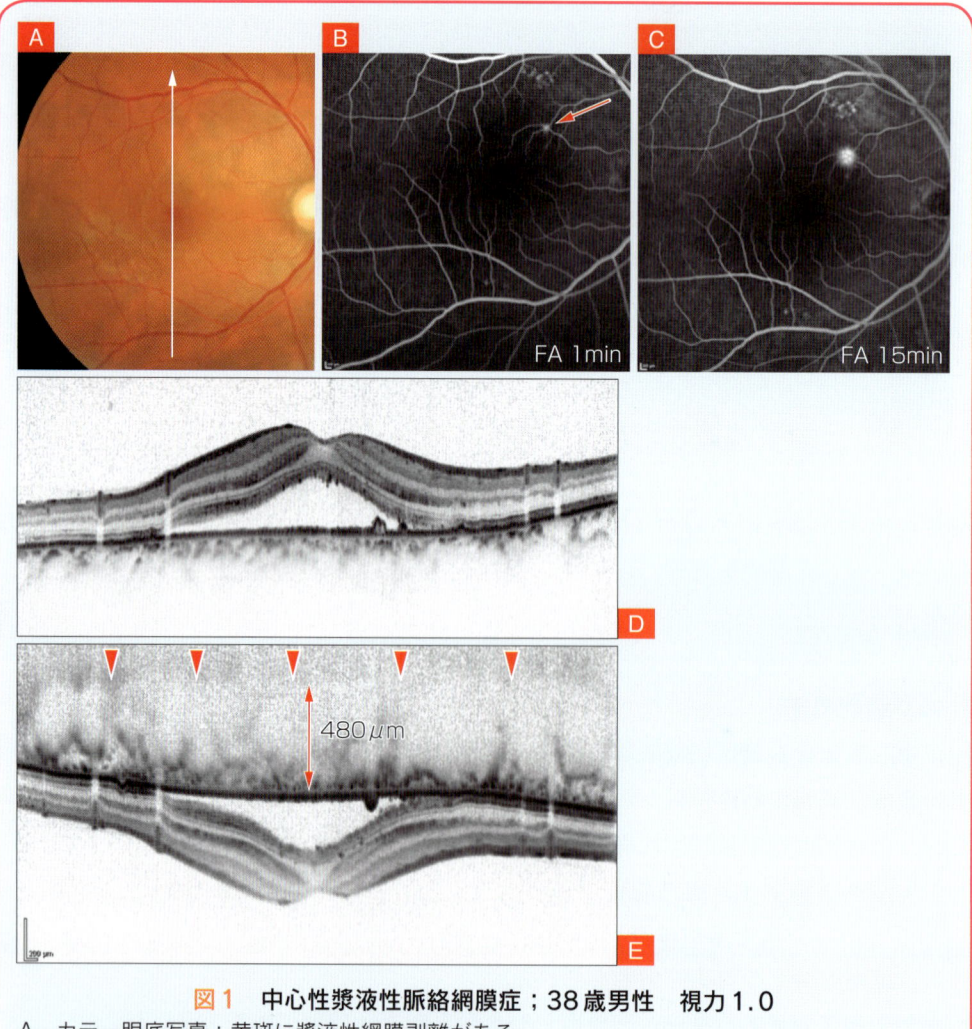

図1 中心性漿液性脈絡網膜症；38歳男性　視力1.0
A．カラー眼底写真：黄斑に漿液性網膜剥離がある．
B．FA（初期）：黄斑鼻側上方に蛍光漏出点がある．
C．FA（後期）：蛍光漏出点は円形に増大している．
D．垂直方向のOCT：黄斑下に漿液性網膜剥離がある．脈絡膜の腫脹ははっきりしない．
E．同部位のEDI-OCT：腫脹した脈絡膜と強膜との境界がわかる（赤矢頭）．中心窩での脈絡膜厚は480μmであった．

(2) 網膜剥離部は，RPE が視細胞外節を貪食できず視細胞外節が延長（図2）
(3) プレシピテートは網膜外層や網膜下の高反射点として描出
(4) 脈絡膜の肥厚
- EDI（enhanced depth imaging）によって脈絡膜の肥厚所見が得られる（図1, 2）．
- 僚眼の脈絡膜も肥厚する（図3）．
- 網膜復位後，視細胞の減少によって IS/OS の不整や外顆粒層の菲薄化が起こることがある（図5）．

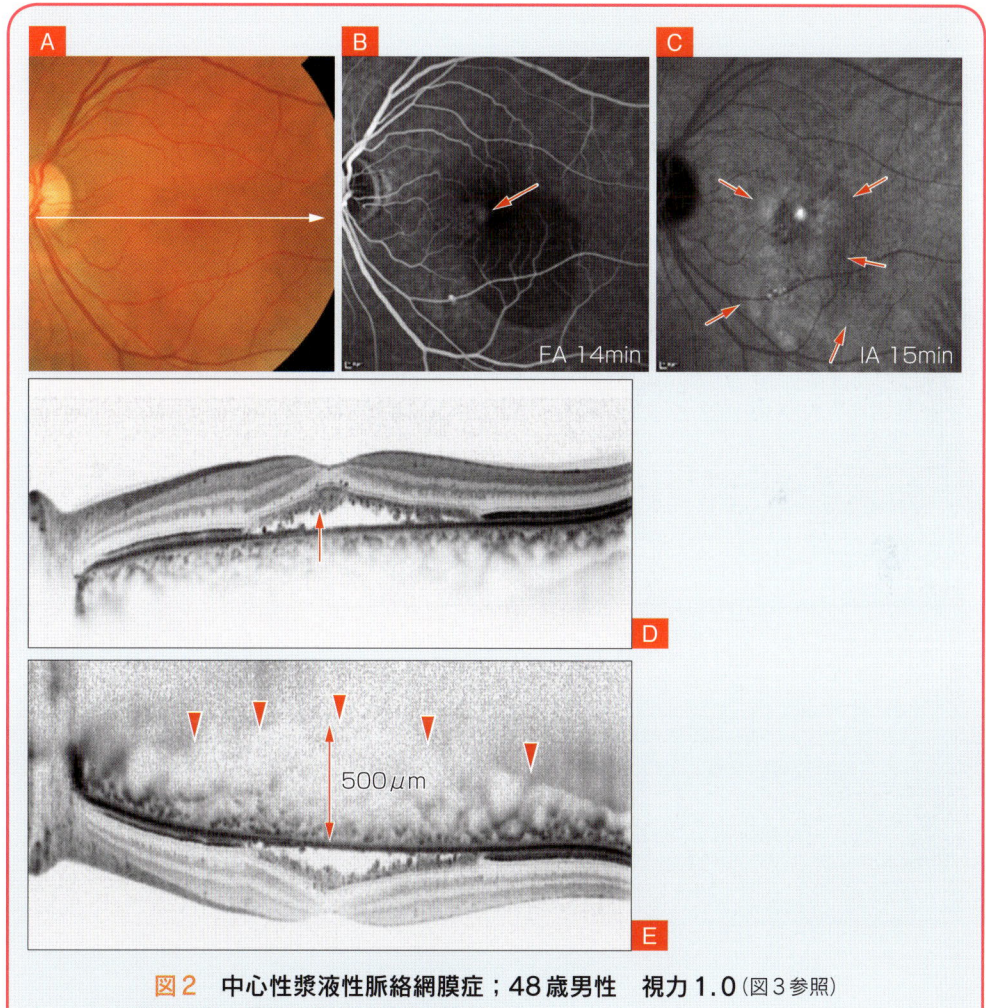

図2 中心性漿液性脈絡網膜症；48歳男性 視力1.0（図3参照）
A. カラー眼底写真：黄斑に漿液性網膜剥離がある．
B. FA（後期）：黄斑鼻側に蛍光漏出がある．
C. IA（後期）：黄斑から下方にかけて過蛍光領域があり，脈絡膜の透過性亢進を示していると考えられる（赤矢印）．
D. 水平方向の OCT：黄斑下に漿液性網膜剥離がある．剥離した神経網膜には視細胞外節の延長がある（赤矢印）．
E. 同部位の EDI-OCT：腫脹した脈絡膜と強膜との境界がわかる（赤矢頭）．中心窩での脈絡膜厚は 500μm であった．

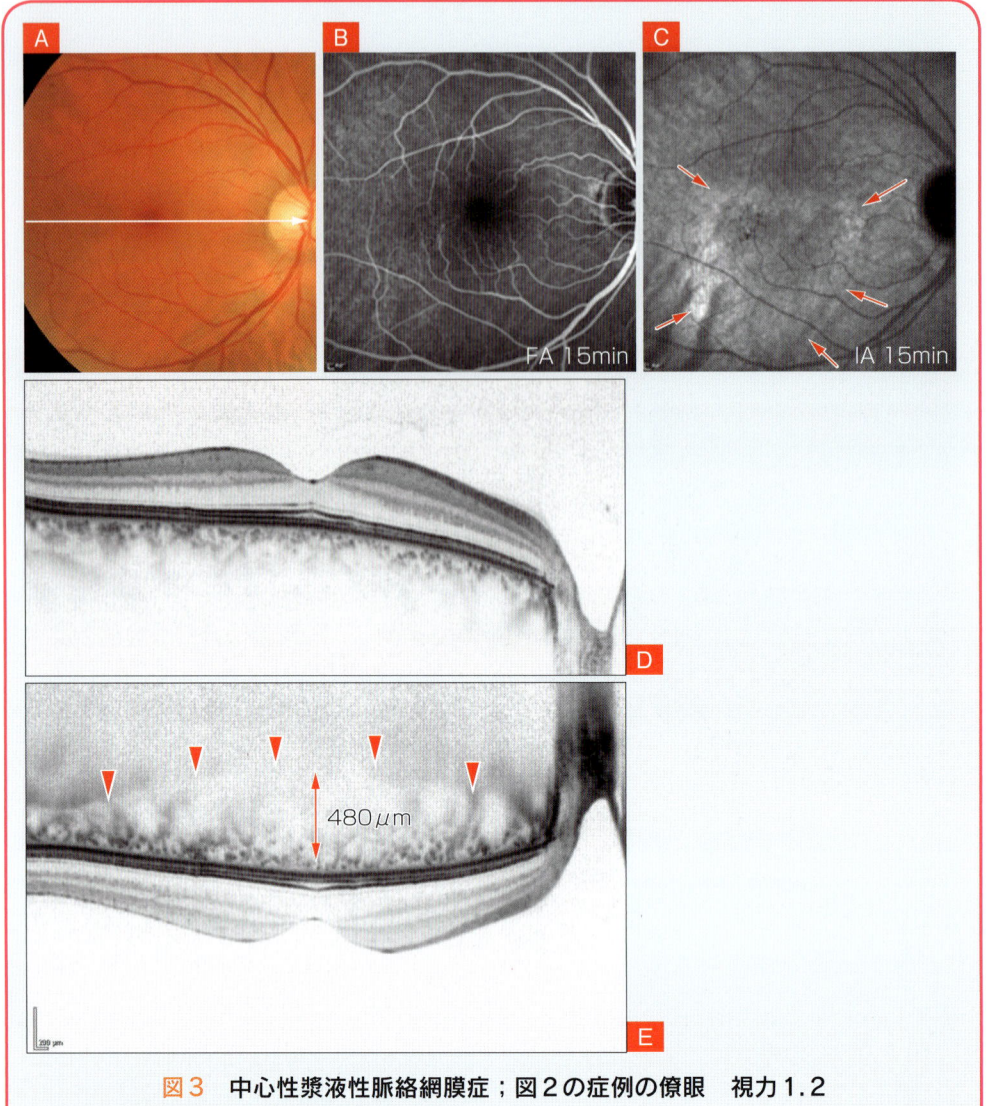

図3 中心性漿液性脈絡網膜症；図2の症例の僚眼　視力1.2
A. カラー眼底写真：異常所見はない.
B. FA（後期）：蛍光漏出はない.
C. IA（後期）：黄斑の下方に軽度過蛍光領域がある（赤矢印）.
D. 水平方向のOCT：漿液性網膜剝離はない.
E. 同部位のEDI-OCT：脈絡膜の腫脹があり（赤矢頭は脈絡膜と強膜の境界を示す），中心窩での脈絡膜厚は480μmと増大している.

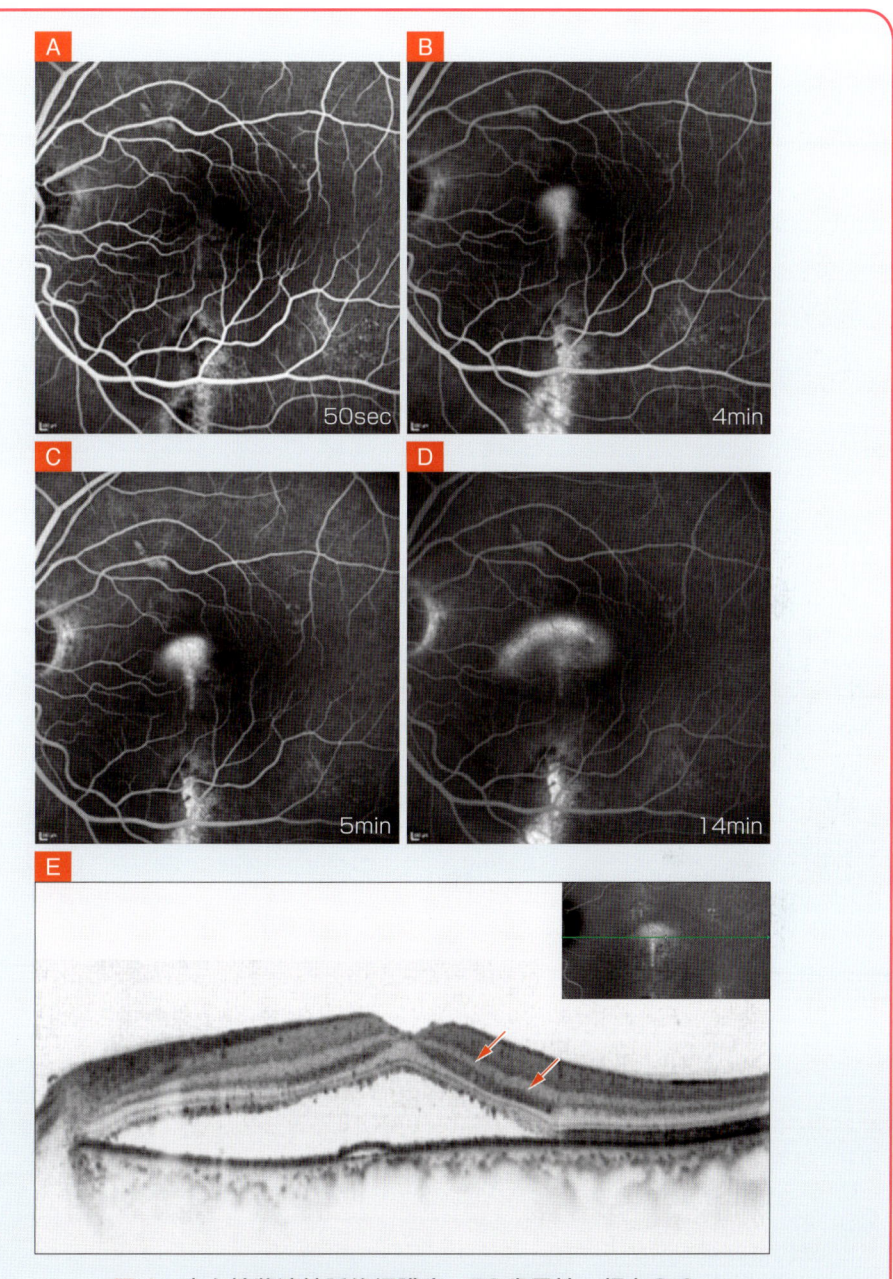

図4 中心性漿液性脈絡網膜症；56歳男性　視力0.9
A〜D．FA：吹上型の蛍光漏出がある．
E．水平方向のOCT：中心窩下から視神経乳頭付近にまで漿液性網膜剥離がある．IS/OSは保たれているが剥離部位では非剥離部位に比べてIS/OSの反射が弱い．網膜剥離部では測定光がヘンレ線維層に垂直に入射するため，ヘンレ線維層が高反射になっている（赤矢印）．

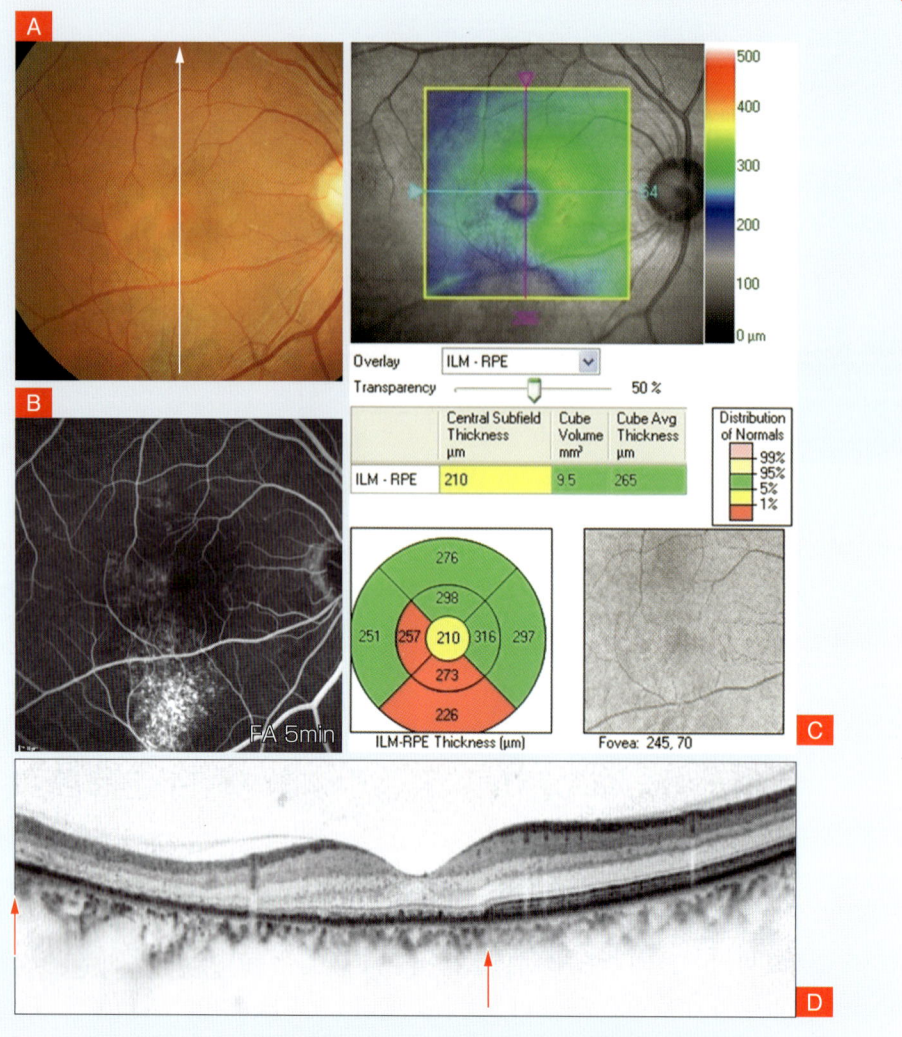

図5 中心性漿液性脈絡網膜症消失後の網膜色素上皮萎縮；66歳男性　視力0.9

A．カラー眼底写真：数カ月前に漿液性網膜剥離があったが現在はない．
B．FA：蛍光漏出はないが，黄斑から下方にかけて網膜色素上皮の萎縮によるwindow defectがある．
C．網膜厚カラーマップ：網膜色素上皮の萎縮に一致して網膜が薄くなっている．
D．垂直方向のOCT：黄斑から下方にかけて網膜外層が薄くなり，IS/OSが消失している（2本の赤矢印に挟まれた部位）．

VII 病的近視と黄斑病変

疾患別OCT所見の読み方

Access Point

▶ 強度近視に伴う黄斑剥離・網膜分離・脈絡膜新生血管の有無に注意する．
▶ OCTを治療の効果判定に活用する．

1 近視性網脈絡膜萎縮

A 疾患概念

　9歳以上では−8D（ジオプトリー）を超える近視を強度近視としている．さらに眼軸延長によって眼底後極部には網脈絡膜萎縮など，さまざまな病変が視機能障害をもたらす．強度近視のうちで視機能障害を伴うものが病的近視と呼ばれている．

B 臨床像

　近視性網脈絡膜萎縮はびまん性萎縮と限局性萎縮に分類される．眼軸延長による脈絡膜の伸展によって，ブルッフ膜の断裂（lacquer cracks）が生じる際に網膜下出血が起こることがある．

C 検査所見

（1）眼底所見
- びまん性萎縮は境界が不鮮明な黄白色線状病変であり，限局性萎縮は境界鮮明な楕円形の白色病変である．
- lacquer cracksは境界鮮明な黄色の線状病変で，枝分かれしていることもある．

D OCTのポイント

- 強度近視では脈絡膜が薄いことが多い（図1）．
- 網脈絡膜萎縮があると網膜および脈絡膜の菲薄化が起こる（図2）．
- 萎縮が強いと外境界膜や視細胞内節外節接合部（IS/OS）が追えなくなる（図2）．

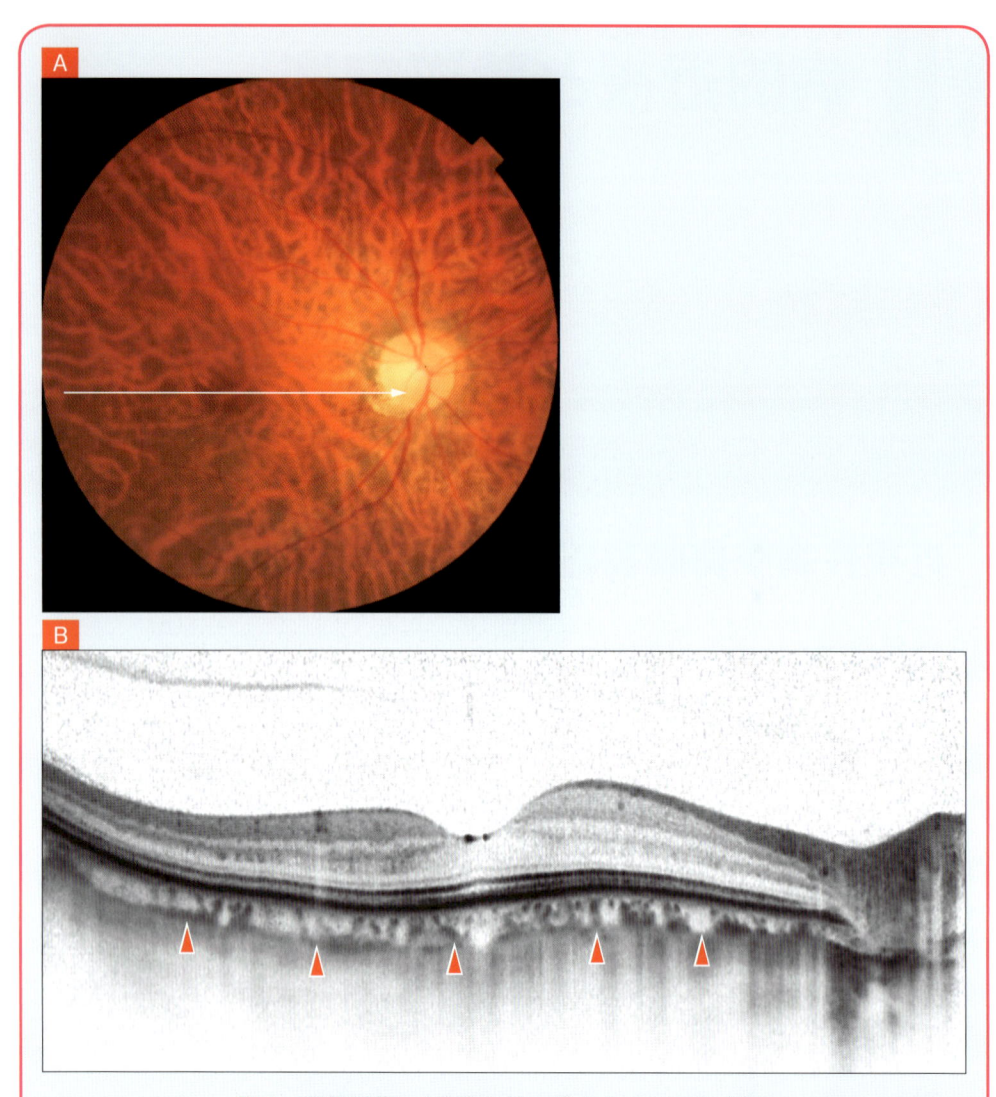

図1　近視眼底；55歳女性　視力1.2×−8.00D
A. カラー眼底写真：豹紋眼底．脈絡膜新生血管はない．
B. 水平方向のOCT：神経網膜は正常であるが，脈絡膜が薄く，強膜との境界が明らかである（赤矢頭）．

近視性網脈絡膜萎縮　143

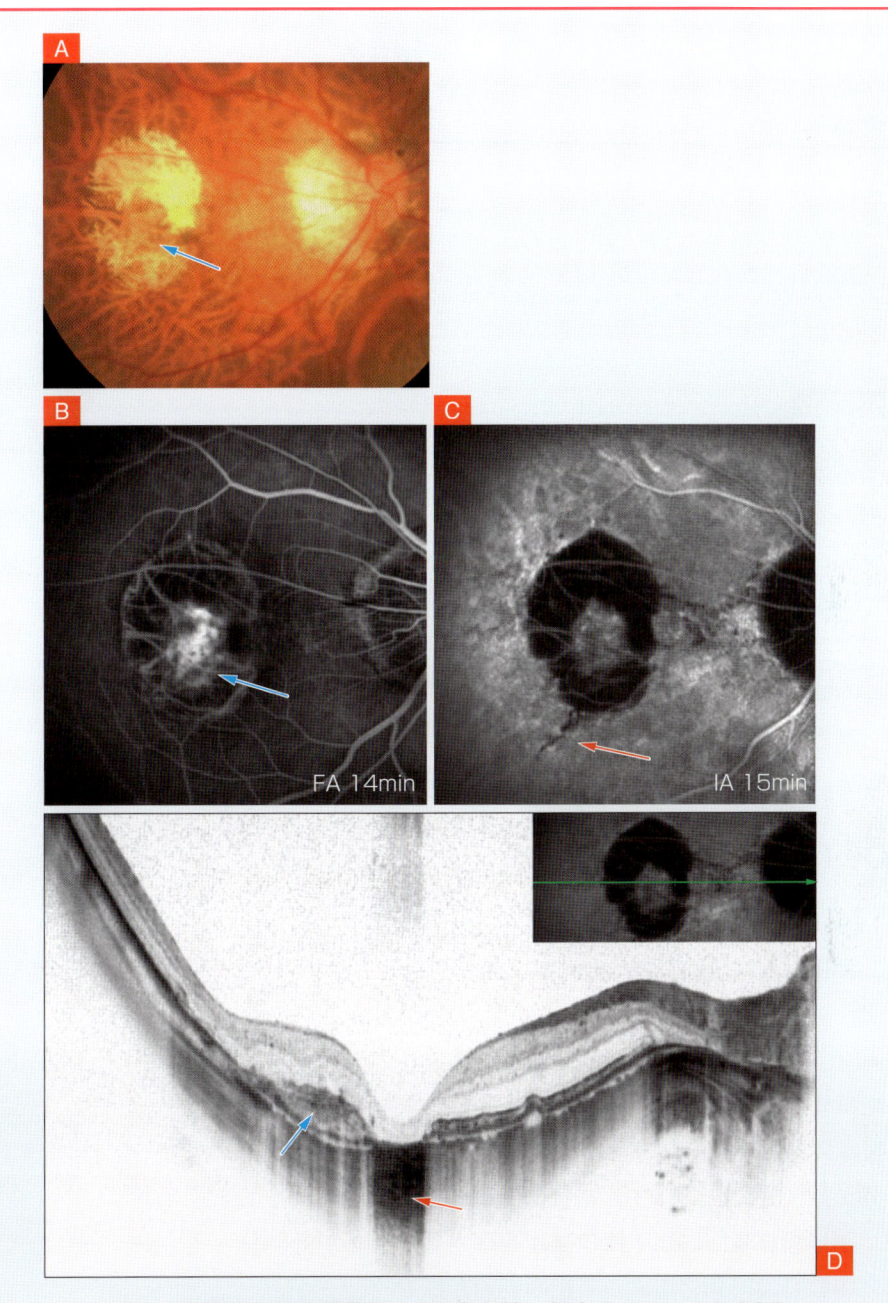

図2　限局性網脈絡膜萎縮；60歳女性　視力0.3×−14.00D
A. カラー眼底写真：黄斑耳側に強い萎縮病変があり，さらに中心窩の耳側に瘢痕化した新生血管がある（青矢印）．
B. FA（後期）：萎縮病変内では脈絡膜血管が透見される．新生血管の瘢痕病巣（青矢印）は過蛍光を示しているが漏出はない．
C. IA（後期）：lacquer cracksによる線状の低蛍光（赤矢印）がみられる．
D. 水平方向のOCT：全体的に脈絡膜が薄い．瘢痕化した新生血管はやや高反射な塊として描出されている（青矢印）．網脈絡膜萎縮の強い部位では，IS/OSや網膜色素上皮が消失し，強膜が高反射となっている（赤矢印）．

2 黄斑剥離・黄斑円孔・網膜分離

A 疾患概念

　特発性黄斑円孔では網膜剥離が起こることは稀であるが，病的近視眼では黄斑円孔によって網膜剥離が発症する．病的近視眼における黄斑円孔の原因は不明であったが，OCTの登場によって，黄斑円孔の発症前から黄斑に網膜剥離や網膜分離があることがわかった[1]．

B 臨床像

　後部ぶどう腫のある強度近視では，黄斑円孔がなくても9％に黄斑剥離が存在する[2]．網膜分離は黄斑剥離のない場合もあるが，両者が混在することもある．後部硝子体皮質の牽引が黄斑剥離や網膜分離の原因であると考えられており，この後部硝子体皮質の除去によって網膜復位が得られるようになった[3,4]．

C 検査所見

(1) 眼底所見
- 脈絡膜萎縮が強いと黄斑剥離・網膜分離はわかりにくい．

D OCTのポイント

(1) 黄斑円孔がなくても黄斑剥離が起こる (図3〜5)
(2) 網膜分離は主に外網状層に起こる (図3〜6)
- 網膜表層にも分離様変化がみられることがある (図3)．
- 網膜血管による牽引がみられることがある (図4)．
- 網膜分離の低反射内にミュラー細胞と考えられる柱状の構造がある (図3〜6)．
- 網膜分離が高度であると網膜剥離にみえることがあるが，網膜分離では網膜色素上皮上に視細胞組織の反射 (IS/OSなど) が観察される (図3, 5)．

(3) 黄斑網膜表面に硝子体皮質が観察されることが多い (図7)
(4) 中心窩の円孔化によって網膜剥離が拡大
- 黄斑円孔の周囲には内顆粒層や外網状層に嚢胞様変化が観察され，網膜外層が波打ってみえる (図7, 8)．
- 硝子体手術によって網膜が復位しても円孔は閉鎖しにくい (図7, 8)．

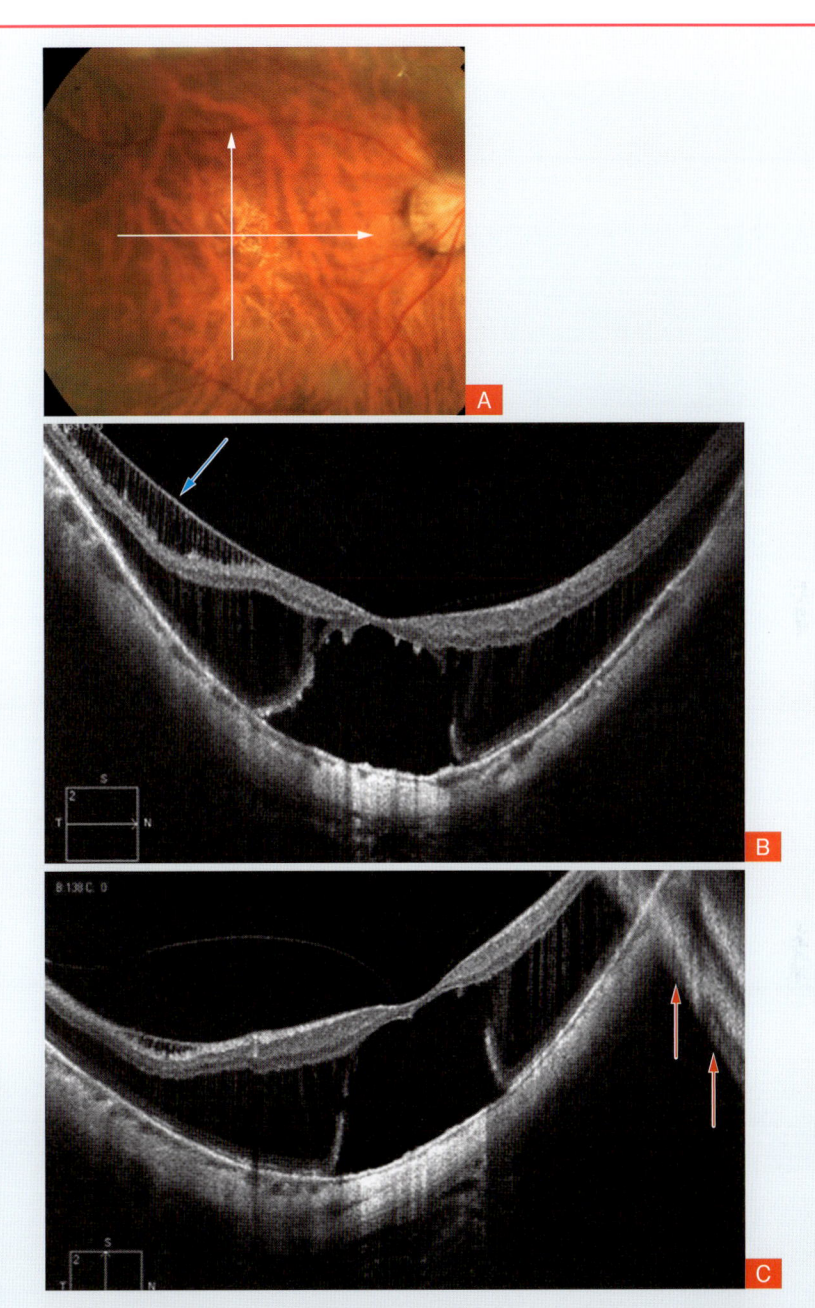

図3 強度近視に伴う黄斑剝離と網膜分離；71歳女性　術前視力 0.09（人工水晶体眼）（図4参照）

A. カラー眼底写真：黄斑剝離がある．
B. 水平方向のOCT（術前）：中心窩下には網膜剝離があるが黄斑円孔はない．その周囲には網膜分離が外網状層にあり，ミュラー細胞と考えられるすじ状の組織がみられる．黄斑部耳側の網膜表層にも網膜分離がある（青矢印）．網膜分離部位ではIS/OSが描出されている．
C. 垂直方向のOCT（術前）：縦軸方向の最大範囲を超えているため，上方では画像が反転している（赤矢印）．強度近視でよくみられるアーチファクトである．

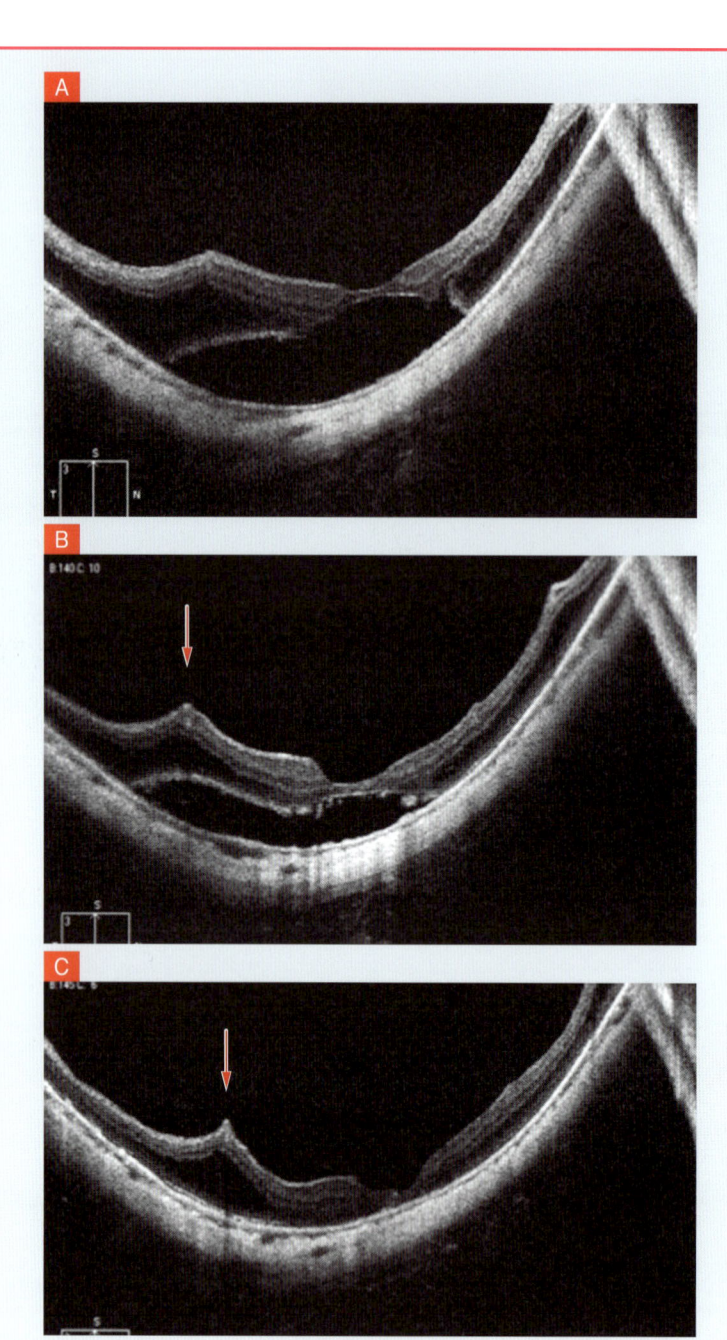

図4　強度近視に伴う黄斑剥離と網膜分離；図3の症例で黄斑剥離改善を目的に硝子体手術を実施

A. 垂直方向のOCT（術後1週）：網膜分離はやや改善しているが，黄斑剥離の範囲はやや拡大している．視力は0.06.
B. 垂直方向のOCT（術後2カ月）：網膜分離，黄斑剥離ともに減少している．網膜血管による牽引がある（赤矢印）．視力は0.09.
C. 垂直方向のOCT（術後5カ月）：黄斑剥離は消失している．網膜血管による牽引がある部位では網膜分離が残っている（赤矢印）．視力は0.1.

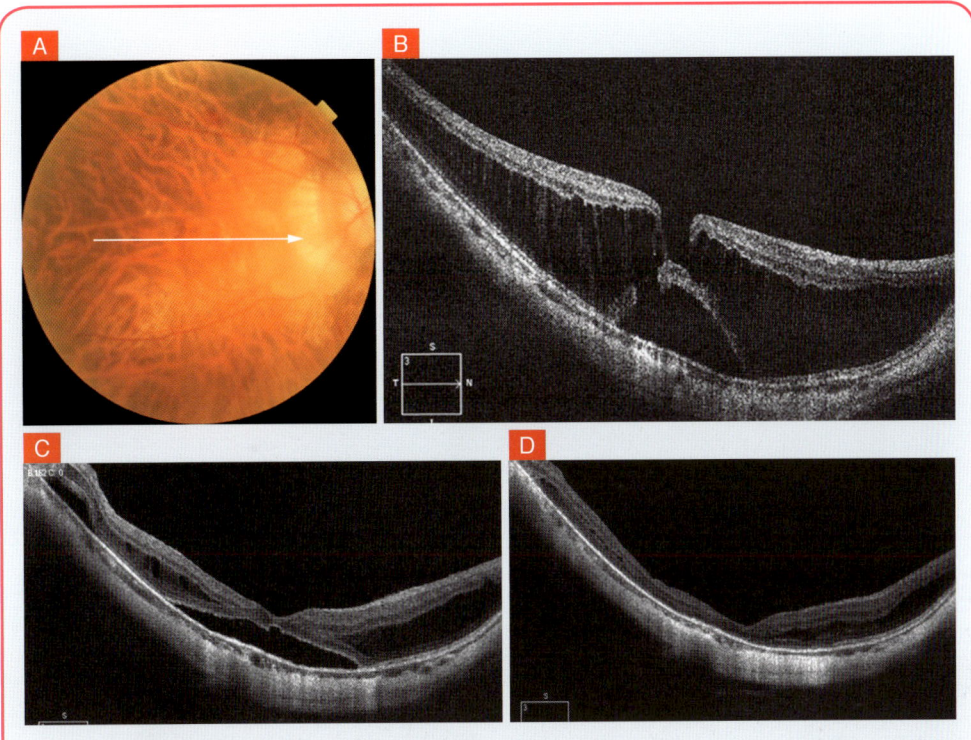

図5 強度近視に伴う黄斑剥離と網膜分離；42歳女性　視力0.4×−6.50D（屈折矯正手術後）
A. カラー眼底写真：眼底後極部に浮腫状の変化がある．
B. 水平方向のOCT（術前）：中心窩下には網膜剥離があるが黄斑円孔はない．その周囲の網膜分離内にはすじ状の組織がみられる．網膜分離部位ではIS/OSが描出されている．硝子体手術を実施した．
C. 水平方向のOCT（術後2カ月）：網膜剥離の範囲はやや拡大しているが，網膜分離は明らかに改善している．
D. 水平方向のOCT（術後5カ月）：網膜剥離と網膜分離はほぼ消失している．視力は0.4であった．

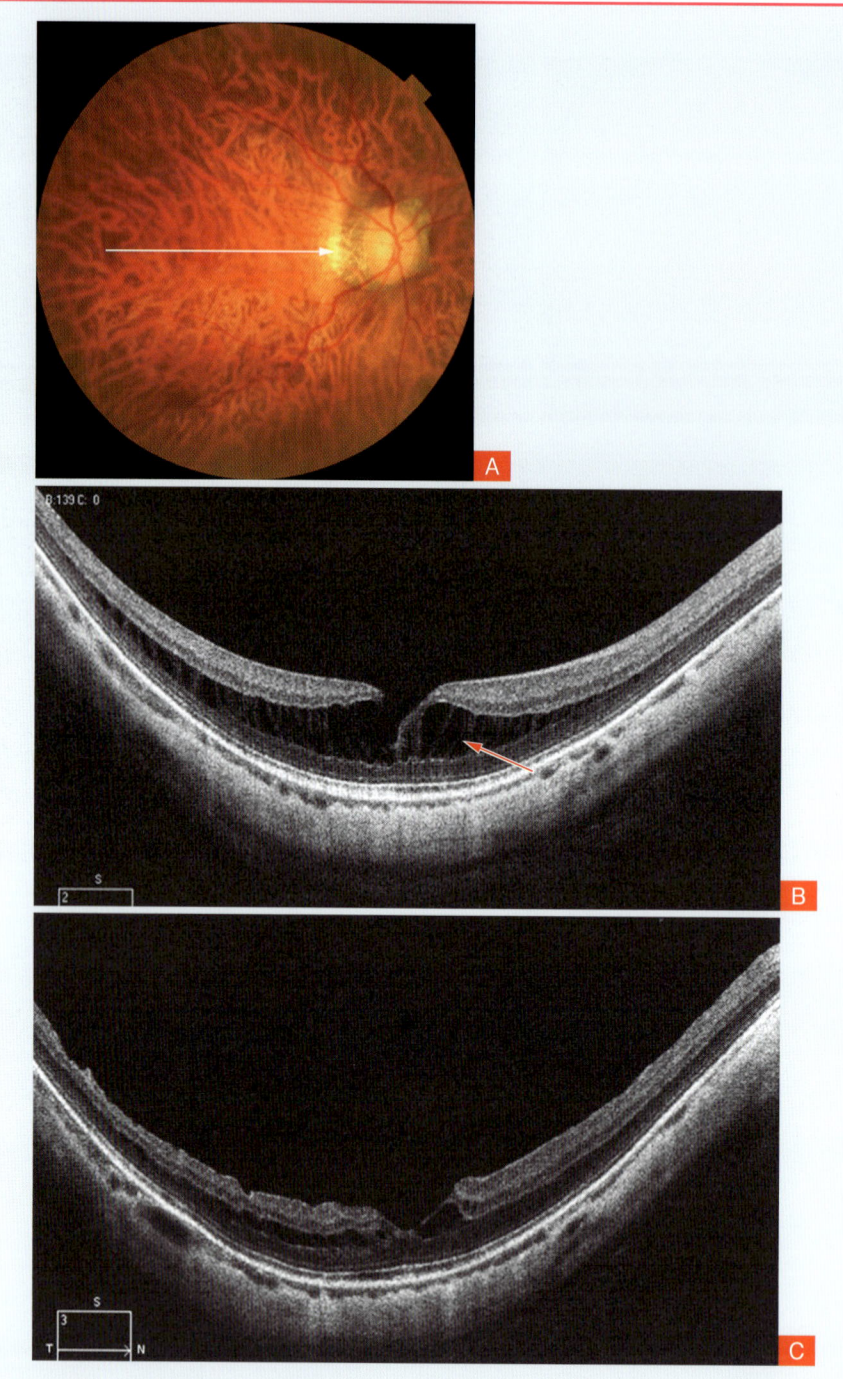

図6 強度近視に伴う黄斑分離；58歳女性　視力0.8×−13.00D
A. カラー眼底写真：眼底後極部には軽度のぶどう腫があるが，網膜分離ははっきりしない．
B. 水平方向のOCT：中心窩の陥凹はあるが，その周囲の外網状層に網膜分離がある．変視の訴えが強かったため硝子体手術を行った．
C. 水平方向のOCT：硝子体手術から5カ月後に視力は1.2に改善し，網膜分離も術前よりも減少している．

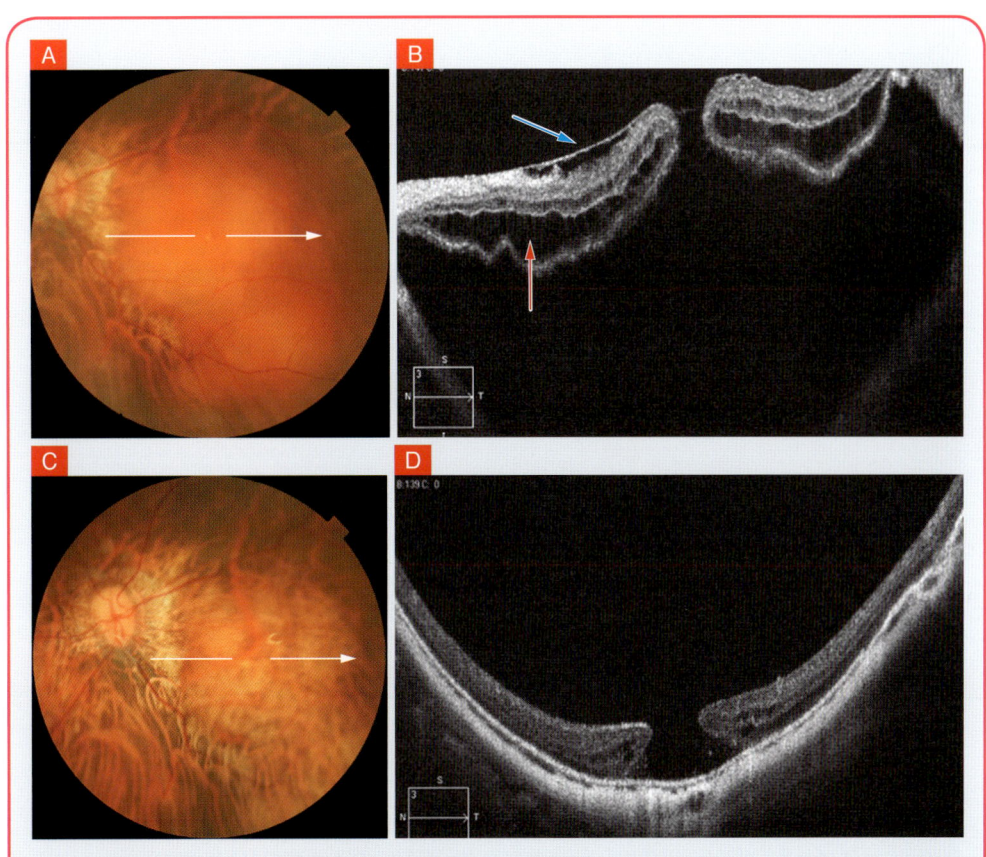

図7 強度近視に伴う黄斑円孔網膜剥離；63歳女性　視力0.4×−5.00D（白内障手術後）
A. カラー眼底写真（術前）：黄斑円孔とぶどう腫内に網膜剥離がある.
B. 水平方向のOCT（術前）：中心窩には円孔が形成され，黄斑表面に付着した硝子体皮質の一部が描出されている（青矢印）．外網状層には網膜分離もある（赤矢印）．
C. カラー眼底写真（術後3カ月）：網膜は復位しているが円孔は残存している．視力は0.1であった．
D. 水平方向のOCT（術後3カ月）：円孔周囲には網膜分離がわずかに残っている．

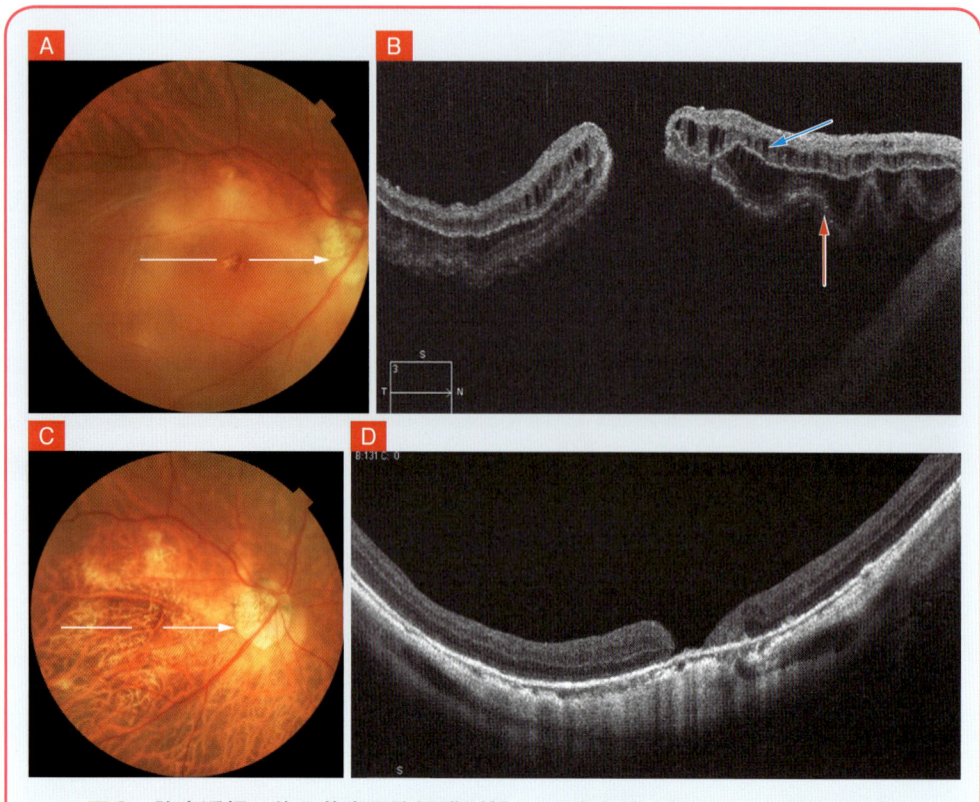

図8 強度近視に伴う黄斑円孔網膜剥離；77歳女性　視力0.04（矯正不能）
A. カラー眼底写真（術前）：黄斑円孔とぶどう腫内に網膜剥離がある．
B. 水平方向のOCT（術前）：円孔周囲には囊胞様変化が内顆粒層にあり（青矢印），外網状層にある網膜分離によって網膜外層は波打っている（赤矢印）．
C. カラー眼底写真（術後2カ月）：円孔を残して網膜は復位した．視力は0.1に改善した．
D. 水平方向のOCT（術後2カ月）：円孔周囲の囊胞様変化は消失している．

3 近視性脈絡膜新生血管

A 疾患概念

近視性の脈絡膜新生血管(choroidal neovascularization；CNV)は，網膜色素上皮の上に生じる2型のCNVで，強度近視眼の約10％に起こる[5]．lacquer cracksの関与もいわれている．

B 臨床像

黄斑下出血を伴うこともあり，変視や視力低下を自覚する．近視性CNVは自然退縮する傾向があるが，強い脈絡膜萎縮によって視力転帰が不良なこともある．近視性CNVに対する有効な治療法はなかったが，最近では抗VEGF抗体の硝子体内投与の有効性が報告されている．

C 検査所見

(1) 眼底所見
- 中心窩付近に黄白色の線維血管膜が観察される．ときにCNVの周囲に網膜下出血を伴う．
- フックス斑は黒褐色の色素沈着を伴う円形の隆起性瘢痕で，黄斑出血が吸収された後に生じる．

(2) フルオレセイン蛍光造影(FA)
- 2型のCNVであるため，造影初期から境界鮮明な過蛍光を呈する．CNVの活動性が高いと蛍光漏出が強い．

D OCTのポイント

- 近視性CNVは2型CNVであり，網膜色素上皮の上の中等度の反射塊として描出される(図9, 11)．
- 漿液性網膜剥離や網膜浮腫を伴うことがある(図9, 11)．
- 退縮したCNVはやや高反射となる(図10, 12)．

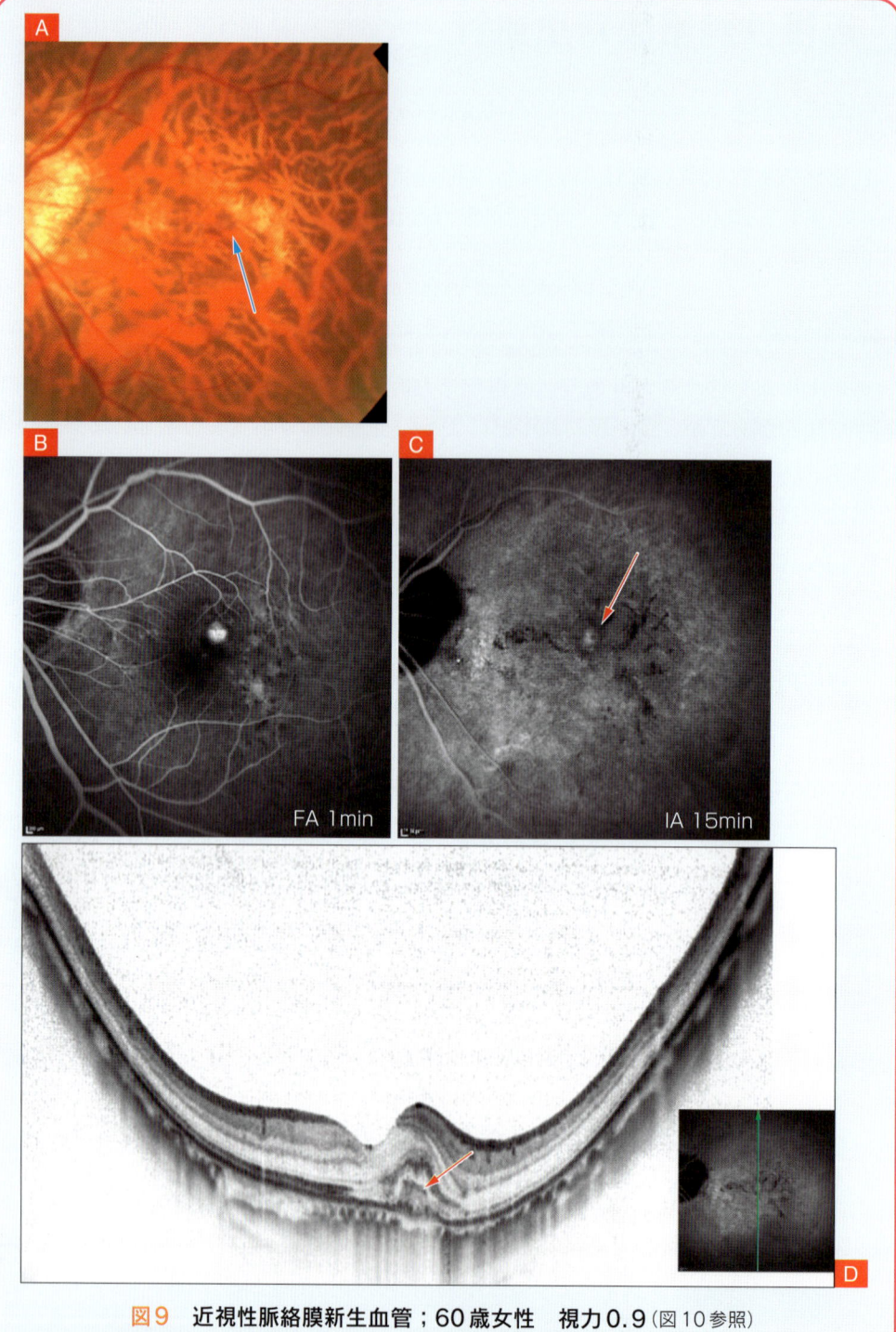

図9　近視性脈絡膜新生血管；60歳女性　視力0.9（図10参照）
A. カラー眼底写真：中心窩のやや上方に灰白色の脈絡膜新生血管がある（青矢印）．
B. FA：脈絡膜新生血管は過蛍光となっているが漏出は軽度である．
C. IA：脈絡膜新生血管は軽度の過蛍光となっている（赤矢印）．
D. 垂直方向のOCT：脈絡膜新生血管は，網膜色素上皮よりも上にあり，中等度の反射塊として描出されている（赤矢印）．

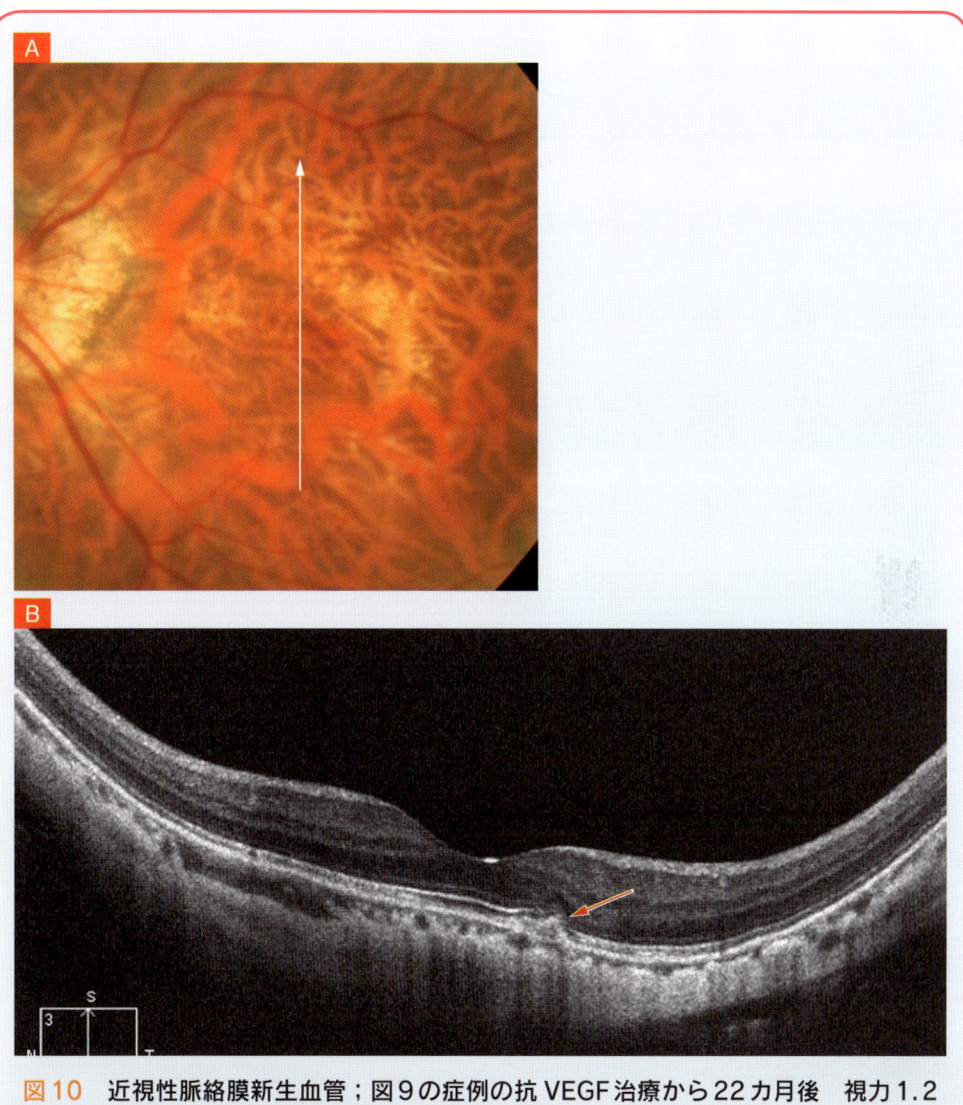

図10　近視性脈絡膜新生血管；図9の症例の抗VEGF治療から22カ月後　視力1.2
A．カラー眼底写真：脈絡膜新生血管はほぼ消失している．白線はOCTのスキャンラインを示す．
B．垂直方向のOCT：脈絡膜新生血管のあった部位ではIS/OSの断裂があるが，脈絡膜新生血管は瘢痕化している（赤矢印）．

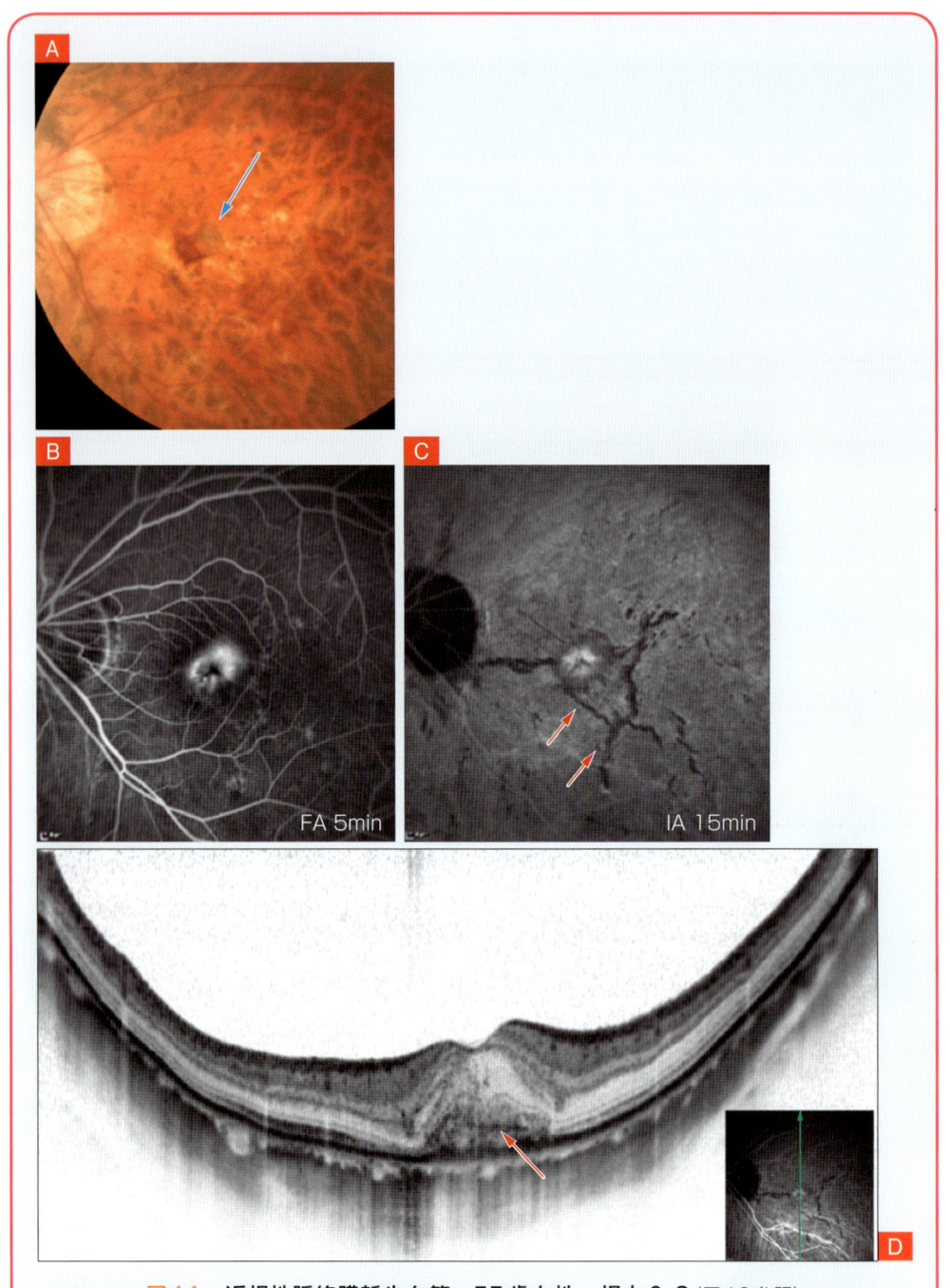

図11　近視性脈絡膜新生血管；55歳女性　視力0.3（図12参照）
A. カラー眼底写真：中心窩付近に網膜下出血を伴う灰白色の脈絡膜新生血管がある（青矢印）．
B. FA：脈絡膜新生血管からの蛍光漏出がある．
C. IA：lacquer crack lesion（赤矢印）が低蛍光を示している．
D. 垂直方向のOCT：脈絡膜新生血管は，網膜色素上皮よりも上にあり，中等度の反射塊として描出されている（赤矢印）．

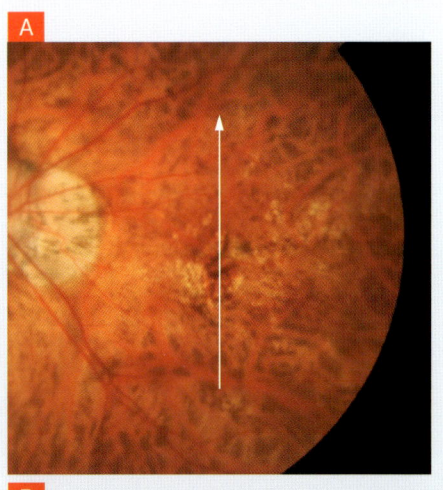

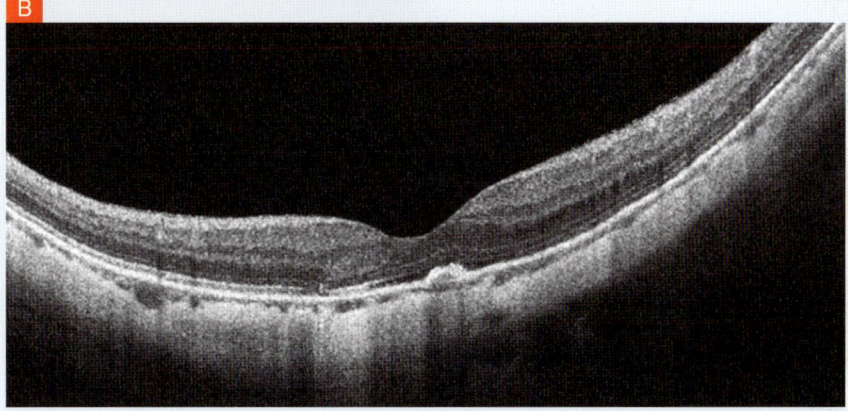

図12 近視性脈絡膜新生血管；図11の症例の抗VEGF治療から15カ月後 視力0.9
A. カラー眼底写真：軽度の網膜色素上皮の萎縮があるが脈絡膜新生血管は消失している．白線はOCTのスキャンラインを示す．
B. 垂直方向のOCT：脈絡膜新生血管はほぼ消失している．

文献

1) Takano M, Kishi S：Foveal retinoschisis and retinal detachment in severely myopic eyes with posterior staphyloma. Am J Ophthalmol 128：472-476, 1999
2) Baba T, Ohno-Matsui K, Futagami S et al：Prevalence and characteristics of foveal retinal detachment without macular hole in high myopia. Am J Ophthalmol 135：338-342, 2003
3) Kanda S, Uemura A, Sakamoto Y et al：Vitrectomy with internal limiting membrane peeling for macular retinoschisis and retinal detachment without macular hole in highly myopic eyes. Am J Ophthalmol 136：177-180, 2003
4) Kobayashi H, Kishi S：Vitreous surgery for highly myopic eyes with foveal detachment and retinoschisis. Ophthalmology 110：1702-1707, 2003.
5) Ohno-Matsui K, Yoshida T, Futagami S et al：Patchy atrophy and lacquer cracks predispose to the development of choroidal neovascularisation in pathological myopia. Br J Ophthalmol 87：570-573, 2003

VIII 変性と先天異常

疾患別 OCT 所見の読み方

Access Point

▶ 各疾患における特有の網膜断層像から病態を理解する．
▶ 網膜厚マップで病変の範囲やパターンを確認する．

1 網膜色素変性

A 疾患概念

　網膜色素変性は，網膜の視細胞・色素上皮細胞が原発的に広範囲に侵される遺伝性疾患群である．遺伝形式は多彩で孤発例も多い．

B 臨床像

　杆体機能障害が先行し，それによる進行性の夜盲と周辺視野障害が主要症状となりやすい．進行すると錐体機能も低下して視力が低下する．

C 検査所見

（1）眼底所見
- 典型例では，網膜血管の狭細化・網膜萎縮・骨小体様色素沈着がある．
- 嚢胞様黄斑浮腫がみられることもある．

（2）ERG 所見
- フラッシュ ERG は著明に低下する．
- 杆体応答はほぼ消失し，錐体反応は減弱する．

（3）眼底自発蛍光
- 網膜色素上皮細胞内のリポフスチン密度の減少によって自発蛍光が減少する．

D OCT のポイント

（1）視細胞外節の変性により視細胞外節内節接合部 (IS/OS) が消失 (図1〜4)
- 検眼鏡では網膜が正常にみえても IS/OS が消失していることがある．
- IS/OS の消失部位では，やがて視細胞本体も変性するため，外顆粒層の低反射

も消失し網膜外層が薄くなる．
(2) OCTの測定光が網膜色素上皮の変性部位では過剰に透過
- 脈絡膜の反射が正常よりも強くなる（図4）．
(3) 囊胞様黄斑浮腫の囊胞様変化は主に内顆粒層・外網状層に存在（図2）

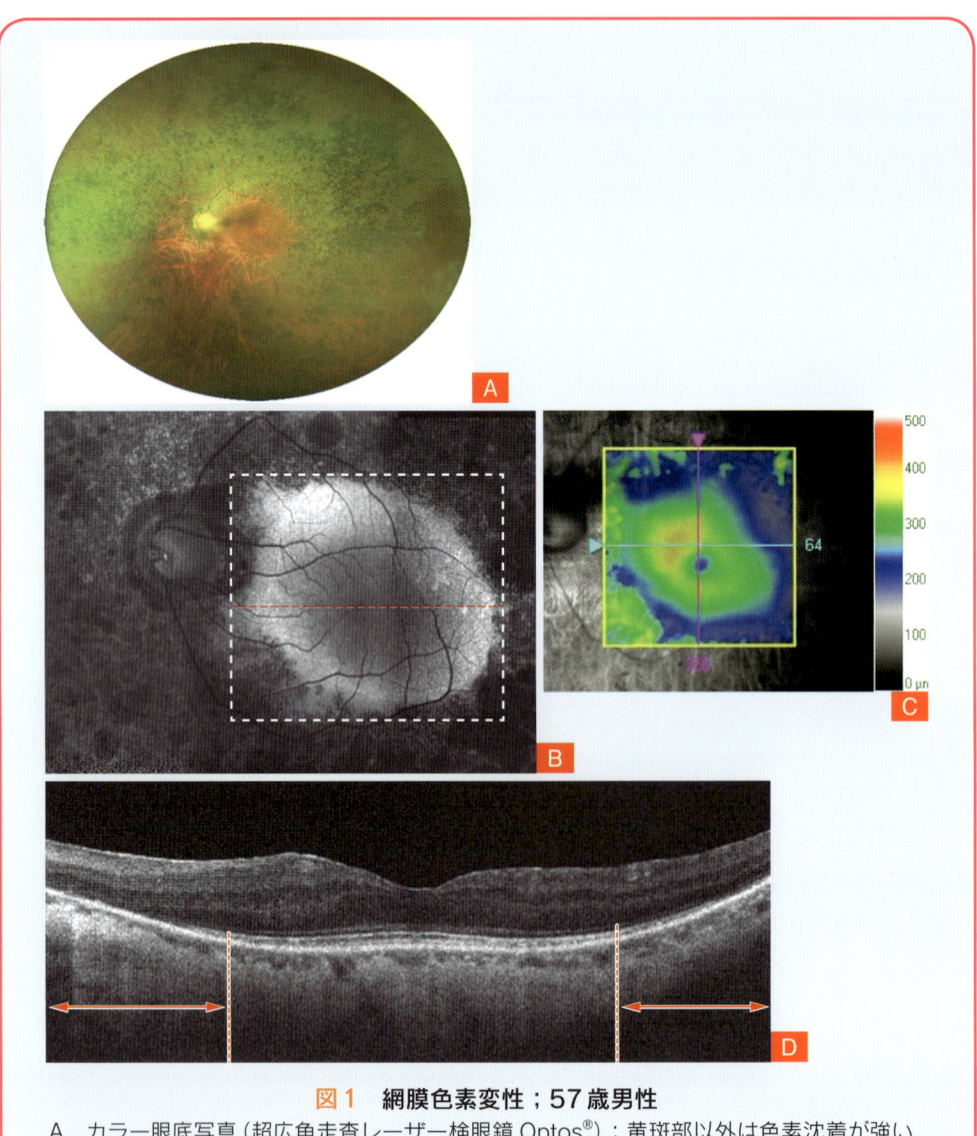

図1　網膜色素変性；57歳男性
A. カラー眼底写真（超広角走査レーザー検眼鏡 Optos®）：黄斑部以外は色素沈着が強い．
B. 眼底自発蛍光：黄斑部の周囲は網膜色素上皮の障害によるリポフスチンの低下によって自発蛍光が減少している（赤点線はOCTのスキャンライン，白点線は網膜厚マップの範囲を示す）．
C. 網膜厚カラーマップ：黄斑周囲は網膜が不規則に菲薄化している．眼底自発蛍光が低蛍光ではない部位でも網膜が薄くなっている．
D. 水平方向のOCT：黄斑の周辺ではIS/OSがほぼ消失している（赤矢印）．

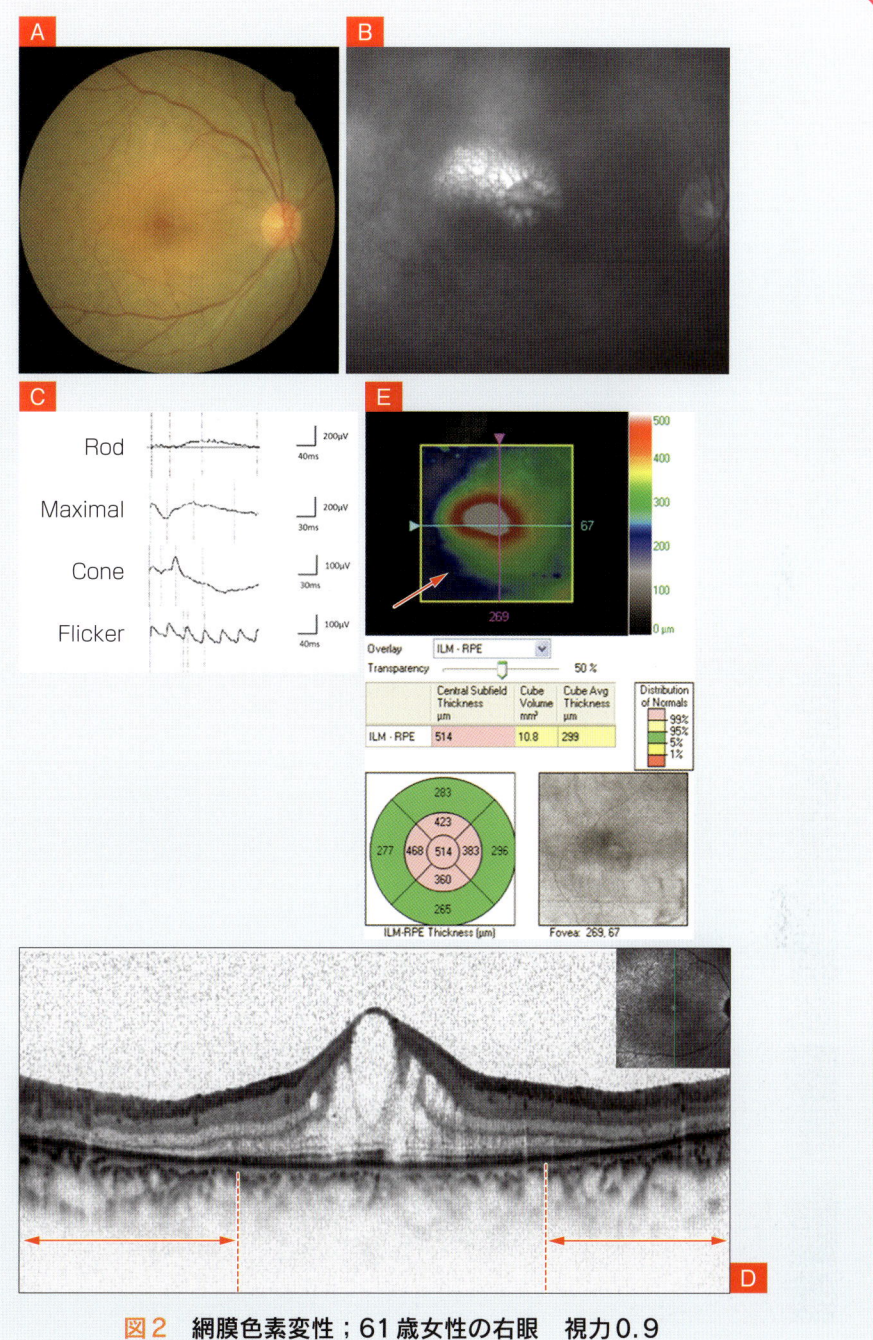

図2 網膜色素変性；61歳女性の右眼　視力0.9

A. カラー眼底写真：囊胞様黄斑浮腫がある．
B. FA：蛍光色素の貯留によって囊胞様黄斑浮腫が過蛍光となっている．
C. ERG：杆体反応が著明に低下している．
D. 垂直方向のOCT：中心窩に囊胞様変化があるが，黄斑のIS/OSは保たれている．黄斑の周辺ではIS/OS・外顆粒層・外網状層がほぼ消失している（赤矢印）．
E. 網膜厚カラーマップ：囊胞様黄斑浮腫によって黄斑は厚くなっているが，耳側は網膜が薄くなっている（赤矢印）．

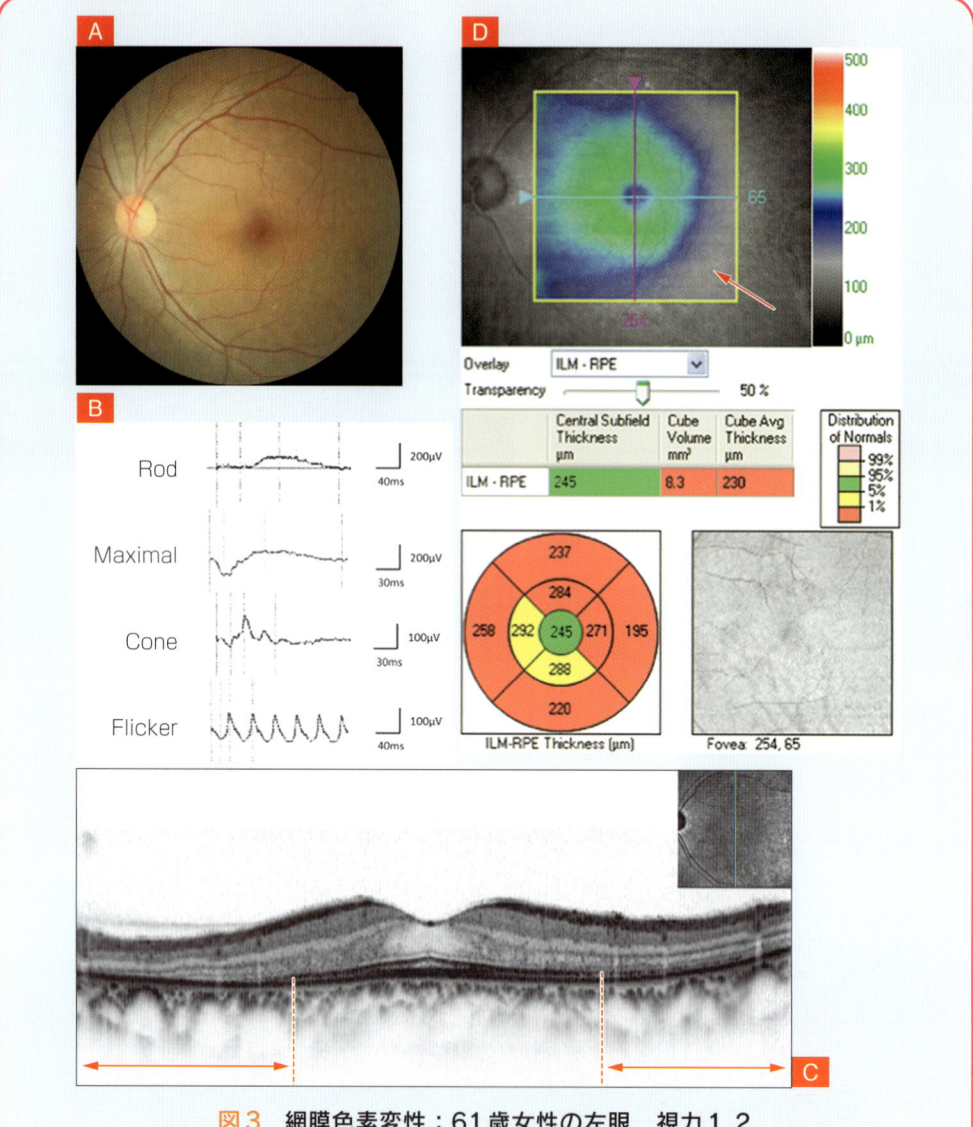

図3　網膜色素変性；61歳女性の左眼　視力1.2

A．カラー眼底写真：一見正常であるが，黄斑部よりも周囲の網膜はやや灰色がかっている．
B．ERG：杆体反応の低下がある．
C．垂直方向のOCT：黄斑部周辺の網膜はIS/OS・外顆粒層・外網状層がほぼ消失している（赤矢印）．
D．網膜厚カラーマップ：網膜外層の消失により黄斑部周囲の網膜は菲薄化している（赤矢印）．

図4 **網膜色素変性；52歳女性の右眼　視力0.6**
A. カラー眼底写真：眼底全体が粗造である．
B. ERG：杆体反応・錐体反応ともに低下している．
C. 垂直方向のOCT：黄斑部全体のIS/OS・外顆粒層・外網状層がほぼ消失している．網膜や網膜色素上皮の萎縮によって脈絡膜や強膜の反射が強くなっている．
D. 網膜厚カラーマップ：後極部の網膜は菲薄化している．

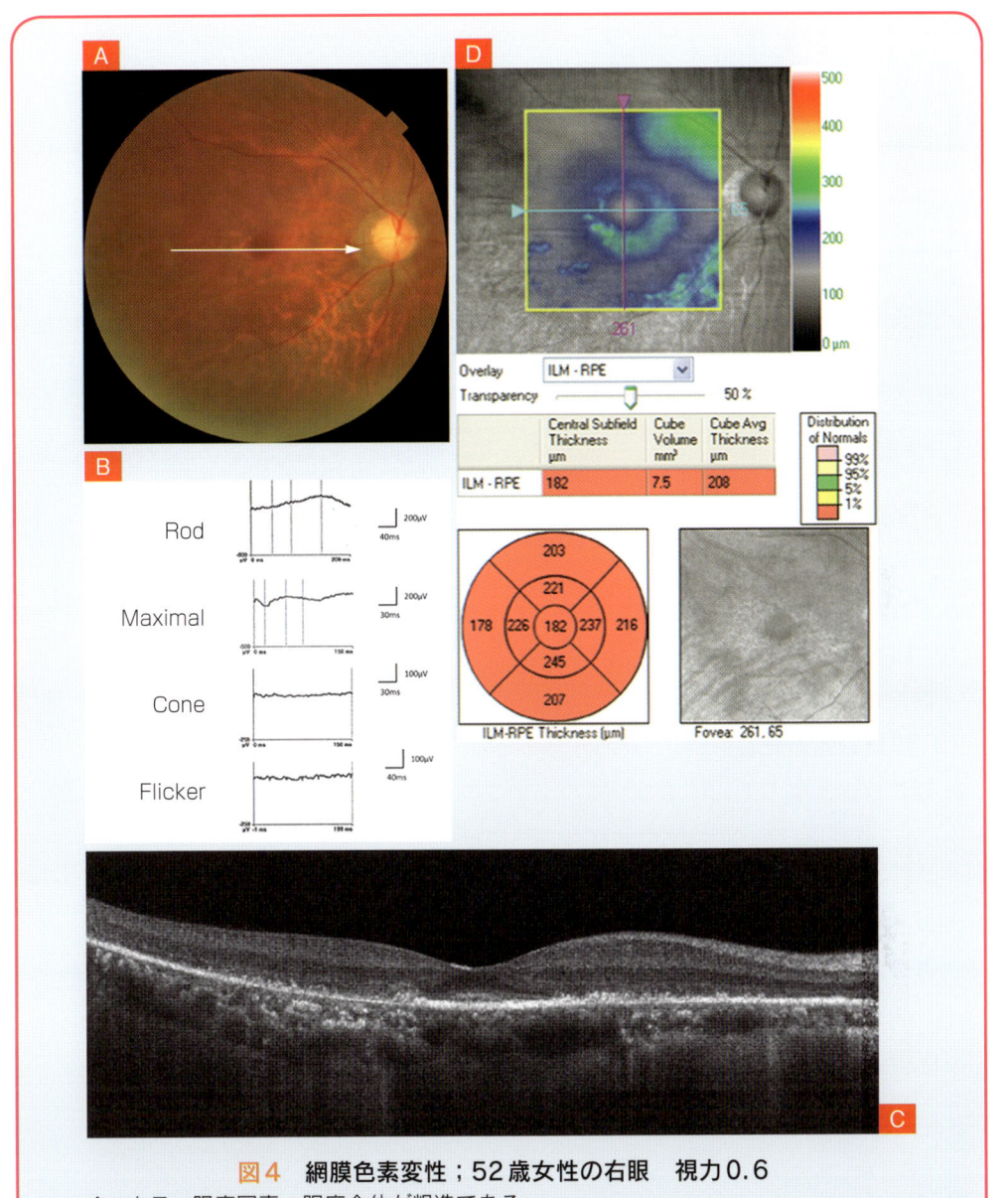

2 錐体ジストロフィ

A 疾患概念

　錐体機能だけが著しく障害され，進行性の視力低下・色覚異常をきたす遺伝性の疾患である．すべての遺伝形式が含まれる．杆体機能はほぼ保たれる．

B 臨床像

　発症年齢は若年者から60歳代までさまざまで，最終的には0.1前後の視力に低下する．

C 検査所見

（1）眼底所見
- 黄斑所見は，軽度の異常から標的病巣（bull's eye maculopathy）を示すものまである．

（2）ERG
- 錐体応答は著しく減弱する．

（3）眼底自発蛍光
- 網膜色素上皮の萎縮によるリポフスチン減少によって自発蛍光は減少する．

D OCTのポイント

（1）黄斑のIS/OSが消失（図5）
- 黄斑が正常にみえてもIS/OSが消失することもある．
- 外顆粒層も菲薄化または消失するため網膜が薄くなる．

（2）網膜色素上皮の萎縮による脈絡膜の高反射

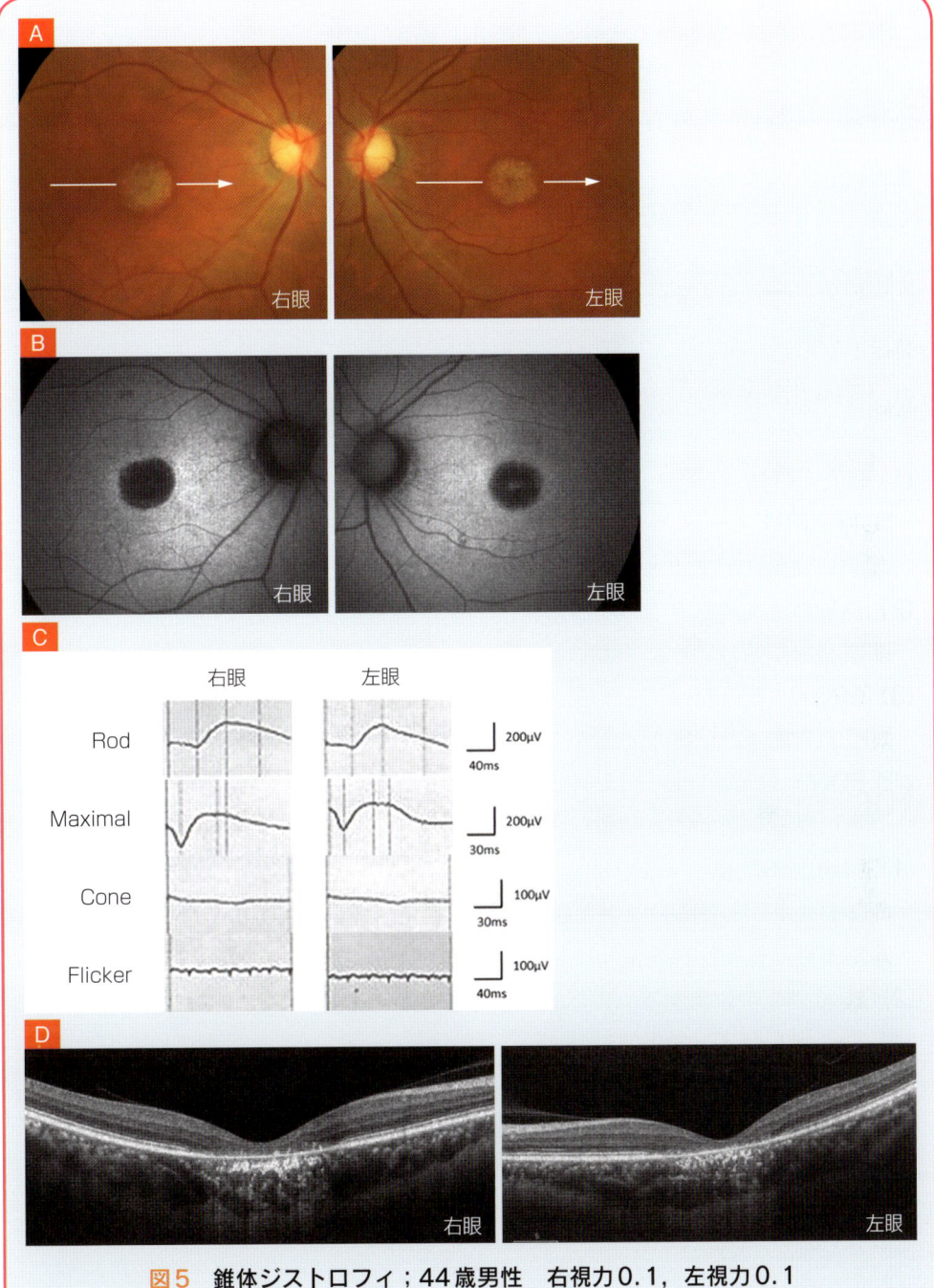

図5 錐体ジストロフィ；44歳男性　右視力0.1，左視力0.1

A. カラー眼底写真：両眼ともに黄斑変性によって標的病巣（bull's eye maculopathy）となっている．点線はOCTのスキャンラインを示す．
B. 眼底自発蛍光：病変部位では，網膜色素上皮の萎縮によって自発蛍光が減少している．
C. 網膜電図：錐体応答とフリッカーの振幅は著しく減弱している．
D. 水平方向のOCT：黄斑では，網膜色素上皮の萎縮により脈絡膜が通常よりも高反射となり，IS/OSや網膜外層は消失している．

3 Stargardt病

A 疾患概念

　Stargardt病は常染色体劣性を示す黄斑ジストロフィである．ABCA4遺伝子の異常によってリポフスチンの主な要素であるジ・レチノイド・ピリディニアムエサノラミン（A2E）が網膜色素上皮に蓄積し，細胞障害を起こすと考えられている．

B 臨床像

10～30歳代に両眼性に発症し視力が低下し，最終的には0.1前後になる．

C 検査所見

(1) 眼底所見
- 初期には眼底所見に乏しく，詐病を疑われることがある．
- 楕円形の黄斑萎縮とその周囲に散在するfleck（黄白色の斑点）が特徴的である．
- 黄斑萎縮が進行するとbull's eye様になる．

(2) ERG
- 進行例を除きほぼ正常である．

(3) EOG
- 軽度の異常を示すことが多い．

(4) 眼底自発蛍光
- リポフスチンの沈着によって眼底の背景蛍光は全体的に明るくなる．
- 黄斑萎縮部位では自発蛍光は欠損する．
- fleckは蛍光が増強するものと低下するものがある．

(5) フルオレセイン蛍光造影（FA）
- dark choroidが特徴的である．これは網膜色素上皮内に沈着したリポフスチンが脈絡膜の背景蛍光をブロックするために起こる．
- 黄斑萎縮やfleckの部位では網膜色素上皮のwindow defectによって過蛍光になる．

D OCTのポイント（図6, 7）

(1) 黄斑萎縮部ではIS/OSが消失
- IS/OSの消失に一致して外顆粒層も菲薄化または消失する．
- 網膜色素上皮の萎縮が進行すると脈絡膜の反射が強くなる．

(2) fleckは網膜色素上皮の隆起として描出

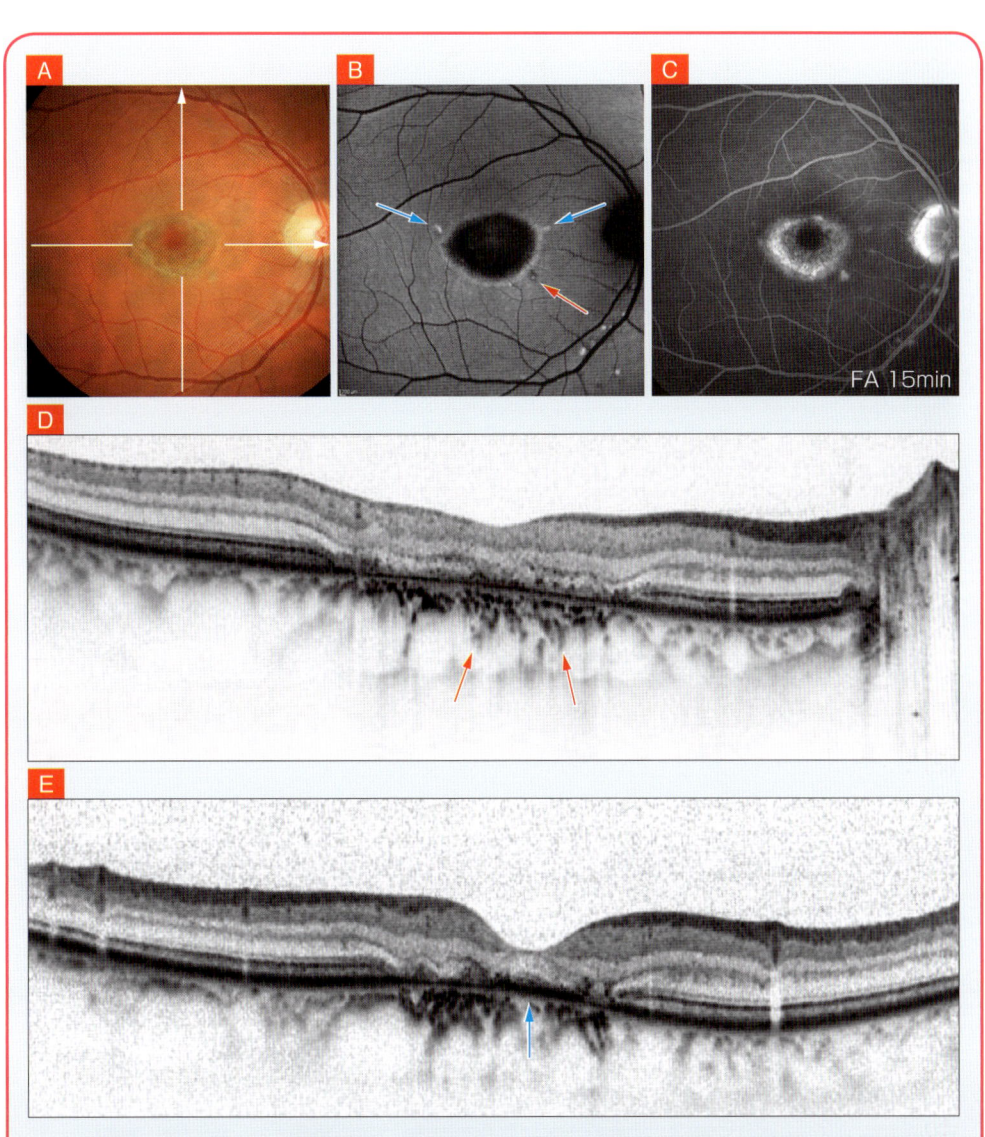

図6 Stargardt病；38歳男性の右眼　視力0.9　ERGは正常，EOGでL/D比低下
（図7参照）
A. カラー眼底写真：黄斑には楕円形の萎縮病巣と，その周囲に数個の黄白色の斑点（fleck）がある．
B. 眼底自発蛍光：背景蛍光は明るくなっている．黄斑萎縮の部位は低蛍光となっているが，fleckは過蛍光を示すもの（青矢印）と低蛍光を示すもの（赤矢印）がある．
C. FA（後期）：dark choroidを呈しているが，黄斑萎縮とfleckはwindow defectによって過蛍光になっている．
D. 水平方向のOCT：中心窩のやや下方の網膜断面である．黄斑萎縮の部位では，IS/OS，外境界膜，外顆粒層，外網状層の一部が消失している．網膜色素上皮の萎縮のため脈絡膜が高反射となっている（赤矢印）．
E. 垂直方向のOCT：水平方向のOCTとほぼ同様の所見であるが，中心窩では網膜色素上皮の萎縮が軽度である（青矢印）．

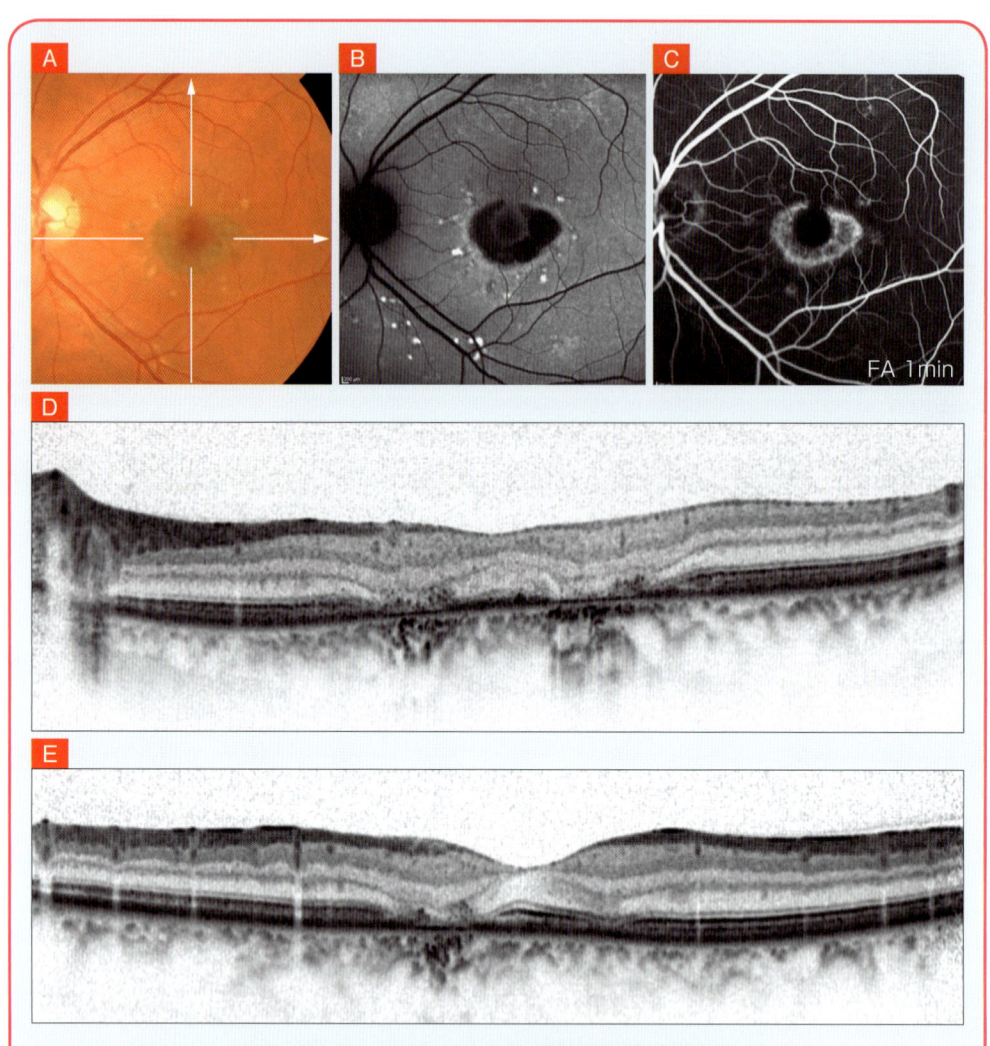

図7 Stargardt病；図6の症例の左眼　視力1.2
A. カラー眼底写真：黄斑萎縮の周囲のfleckは右眼よりも多い．
B. 眼底自発蛍光：全体的に背景蛍光は強くなっている．黄斑萎縮はドーナツ状に低蛍光となっている．fleckの多くは過蛍光を示している．
C. FA（初期）：黄斑萎縮部位はドーナツ状に過蛍光となっている．
D. 水平方向のOCT：中心窩のやや下方の網膜断面である．黄斑萎縮に一致して，IS/OS，外境界膜，外顆粒層，外網状層の一部が消失している．
E. 垂直方向のOCT：中心窩の下方では網膜色素上皮が萎縮して網膜外層が消失している．中心窩は網膜色素上皮，IS/OSともに保たれている．

4 若年網膜分離症

A 疾患概念

X染色体劣性遺伝の形式をとる．両眼性で黄斑に車軸様網膜分離が起こる．

B 臨床像

学童期から視力が低下することが多い．進行は緩徐であるが治療法はない．硝子体手術が有効であったとの報告がある[1]．

C 検査所見

(1) 眼底所見
- 黄斑の網膜分離は車軸状に見える．周辺部の網膜分離は約50％の症例にある．

(2) ERG
- フラッシュERGでは，a波振幅はほぼ正常であるが，b波は著しく減弱し，陰性b波を示す．杆体応答・錐体応答ともに減弱する．

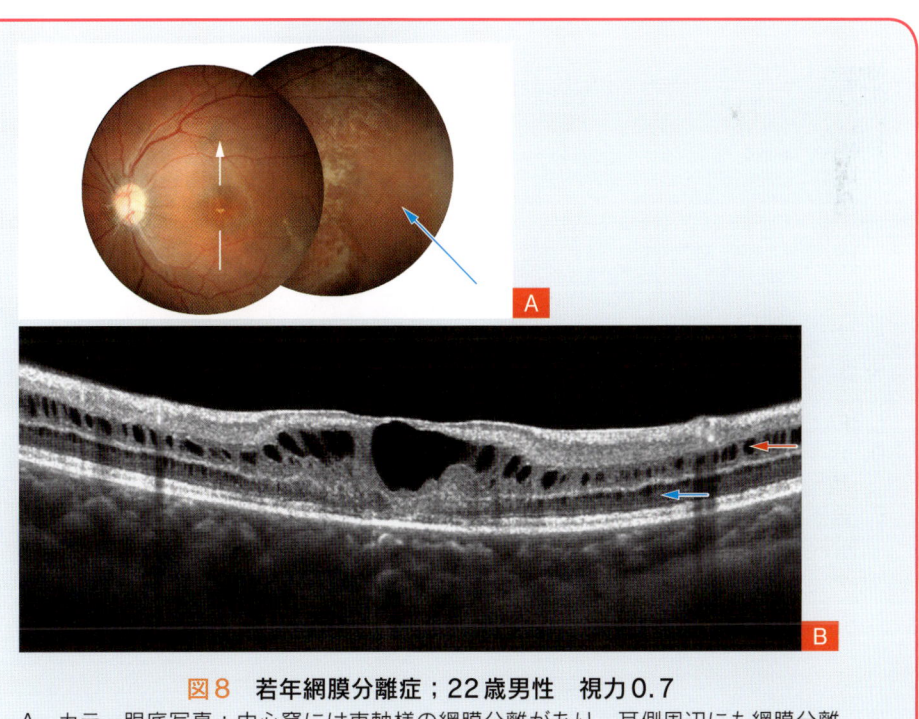

図8 若年網膜分離症；22歳男性　視力0.7
A．カラー眼底写真：中心窩には車軸様の網膜分離があり，耳側周辺にも網膜分離がある（青矢印）．
B．垂直方向のOCT：中心窩とその周囲に囊胞様の網膜分離がある．網膜分離は主に内顆粒層（赤矢印）と外網状層（青矢印）にある．中心窩付近ではIS/OSが不整になっており，外顆粒層や外網状層が薄くなっている．

D OCTのポイント（図8, 9）

- 中心窩を中心に囊胞様変化がある．
- 囊胞様変化は主に内顆粒層にあるが，外網状層にもある．
- IS/OSは不整となることもある．
- 外顆粒層と外網状層は薄くなっている．

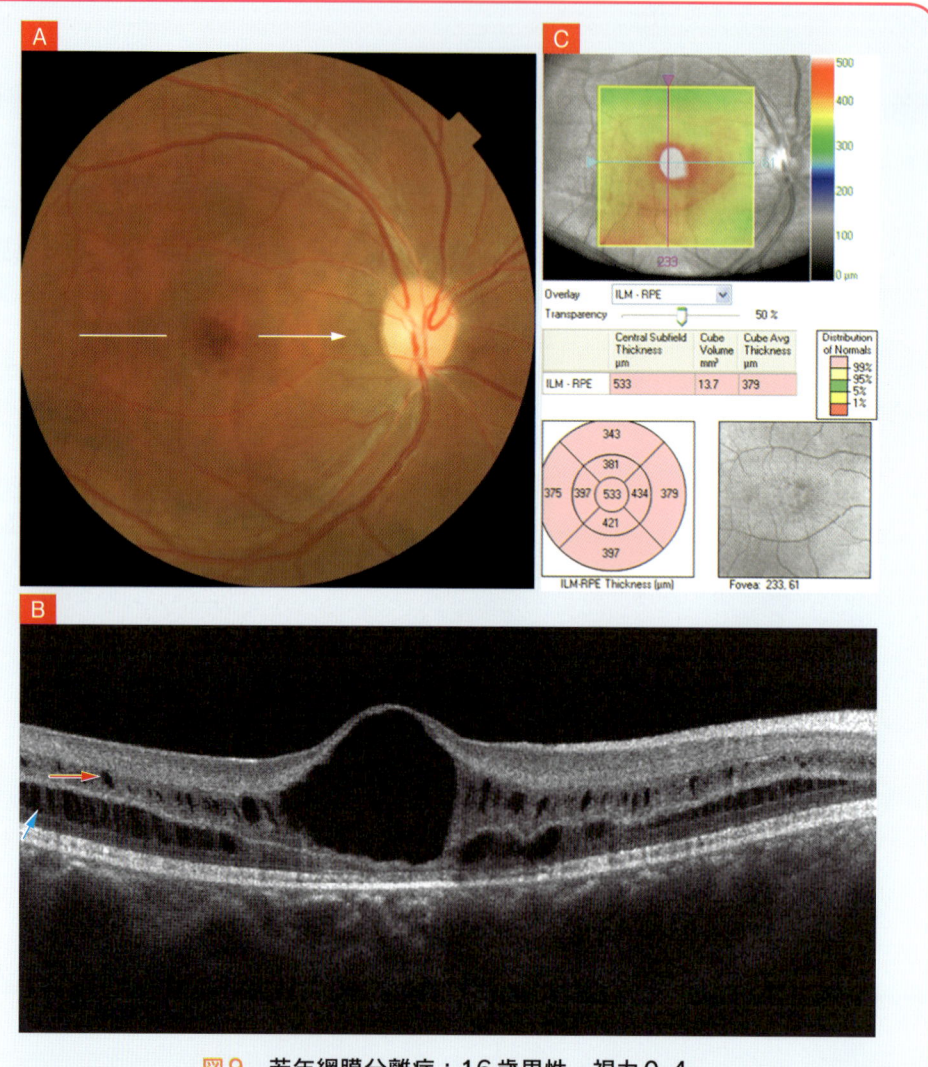

図9　若年網膜分離症；16歳男性　視力0.4
A. カラー眼底写真：中心窩には車軸様の網膜分離がある．点線はOCTのスキャンラインを示す．
B. 水平方向のOCT：中心窩に大きな囊胞様変化があり，その周囲では内顆粒層（赤矢印）と外網状層（青矢印）に囊胞様変化がある．中心窩付近ではIS/OSが不整になっている．
C. 網膜厚カラーマップ：黄斑の網膜は囊胞様変化によって厚くなっている．

5 卵黄様黄斑ジストロフィ

A 疾患概念

　卵黄様黄斑ジストロフィ（vitelliform macular dystrophy, Best disease）は，カルシウムイオン感受性塩素イオンチャンネル蛋白（ベストロフィン）をコードする*VMD2*遺伝子の異常で起こる．遺伝形式は常染色体優性遺伝を示す．ベストロフィンは網膜色素上皮細胞の基底膜に局在しており，視細胞や網膜色素上皮の機能維持のために重要な働きをする．網膜下に代謝産物が蓄積し，黄斑が卵黄様の所見を呈するが，眼底所見は経過とともに変化する．

B 臨床像

　学童期に視力が低下することが多いが，成人後に視力が低下することもある．病期の進行に伴って，前卵黄期・卵黄期・偽蓄膿期・炒り卵期・萎縮期・瘢痕＋脈絡膜新生血管のように変化する．

C 検査所見

(1) 眼底所見
- 前卵黄期：眼底にほとんど異常をみとめない．
- 卵黄期：中心窩の網膜下に卵黄様物質（リポフスチン）が沈着して，直径1～5mmの卵黄様隆起が起こる．
- 偽蓄膿期：卵黄様物質が網膜下腔の下方に沈下した結果，前房蓄膿のように見える．
- 炒り卵期：卵黄様物質がまだらになった状態になる．
- 萎縮期：卵黄様物質はなくなり黄斑萎縮が起こる．

(2) ERG
- ほぼ正常である．

(3) EOG：
- ほぼ全例でL/D比が低下する．

(4) 眼底自発蛍光
- リポフスチンの沈着によって自発蛍光は増加する．黄斑萎縮になると自発蛍光は減少する．

D OCTのポイント

(1) 卵黄期（図10）
- 中心窩の網膜下に沈着した卵黄様物質は中等度の反射を示す．
- 卵黄様物質によって測定光がブロックされるため，網膜色素上皮は低反射になる．

(2) 偽蓄膿期（図11）
- 垂直方向でスキャンすると，下方に沈下した卵黄様物質は中等度の反射を示すが，上方では卵黄様物質が吸収され部分的に低反射となる．

(3) 炒り卵期（図12）
- 網膜下にあった卵黄様物質は吸収され平坦になる．
- 残った卵黄様物質はまだらな反射を示す．
- IS/OSが欠損することもある．

(4) 萎縮期（図13）
- 卵黄様物質があった部位ではIS/OSや網膜色素上皮が消失する．

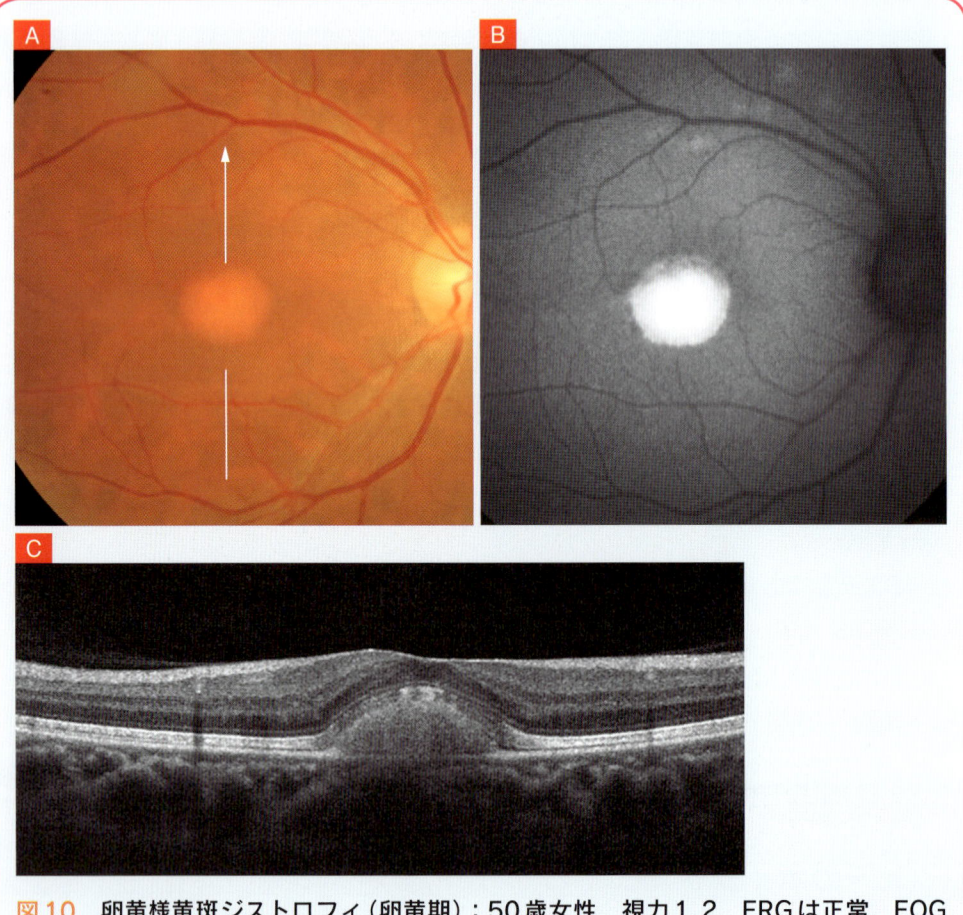

図10 卵黄様黄斑ジストロフィ（卵黄期）；50歳女性　視力1.2．ERGは正常，EOGでL/D比低下（図11，12参照）
A. カラー眼底写真：黄斑に卵黄様物質が貯留している．
B. 眼底自発蛍光：卵黄様物質は過蛍光となっている．
C. 垂直方向のOCT：中等度の反射を示す卵黄様物質は神経網膜と網膜色素上皮の間に貯留している．

卵黄様黄斑ジストロフィ　171

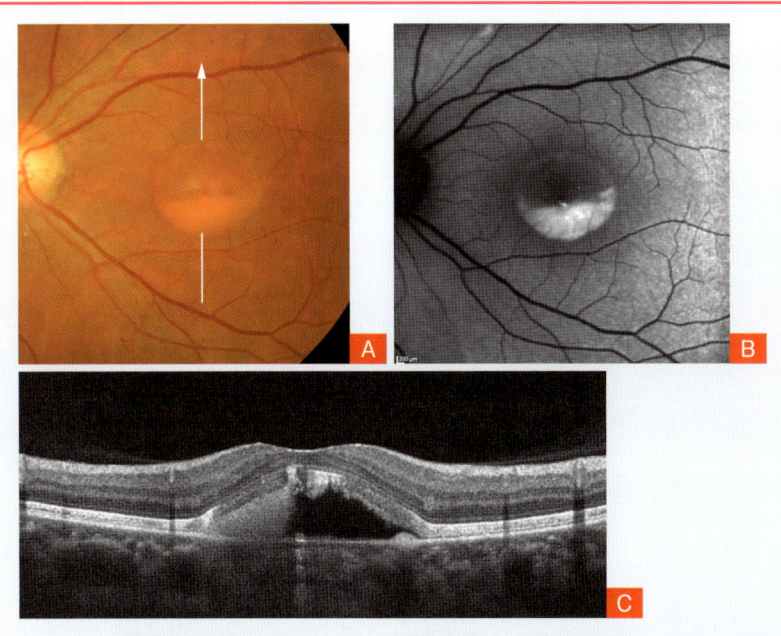

図11　卵黄様黄斑ジストロフィ（偽蓄膿期）；図10の症例の左眼　視力0.7
A．カラー眼底写真：黄斑の卵黄様物質は下方に沈下し，ニボーを作っている．
B．眼底自発蛍光：沈下した卵黄様物質が過蛍光となっている．
C．垂直方向のOCT：沈下した卵黄様物質は中等度の反射となっている．

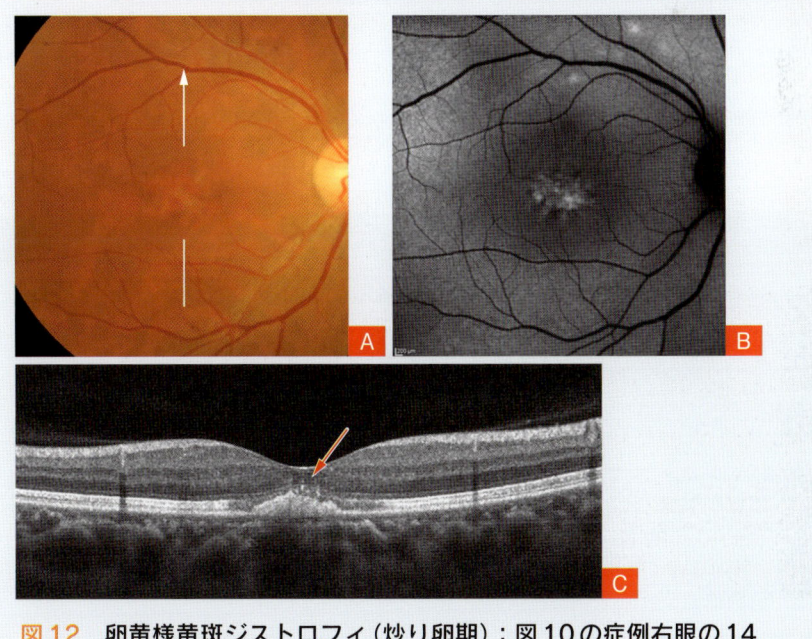

図12　卵黄様黄斑ジストロフィ（炒り卵期）；図10の症例右眼の14カ月後　視力1.0
A．カラー眼底写真：黄斑の卵黄様物質はまだらになっている．
B．眼底自発蛍光：卵黄様物質の過蛍光もまだらになっている．
C．垂直方向のOCT：中等度の反射を示す卵黄様物質の一部は，外境界膜よりも内層にあり点状の反射となっている（赤矢印）．

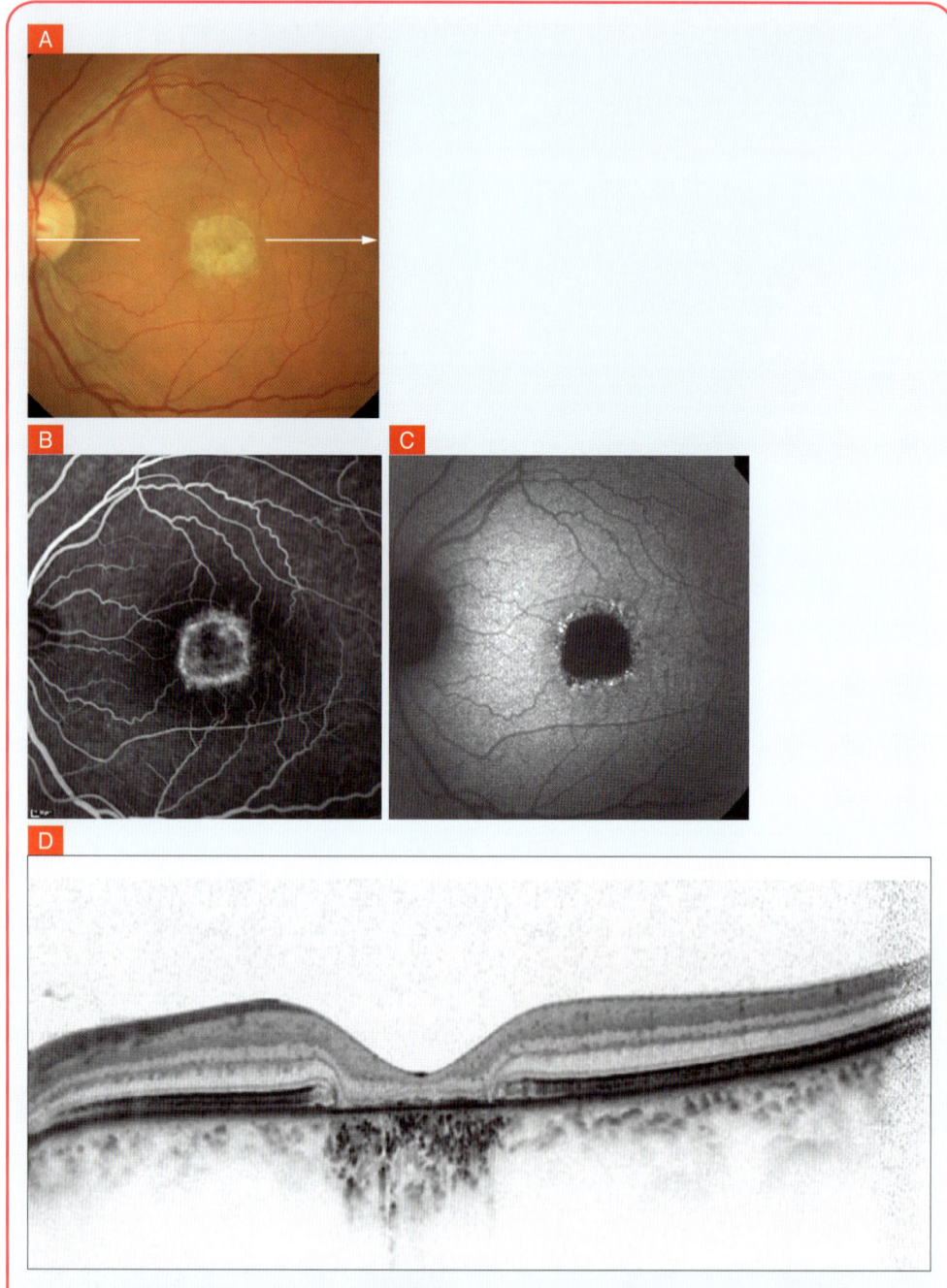

図13 卵黄様黄斑ジストロフィ（萎縮期）；51歳男性　視力0.4　ERGは正常，EOGでL/D比低下

A. カラー眼底写真：黄斑は萎縮している．
B. FA：黄斑萎縮部位は window defect によって過蛍光となっている．
C. 眼底自発蛍光：黄斑萎縮部位は低蛍光となっている．
D. 水平方向のOCT：黄斑萎縮部位では外網状層よりも外層の網膜が消失し，網膜色素上皮の萎縮によって脈絡膜の反射が亢進している．

6 視神経乳頭ピット黄斑症候群

A 疾患概念

　視神経乳頭ピットは視神経乳頭耳側縁の円形ないし楕円形の陥凹で，眼胚裂閉鎖不全に起因する先天異常と考えられている．視神経乳頭ピットに隣接する網膜外層に液体貯留あるいは網膜分離が起こり，さらに黄斑剥離に進行する．網膜内や網膜下の液体の由来は，硝子体液・脳脊髄液など諸説ある．

B 臨床像

　黄斑剥離が起こると視力が低下する．黄斑剥離に対し硝子体手術が有効であると報告されている[2]．

C 検査所見

（1）眼底所見
- 視神経乳頭は，ピットを含んでおり，正常よりも大きい．
- ピットは通常，視神経乳頭の耳側にある．
- 45％に黄斑剥離が起こる．

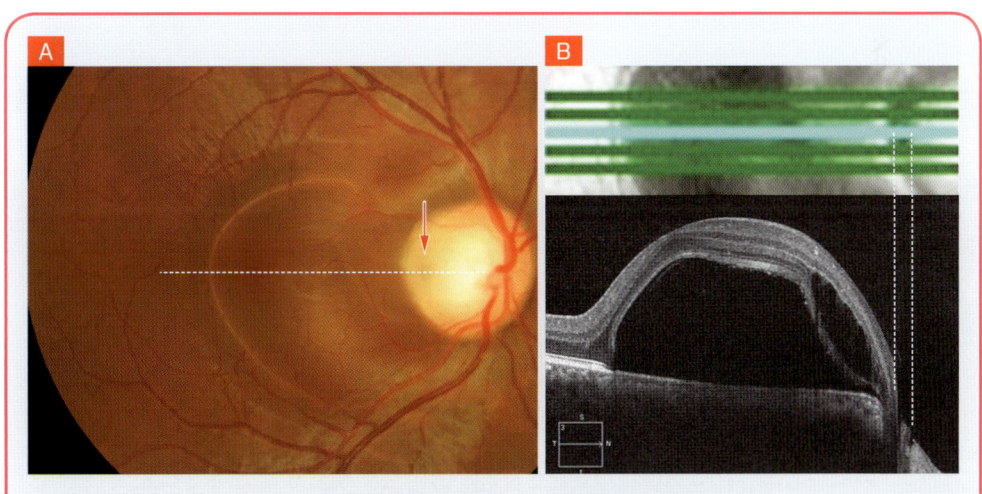

図14　ピット黄斑症候群；28歳男性　視力1.2
A．カラー眼底写真：視神経乳頭の縁から黄斑にかけて網膜剥離がある．視神経乳頭の耳側縁に不鮮明だが灰白色のピットがある（赤矢印）．
B．水平方向のOCT（上部は実際のスキャンを示すモニター画像）：網膜剥離が主体であるが，乳頭黄斑間の一部に網膜分離がある．ピットと網膜分離が連続しているようには見えない（2本の白点線の間がピット）．

D OCTのポイント(図14〜16)

(1) 黄斑剥離と視神経乳頭間の網膜分離
- 網膜分離は外網状層に存在する.
- 網膜分離と黄斑剥離は外層円孔によって連絡していることもある.

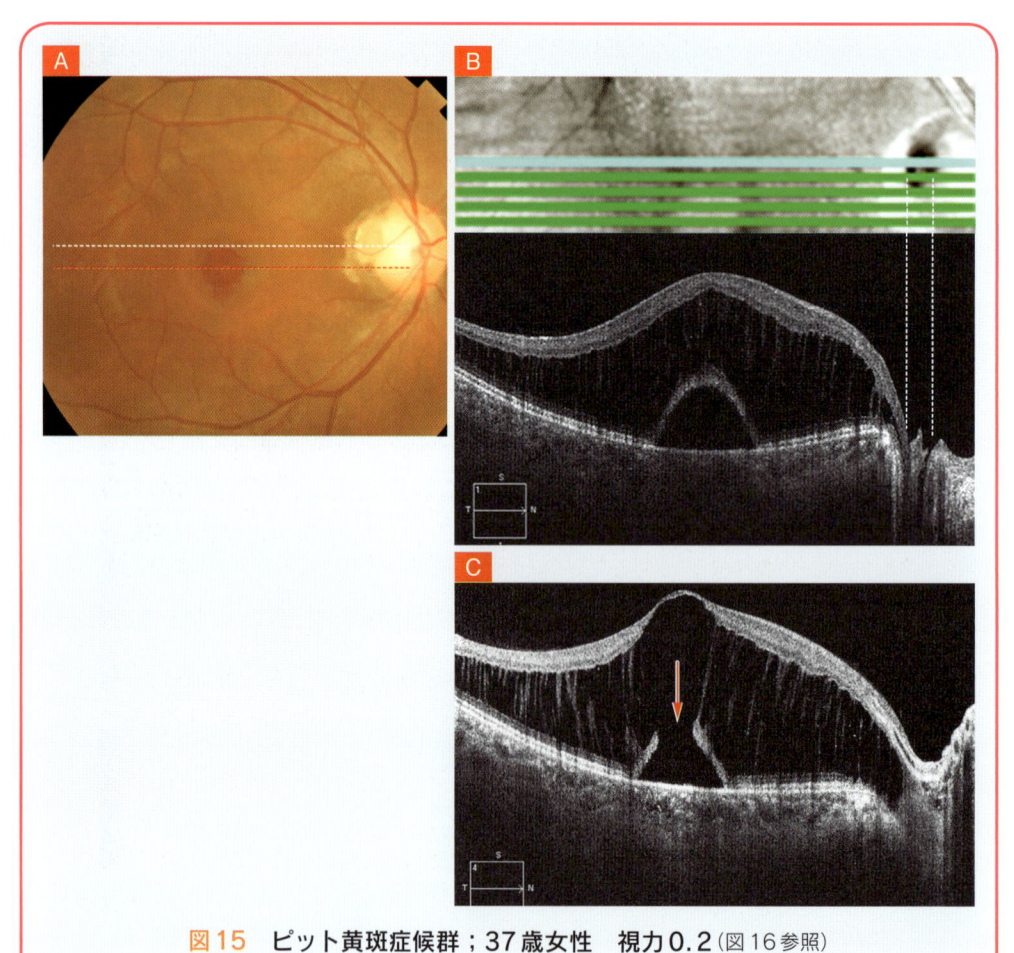

図15　ピット黄斑症候群；37歳女性　視力0.2(図16参照)
A．カラー眼底写真：黄斑部一帯の網膜に浮腫状の変化と視神経乳頭の耳側縁にピットがある.
B．水平方向のOCT(カラー眼底の白点線でのスキャン．上部は実際のスキャンを示すモニター画像)：中心に網膜剥離があり，網膜外層(外網状層)には網膜分離がある．ピットと網膜分離が連続しているようには見えない(2本の白点線の間がピット).
C．水平方向のOCT(カラー眼底の赤点線でのスキャン)：中心窩には外層円孔がある(赤矢印).

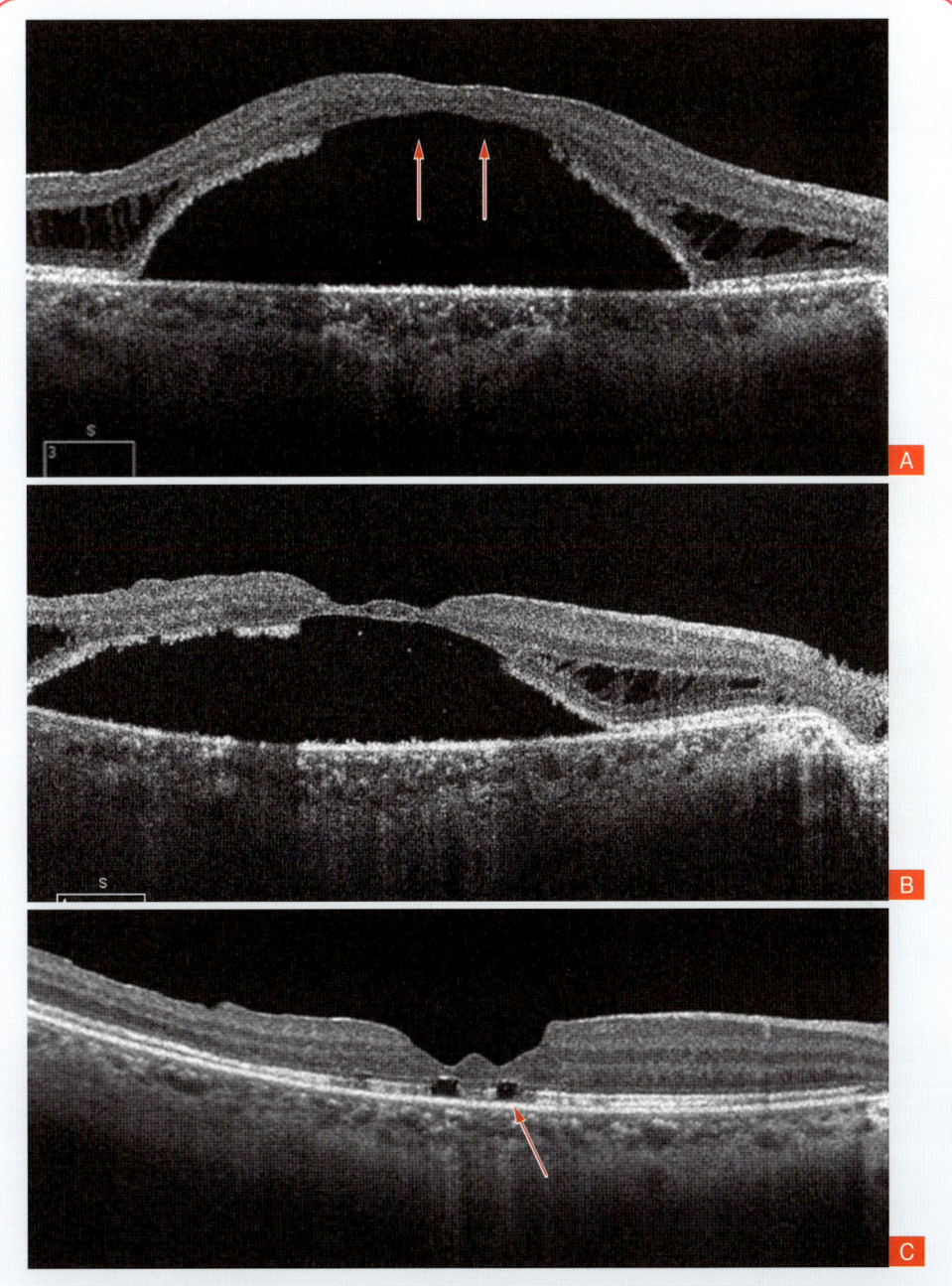

図16 ピット黄斑症候群；図15の症例の初診から2カ月後に硝子体手術とガスタンポナーデを実施
A. 水平方向のOCT（手術から2カ月）：術前よりも黄斑剥離は拡大しているが，網膜分離は減少している．黄斑の視細胞外節が欠損している（赤矢印）．視力は0.06．
B. 水平方向のOCT（手術から6カ月）：黄斑剥離はやや減少している．視力は0.09．
C. 水平方向のOCT（手術から7カ月）：黄斑剥離も網膜分離も消失したが，一部視細胞外節が消失している（赤矢印）．視力は0.4に改善した．

7 中心窩低形成

A 疾患概念

先天的に中心窩の陥凹が消失している状態で，白子症・無虹彩・小眼球・未熟児網膜症などに合併することが多い．

B 臨床像

一般的に視力は不良で，眼振を伴うことが多い．

C 検査所見

(1) 眼底所見
- 中心窩反射や黄斑反射が消失する．

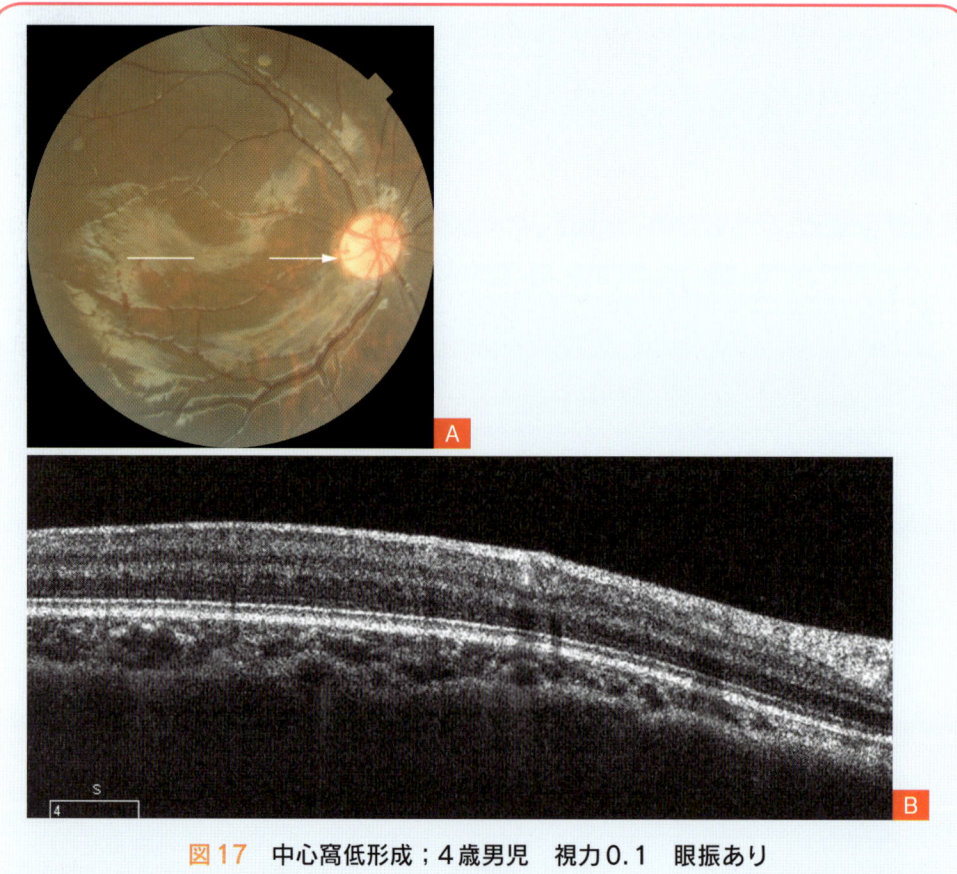

図17 中心窩低形成；4歳男児 視力0.1 眼振あり
A．カラー眼底写真：中心窩の反射は消失している．
B．水平方向のOCT：中心窩の陥凹はない．中心窩には存在しない神経線維層・神経節細胞層・内顆粒層・内網状層などの網膜内層が存在する．

図18 中心窩低形成；50歳男性　視力0.8
A. カラー眼底写真：中心窩を横切る網膜血管がある．
B. 水平方向のOCT：中心窩の陥凹は正常に比べ弱い．中心窩に網膜血管が描出されている（赤矢印）．
C. 網膜厚カラーマップ：中心窩が厚く表示されている．

D OCTのポイント（図17, 18）

- 中心窩の陥凹がない．あるいは形成不良となる．
- 正常の中心窩には存在しない内顆粒層・内網状層などの網膜内層が存在する．

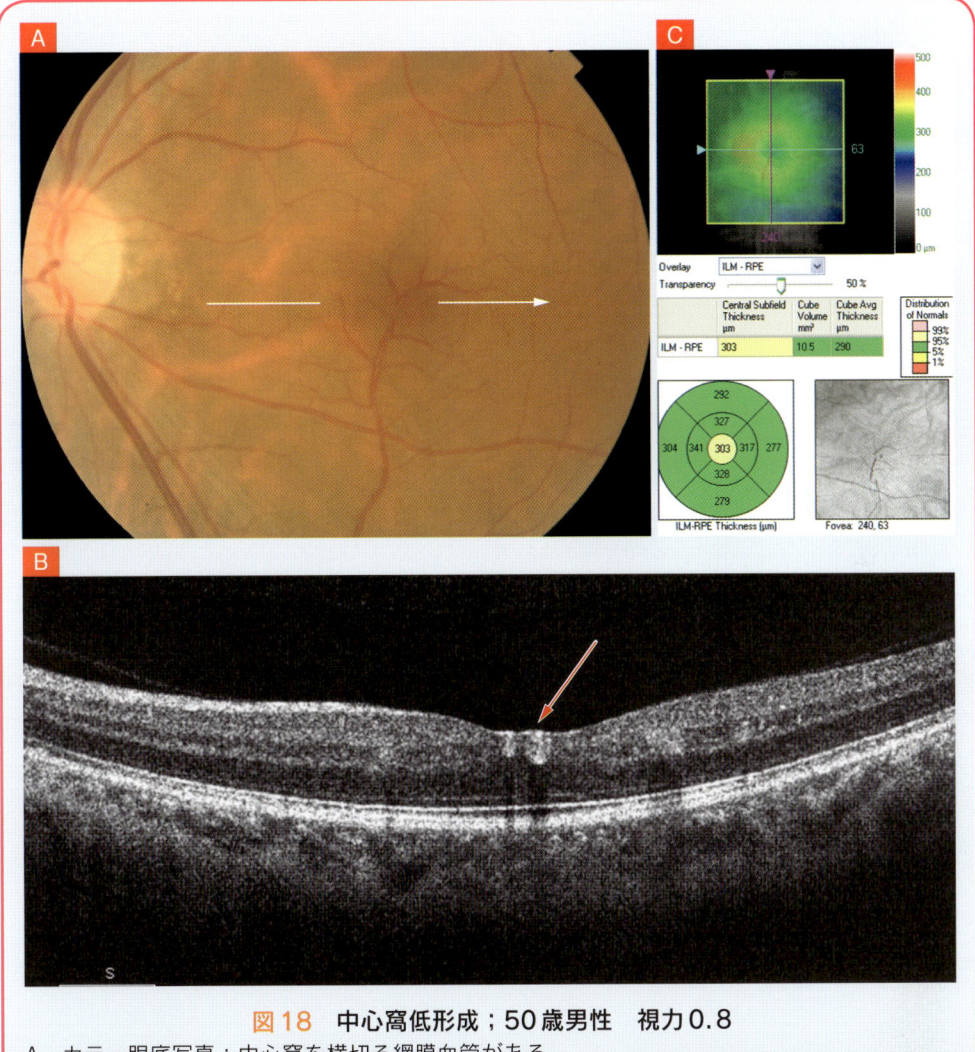

文献

1) Ikeda F, Iida T, Kishi S：Resolution of retinoschisis after vitreous surgery in X-linked retinoschisis. Ophthalmology 115：718-722, 2008
2) Hirakata A, Inoue M, Hiraoka T：Vitrectomy without laser treatment or gas tamponade for macular detachment associated with an optic disc pit. Ophthalmology 119：810-818, 2012

IX 炎症性疾患

疾患別OCT所見の読み方

Access Point

- AZOORやMEWDSのOCTは正常に近いので，IS/OSやCOSTの変化に注意する．
- 原田病では，網膜剥離だけではなく脈絡膜腫脹にも注意する．

1 AZOOR (acute zonal occult outer retinopathy)

A 疾患概念

　AZOORは特発性の炎症性疾患で，近視のある若い女性に多く，光視症や視野欠損を伴うことが多い．両眼に発症することもある．視野障害はマリオット盲点の拡大から始まることが多い．主病巣は網膜外層から網膜色素上皮にあるが，初発病変は視細胞外節欠損であることがOCTによってわかった[1]．

B 臨床像

　初期では眼底に異常がないため，視神経疾患に間違われることがある．視力転帰は比較的良好で，視力は0.5以上に保たれることが多い．視野の回復は稀である．

C 検査所見

(1) 眼底所見
- 初期には異常はない．
- 進行例では，病変部位に一致して網膜色素上皮の萎縮や色素沈着が生じる．

(2) 視野検査
- 視野欠損のパターンはマリオット盲点拡大型が多く，中心暗点を伴うこともある．

(3) ERG
- 病変部位が狭いとフラッシュERGでは異常が検出されないこともある．
- 多局所網膜電図では，視野欠損に一致して振幅が低下する．

D OCTのポイント（図1, 2）

- 病変部では視細胞外節が消失するためIS/OSを示す高反射が欠損する.
- 進行すると外顆粒層も消失するため，網膜は菲薄化する.
- 陳旧例では網膜色素上皮の萎縮が起こる.

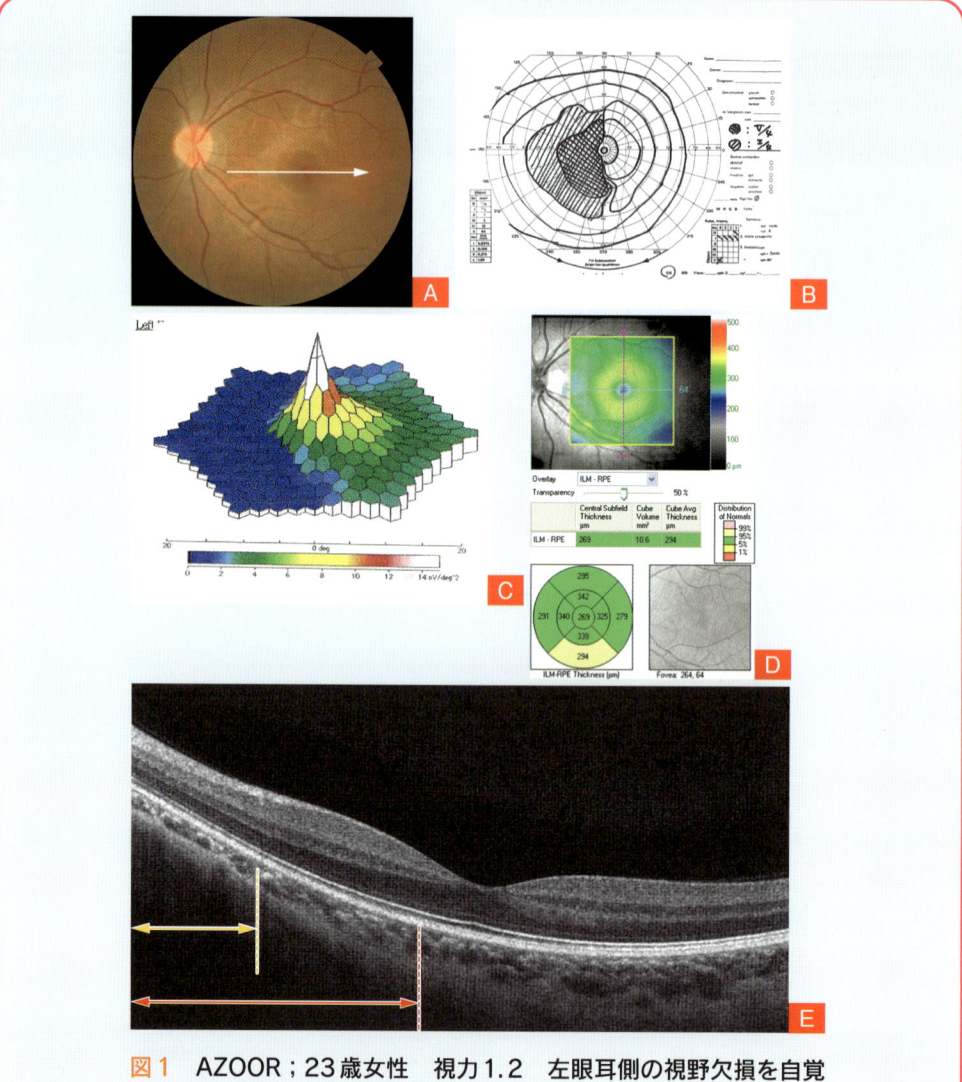

図1　AZOOR；23歳女性　視力1.2　左眼耳側の視野欠損を自覚
A. カラー眼底写真：特に異常所見はない.
B. 視野：耳側に暗点がある.
C. 多局所網膜電図：視野の暗点に一致して反応が低下している.
D. 網膜厚カラーマップ：網膜厚はほぼ正常である.
E. 水平方向のOCT：中心窩から鼻側にかけて（赤矢印の範囲）錐体外節端（COST）が不明瞭となっている. さらに鼻側ではIS/OSも不整となっている（黄矢印）.

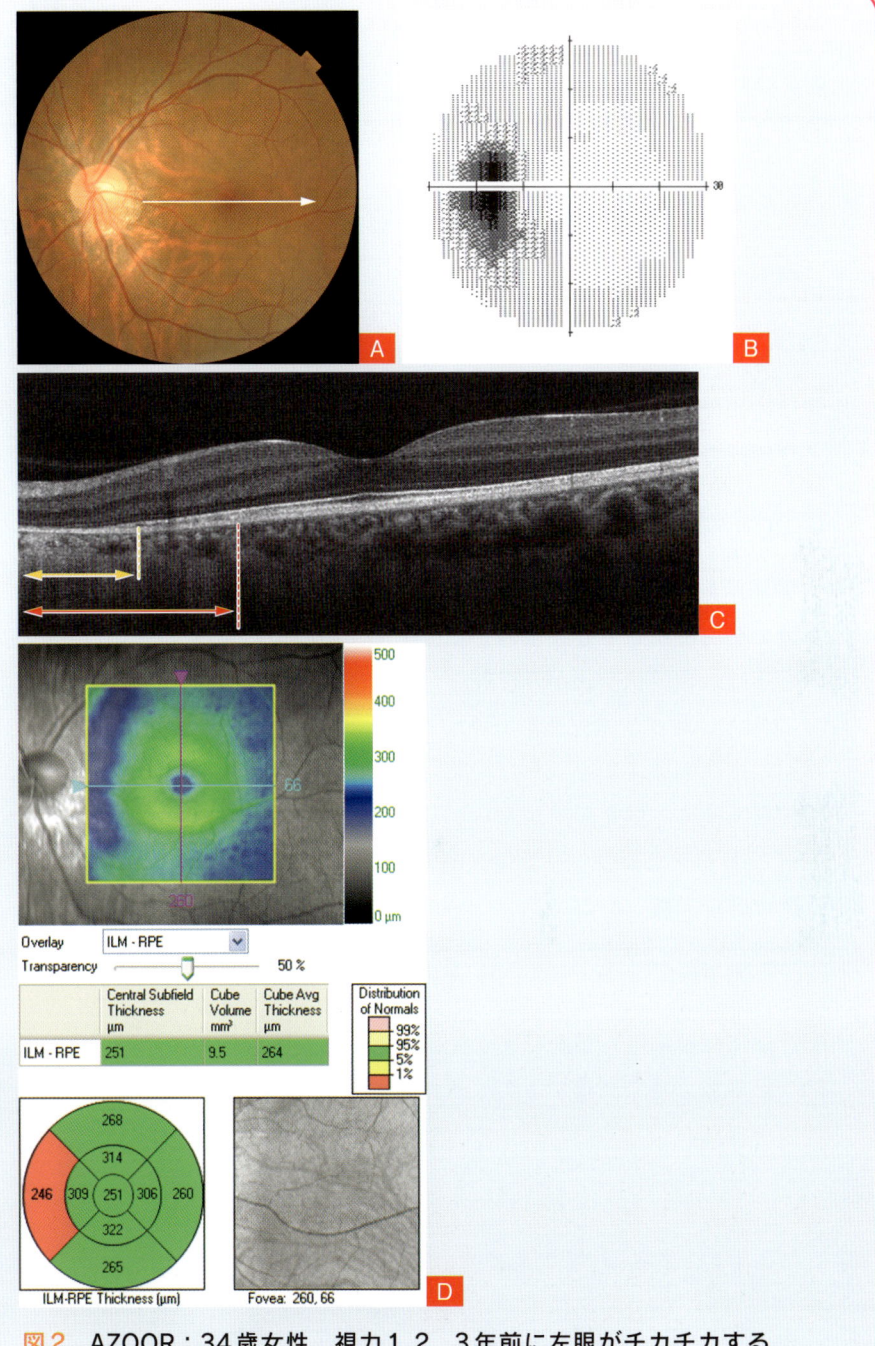

図2 AZOOR；34歳女性 視力1.2 3年前に左眼がチカチカするとの症状で受診

A. カラー眼底写真：視神経乳頭周囲に軽度の網膜色素上皮萎縮がある．
B. 静的視野：マリオット盲点の拡大がある．
C. 水平方向のOCT：黄斑の鼻側から視神経乳頭にかけてCOSTが不鮮明である（赤矢印）．さらに鼻側ではIS/OSが消失し外顆粒層や外網状層も消失している（黄矢印）．
D. 網膜厚カラーマップ：黄斑の鼻側では網膜外層の萎縮により網膜厚は減少している．

2 MEWDS (multiple evanescent white dot syndrome)

A 疾患概念

MEWDSは原因不明の急性炎症疾患で，眼底に多発性の白斑が一過性に出現する．白斑は網膜深層から網膜色素上皮のレベルに存在する．

B 臨床像

通常は片眼性で若年女性に多く，感冒様症状が先行することがある．急激に霧視・光視・耳側視野欠損などが起こるが，数週間でこれらの症状は消失する．

C 検査所見

(1) 眼底所見
- 多数の小白斑が，中心窩をのぞく後極部から周辺にかけて出現する．
- 中心窩には顆粒状変化がみられる．

(2) フルオレセイン蛍光造影 (FA)
- 初期には淡い過蛍光を示し，後期にかけて過蛍光は強くなる．
- 視神経乳頭にも蛍光漏出がみられることがある．

(3) インドシアニングリーン蛍光造影 (IA)
- 白斑は低蛍光斑となる．

D OCTのポイント (図3〜5)

- 急性期には視細胞外節がびまん性に障害され，IS/OSの不整や消失が起こる．
- IS/OSは数カ月で回復する．

MEWDS (multiple evanescent white dot syndrome)　183

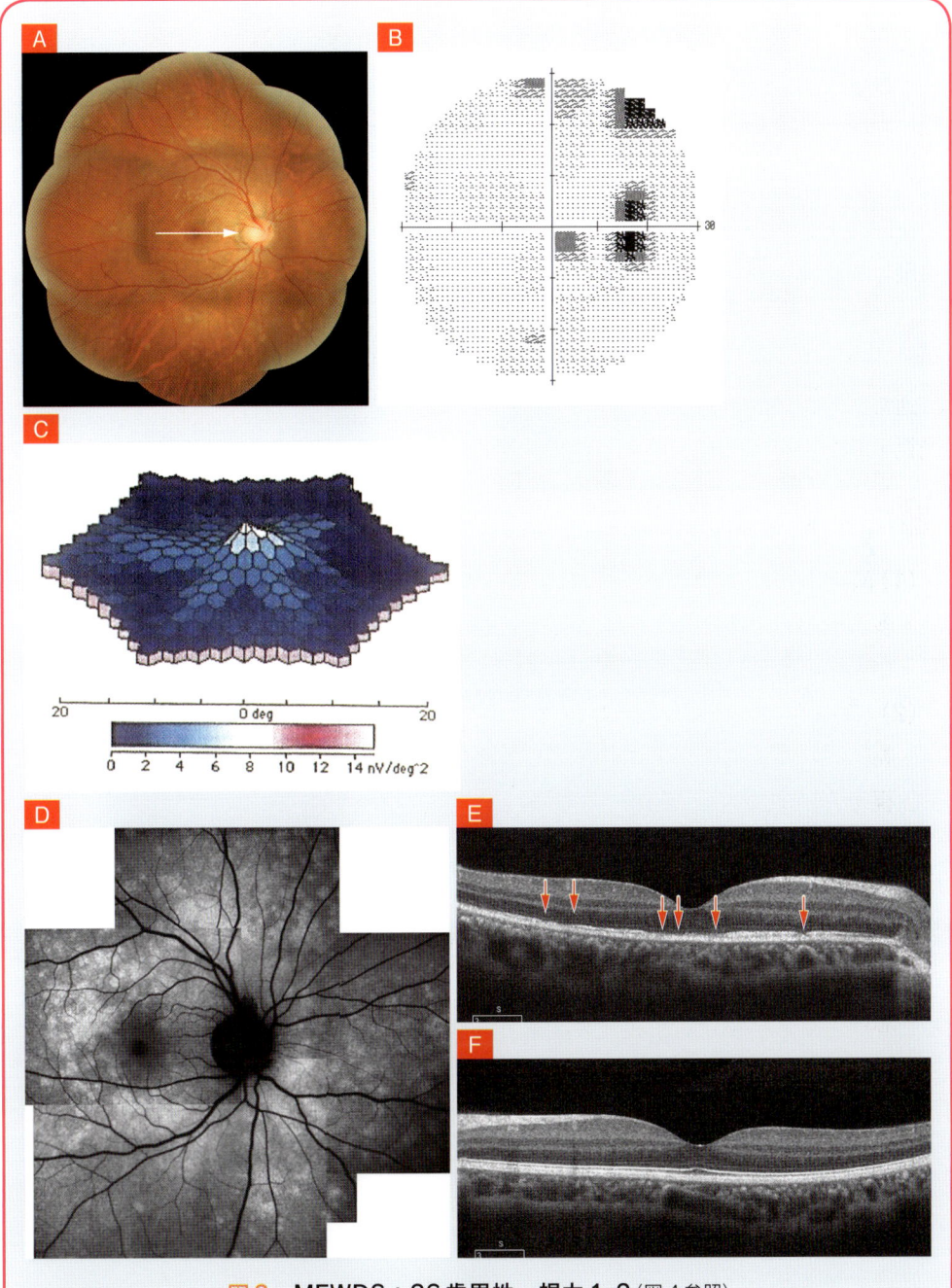

図3　MEWDS；26歳男性　視力1.2（図4参照）
A. パノラマカラー眼底写真：黄斑部および中間周辺部に大小の白斑がある．
B. 静的視野：マリオット盲点の拡大と傍中心暗点があり，さらに周辺にも暗点がある．
C. 多局所網膜電図：後極部の反応が低下している．
D. 眼底自発蛍光：眼底写真の白斑に一致して自発蛍光が増加しているが，眼底では白斑がはっきりしない部位でも増加がある．
E. 水平方向のOCT：所々でIS/OSが欠損あるいは不整となっている（赤矢印）．
F. 水平方向のOCT（僚眼）：IS/OSは保たれている．

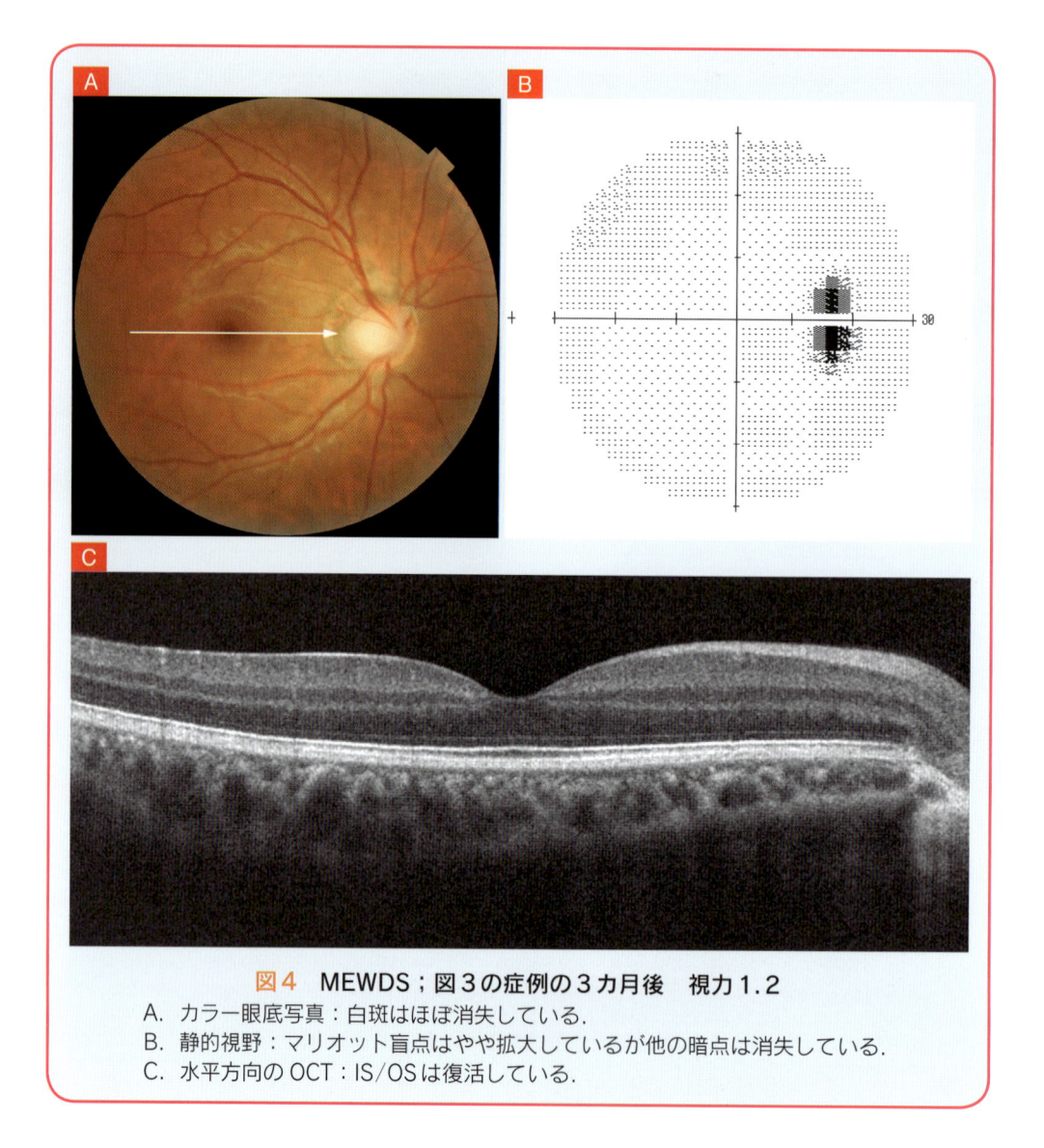

図4　MEWDS；図3の症例の3カ月後　視力1.2
A. カラー眼底写真：白斑はほぼ消失している．
B. 静的視野：マリオット盲点はやや拡大しているが他の暗点は消失している．
C. 水平方向のOCT：IS/OSは復活している．

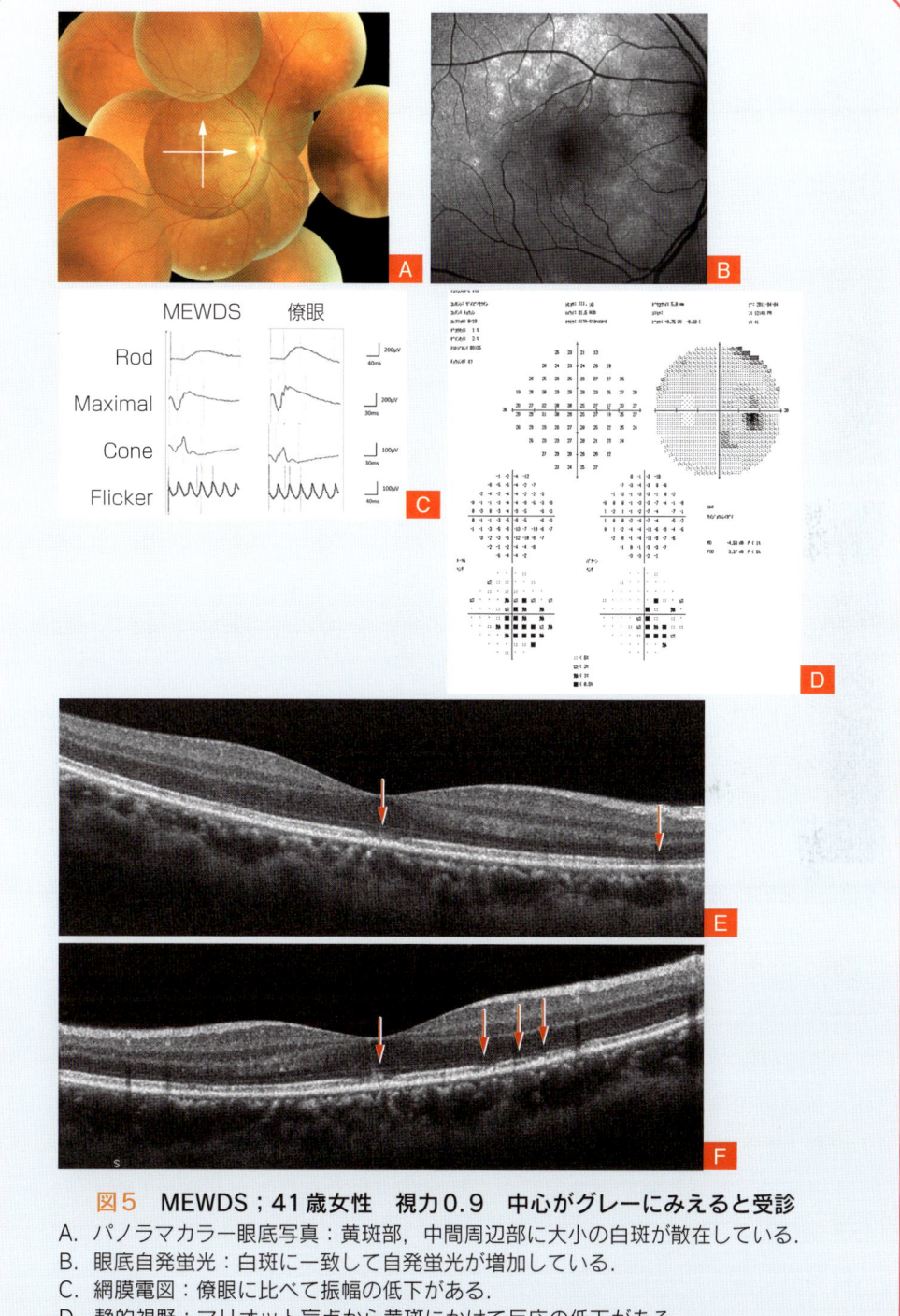

図5 MEWDS；41歳女性　視力0.9　中心がグレーにみえると受診
A. パノラマカラー眼底写真：黄斑部，中間周辺部に大小の白斑が散在している．
B. 眼底自発蛍光：白斑に一致して自発蛍光が増加している．
C. 網膜電図：僚眼に比べて振幅の低下がある．
D. 静的視野：マリオット盲点から黄斑にかけて反応の低下がある．
E. 水平方向のOCT：中心窩と黄斑の鼻側にIS/OS欠損がある（赤矢印）．
F. 垂直方向のOCT：中心窩とその上方でIS/OSが虫食い状に欠損している（赤矢印）．

3 原田病

A 疾患概念

原田病は，メラノサイトに対する自己免疫が原因で起こると考えられているぶどう膜炎である．

B 臨床像

感冒様症状・耳鳴り・頭痛などの全身症状を伴うことがある．通常は両眼性で，虹彩毛様体炎・滲出性網膜剥離・視神経乳頭炎などが起こる．ステロイドパルス療法が著効する．

C 検査所見

（1）眼底所見
- 後極部を中心に，互いに融合しにくい滲出性網膜剥離が多発する．
- 視神経乳頭の腫脹を伴うことが多い．

（2）フルオレセイン蛍光造影（FA）
- 造影初期には多発する蛍光漏出点がみられ，造影後期には網膜下への蛍光貯留と視神経乳頭からの蛍光色素の漏出が起こる．

D OCTのポイント

（1）通常の漿液性網膜剥離と異なり，網膜下腔に膜状の組織が多発（図6〜8）[2]．
- 膜状物は神経網膜から剥離した視細胞外節あるいはフィブリンなどの炎症産物であると考えられている[3]．
- 剥離した神経網膜の視細胞外節は消失していることが多い．
- 視細胞外節やIS/OSが回復するには数カ月を要する．

（2）脈絡膜の腫脹により網膜色素上皮が蛇行し，脈絡膜血管は不鮮明（図8，9）
- 網膜剥離が消失しても脈絡膜の腫脹はすぐには改善しない．
- 原田病の再燃時に網膜剥離前に脈絡膜腫脹が起こることがある（図10）．

（3）脈絡膜の菲薄化（図8，11）
- 原田病の寛解期には脈絡膜が薄くなることがある．

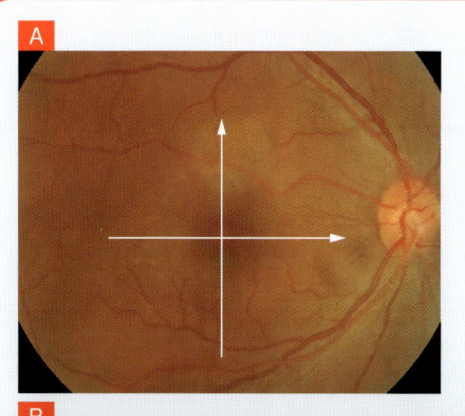

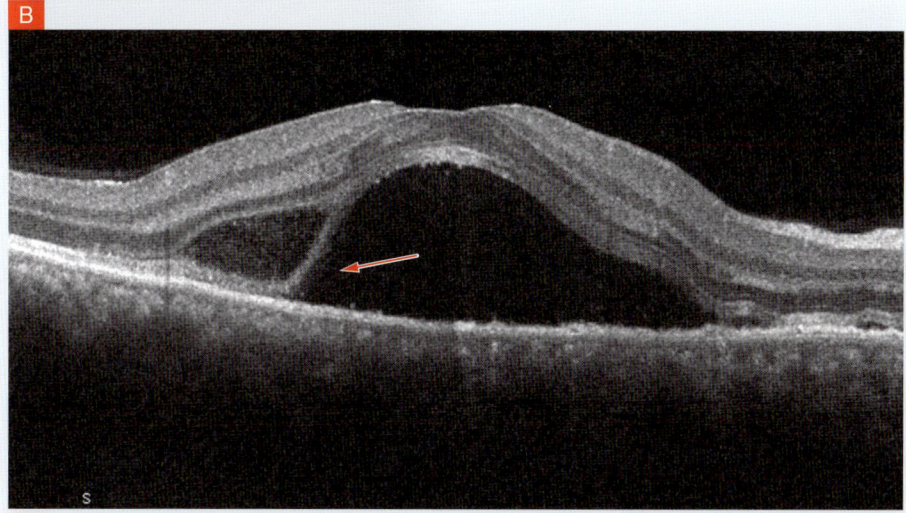

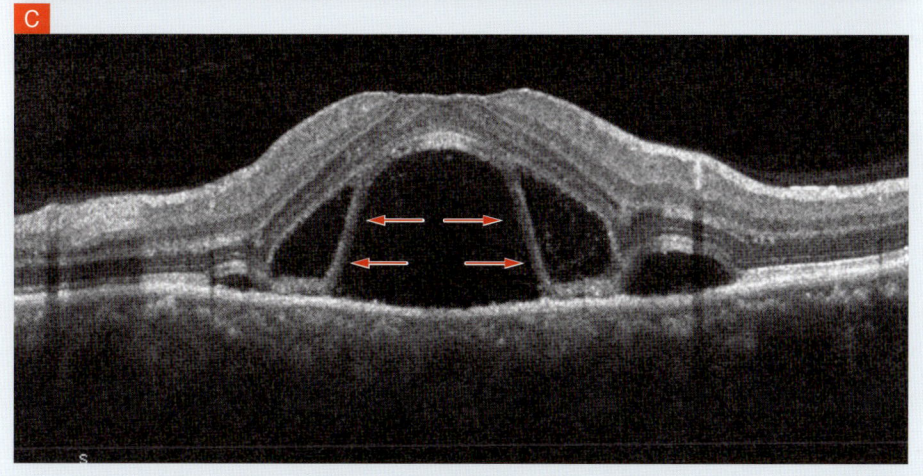

図6 原田病；43歳男性の右眼　視力0.6
A. カラー眼底写真：黄斑部に漿液性網膜剥離がある.
B. 水平方向のOCT：黄斑部に漿液性網膜剥離があるが，耳側では視細胞外節が神経網膜から剥離している（赤矢印）.
D. 垂直方向のOCT：黄斑剥離内に柱状の組織があるが，これも視細胞外節が神経網膜から剥離したためにできたものである（赤矢印）.

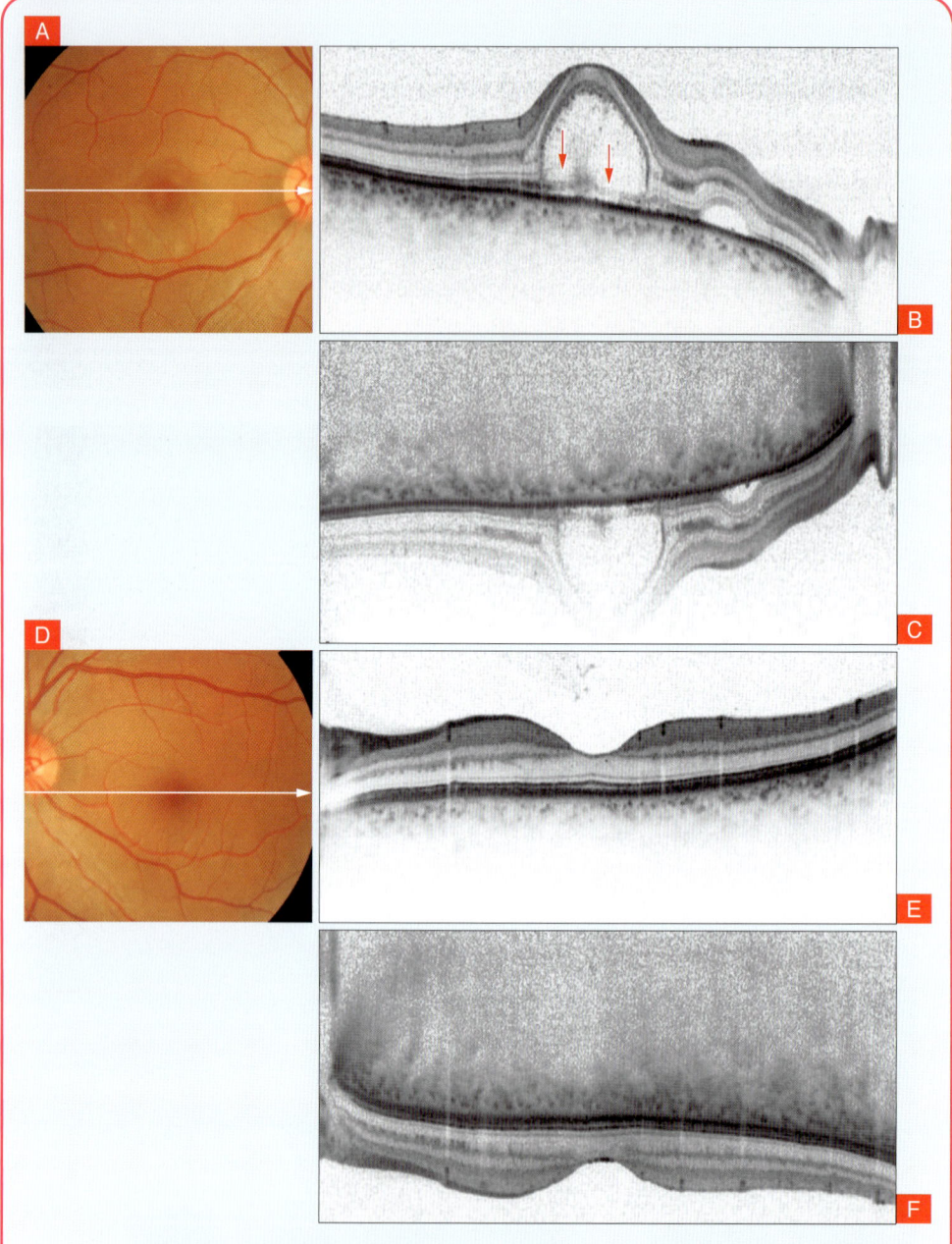

図7 原田病；28歳男性　右視力0.4　左視力1.2　右眼の視力低下で受診
A. カラー眼底写真：黄斑に漿液性網膜剥離がある．
B. 水平方向のOCT：黄斑と乳頭黄斑間に漿液性網膜剥離がある．黄斑剥離部位の網膜色素上皮上に膜状の組織がある（赤矢印）．黄斑剥離部ではIS/OSが消失している．
C. 水平方向のEDI-OCT：脈絡膜の腫脹のため強膜との境界は不明である．
D. カラー眼底写真：特に異常はない．
E. 水平方向のOCT：異常はない．
F. 水平方向のEDI-OCT：脈絡膜の腫脹があり，やはり強膜との境界は不明である．左眼は漿液性網膜剥離はないが，脈絡膜の炎症があると考えられた．

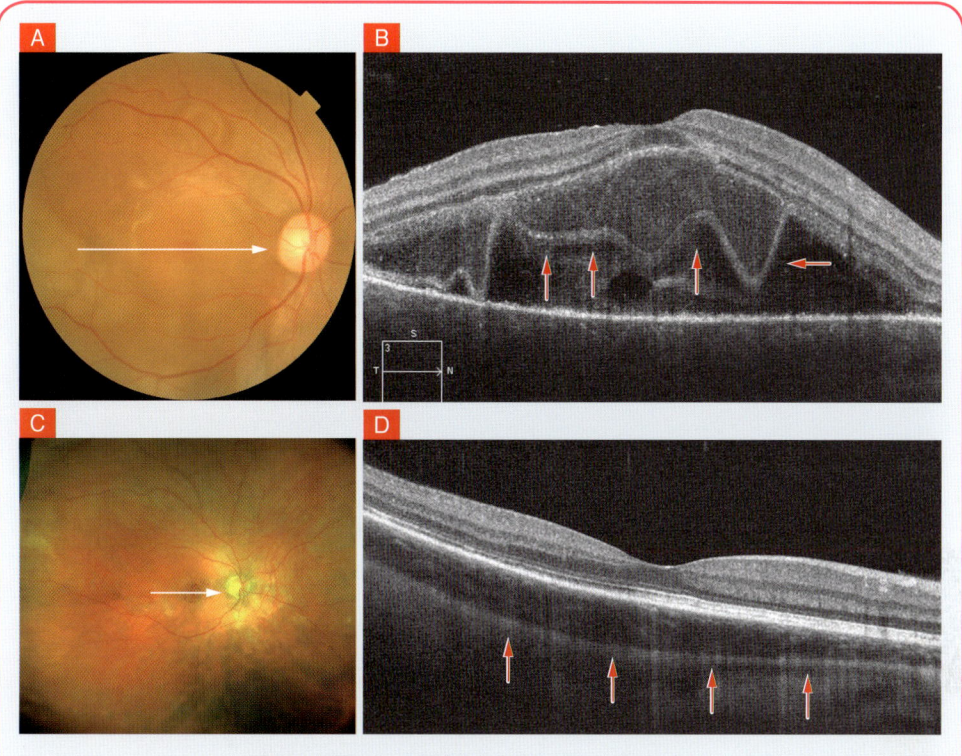

図8 原田病；42歳女性の右眼　視力0.4

A. カラー眼底写真：後極部に漿液性網膜剥離がある．
B. 水平方向のOCT：黄斑剥離内には広範に剥離した視細胞外節がある（赤矢印）．脈絡膜血管はほとんどみえない．
C. カラー眼底写真（Optos®）（初診から1年3カ月後）：漿液性網膜剥離はないが夕焼け眼底になっている．
D. 水平方向のOCT（初診から1年3カ月後）：網膜は復位している．脈絡膜はむしろ薄くなっており，強膜との境界が鮮明になっている（赤矢印）．

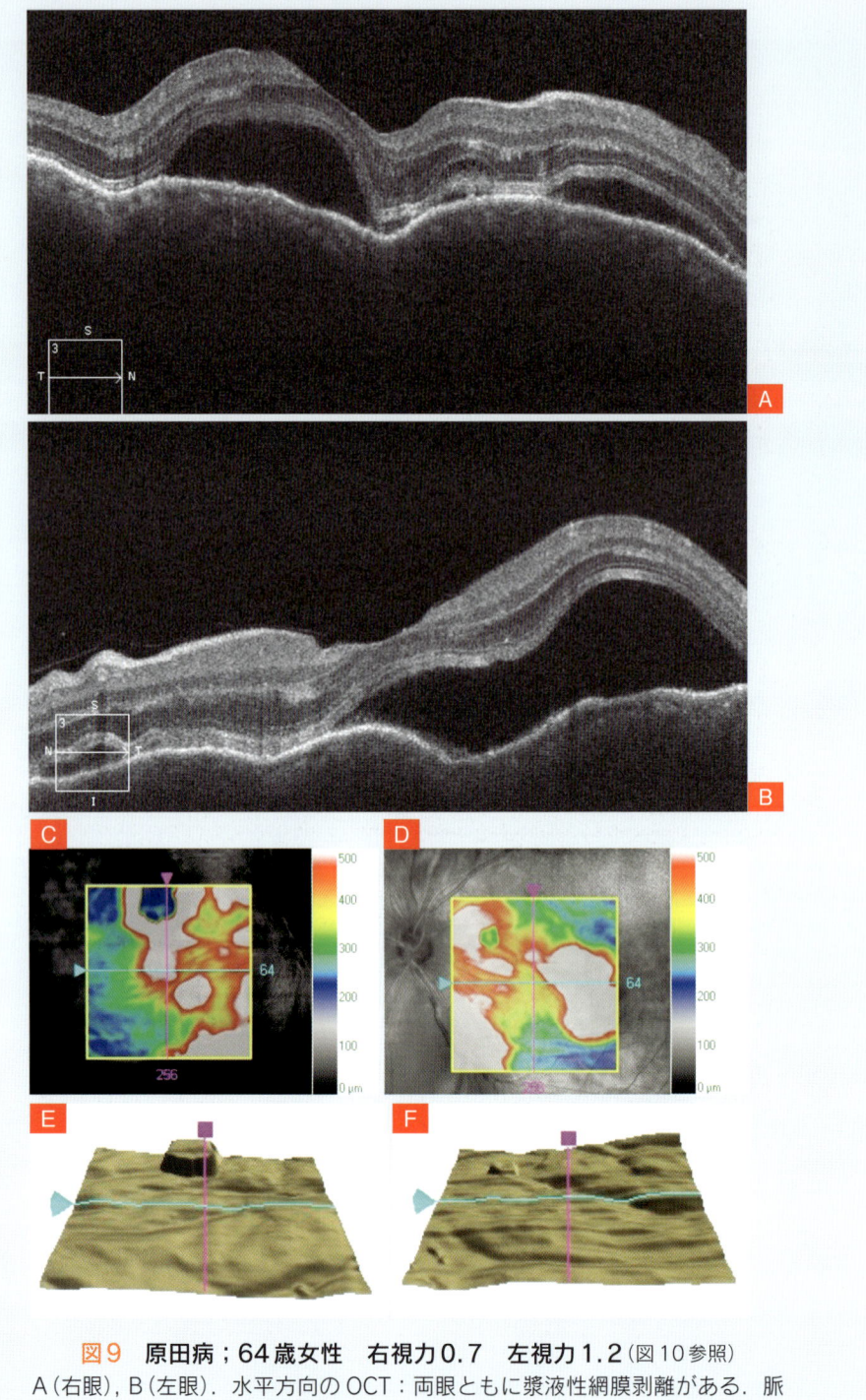

図9 原田病；64歳女性　右視力0.7　左視力1.2（図10参照）
A（右眼），B（左眼）．水平方向のOCT：両眼ともに漿液性網膜剥離がある．脈絡膜の腫脹によって網膜色素上皮が波打っている．脈絡膜血管はほとんど描出されていない．
C（右眼），D（左眼）．網膜厚カラーマップ：網膜の肥厚は不規則である．
E（右眼），F（左眼）．網膜色素上皮の3D画像：網膜色素上皮が不規則に隆起している．

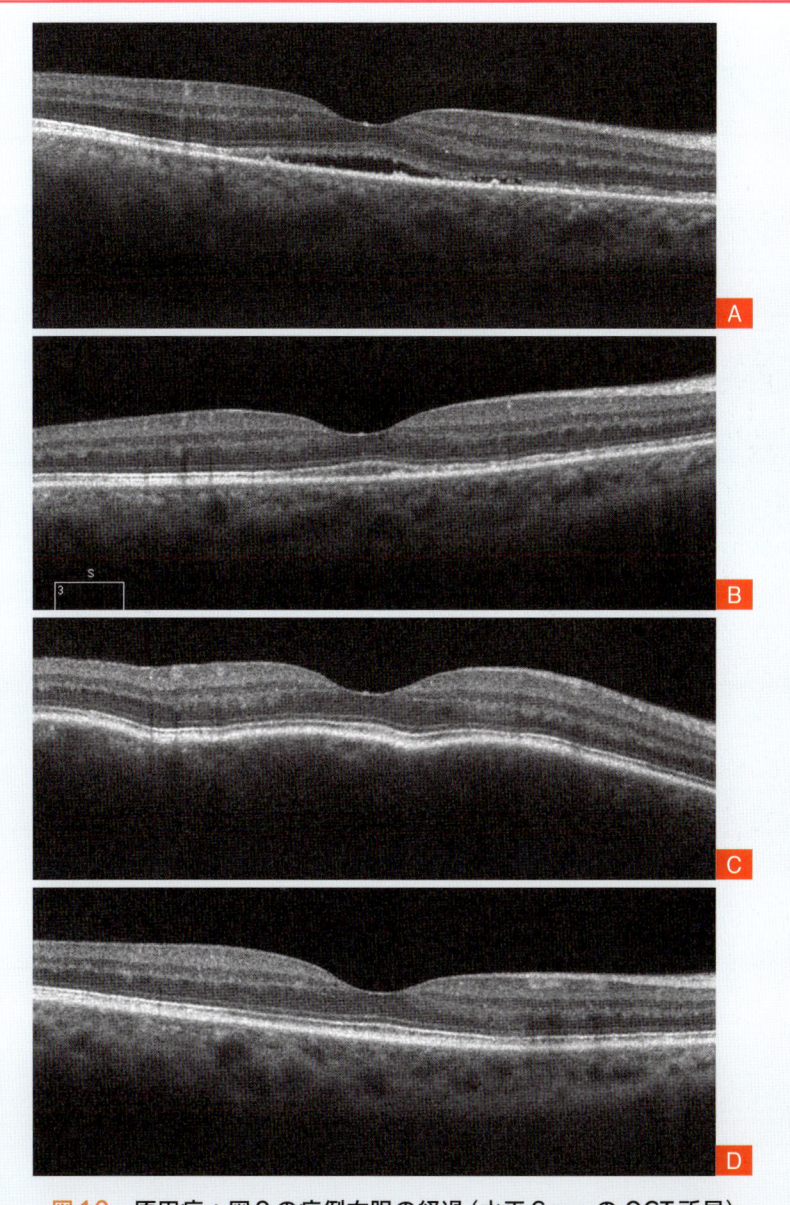

図10　原田病；図9の症例右眼の経過（水平6mmのOCT所見）
A. ステロイドパルス治療から12日後：視力0.9．漿液性網膜剥離は減少し，脈絡膜の腫脹も改善しており，脈絡膜血管が描出されている．
B. ステロイドパルス治療から26日後：視力0.9．漿液性網膜剥離はさらに減少している．
C. ステロイドパルス治療から1.5カ月後：視力は1.2に改善しているが，脈絡膜血管が不鮮明になり，網膜色素上皮の波うちがみられる．炎症が再燃していると考えケナコルトのテノン嚢下注射を行った．
D. ステロイドパルス治療から3カ月後：視力1.2．炎症の再燃はなく，脈絡膜血管も描出されている．

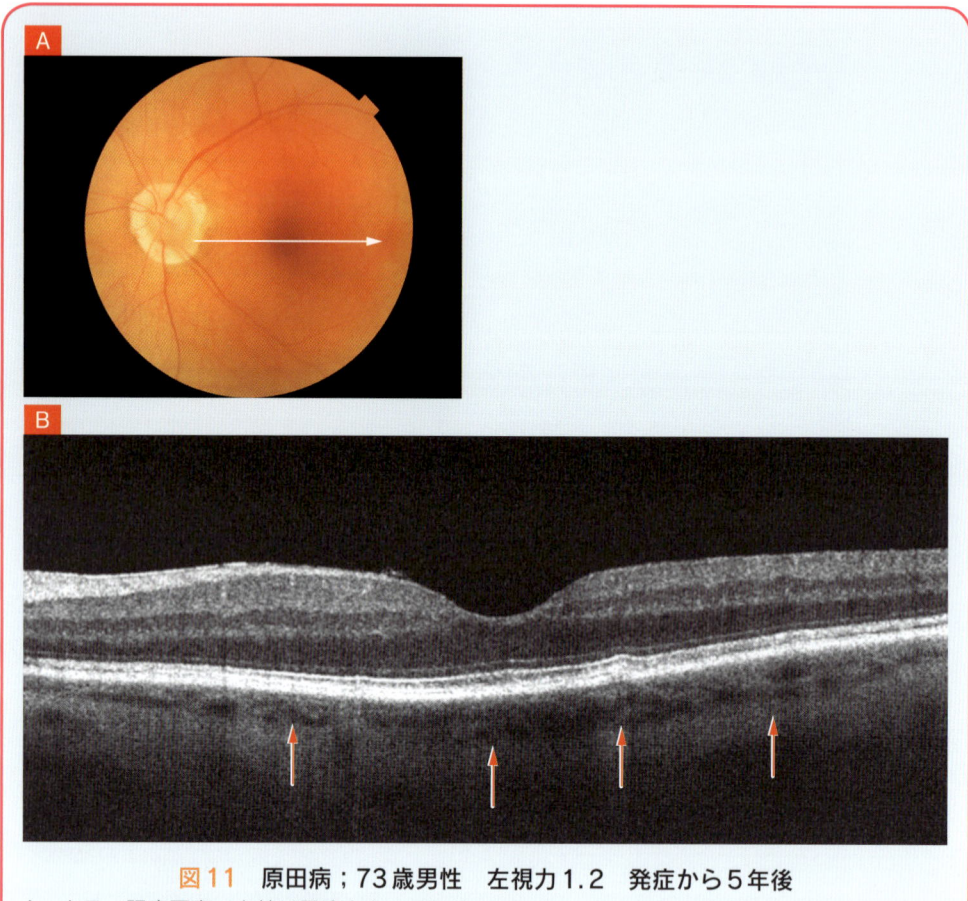

図11 原田病；73歳男性　左視力1.2　発症から5年後
A. カラー眼底写真：夕焼け眼底となっている．
B. 水平方向のOCT：網膜剥離はない．脈絡膜は菲薄化している（赤矢印は脈絡膜と強膜の境界を示す）．

文　献

1) Li D, Kishi S：Loss of photoreceptor outer segment in acute zonal occult outer retinopathy. Arch Ophthalmol 125：1194-1200, 2007
2) Yamaguchi Y, Otani T, Kishi S：Tomographic features of serous retinal detachment with multilobular dye pooling in acute Vogt-Koyanagi-Harada disease. Am J Ophthalmol：144：260-265, 2007
3) Ishihara K, Hangai M, Kita M et al：Acute Vogt-Koyanagi-Harada disease in enhanced spectral-domain optical coherence tomography. Ophthalmology：16：1799-1807, 2009

X 緑内障

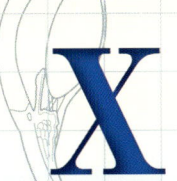

疾患別OCT所見の読み方

Access Point
▶ 視神経乳頭解析・網膜神経線維層厚解析・黄斑部網膜厚解析を緑内障の診断・評価に活用する．

A 疾患概念

緑内障診療ガイドライン（第3版）では，「緑内障の本態は進行性の網膜神経節細胞（retinal ganglion cell；RGC）の消失とそれに対応した視野異常である緑内障性視神経症（glaucomatous optic neuropathy；GON）であり，緑内障は臨床上の隅角所見，眼圧上昇を来し得る疾患（状況）の有無および付随する要因により分類されることができる」と述べられている．

B 臨床像

RGCの喪失によって，緑内障に特徴的な視神経乳頭拡大・リムの菲薄化・神経線維層欠損（nerve fiver layer defect；NFLD）などの形態的変化と機能的障害（視野異常）が起こる．視野異常が検出される時にはすでに50％近くのRGCが喪失していることが示されており，緑内障の早期診断にはRGC喪失の検出が鍵となる．

C OCTのポイント

(1) 視神経乳頭解析（図1）
- ディスク外縁とカップを自動検出し，リム面積・ディスク面積・平均C/D比・カップ面積が表示される．
- 緑内障の診断については，網膜神経線維層（retinal nerve fiber layer；RNFL）厚のほうが視神経乳頭パラメータよりも診断能力が高いと報告されている[1]．

(2) 乳頭周囲のRNFL解析（図2，3）
- RGCの喪失によりその軸索である網膜神経線維が脱落し，RNFLの菲薄化が起こる（NFLD）．乳頭周囲は神経線維が集まる部位であるためRNFLが厚く，その変化をとらえやすい．

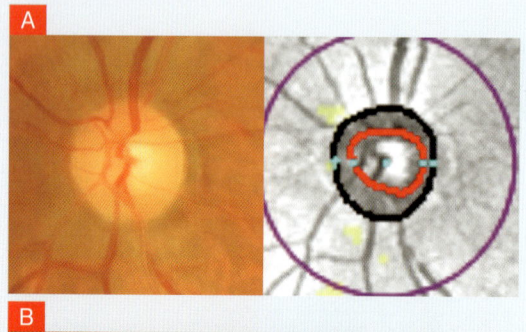

	Rim Area	0.92mm²
	Disc Area	1.56mm²
	Average C/D Ratio	0.63
	Vertical C/D Ratio	0.51
	Cup Volume	0.165mm³

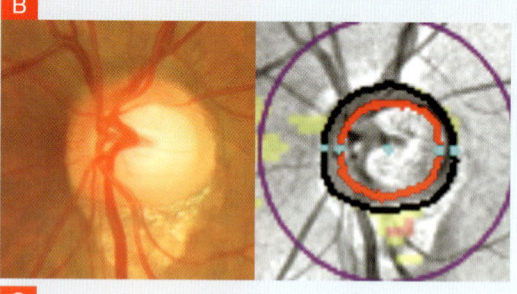

	Rim Area	0.93mm²
	Disc Area	2.31mm²
	Average C/D Ratio	0.76
	Vertical C/D Ratio	0.75
	Cup Volume	0.608mm³

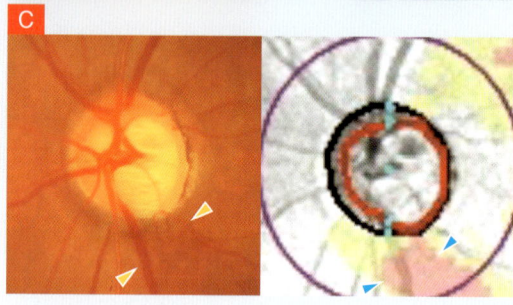

	Rim Area	0.65mm²
	Disc Area	2.00mm²
	Average C/D Ratio	0.83
	Vertical C/D Ratio	0.81
	Cup Volume	0.710mm³

図1　視神経乳頭解析

左からカラー眼底，OCT乳頭解析画像（黒線は視神経乳頭の輪郭，赤線はカップの輪郭），視神経乳頭に関するパラメータ．
A．正常眼：神経線維層欠損（NFLD）はなく，垂直方向のC/D比は0.51である．
B．正常眼：乳頭陥凹は拡大しているように見えるが，視神経乳頭も大きい．NFLDはない．Aと比較すると垂直方向のC/D比は0.75で陥凹は大きいが，リム面積はほぼ等しい（A：0.92mm²，B：0.93mm²）．
C．緑内障眼：乳頭下方にノッチがあり，NFLD（黄矢頭）が明らかである．OCT乳頭解析画像でも同じ部位にNFLD（青矢頭）が描出されている．垂直方向のC/D比は0.81で陥凹は拡大し，リム面積も0.65mm²でA，Bよりも減少している．

図2　正常眼圧緑内障；63歳女性（図3〜5参照）
左からカラー眼底，ハンフリー視野グレースケール，パターン偏差．
A（右眼），B（左眼）ともに視神経下方から下耳側に神経線維層欠損（NFLD）がある（黄矢頭）．視野検査でもNFLDに対応して暗点がある．

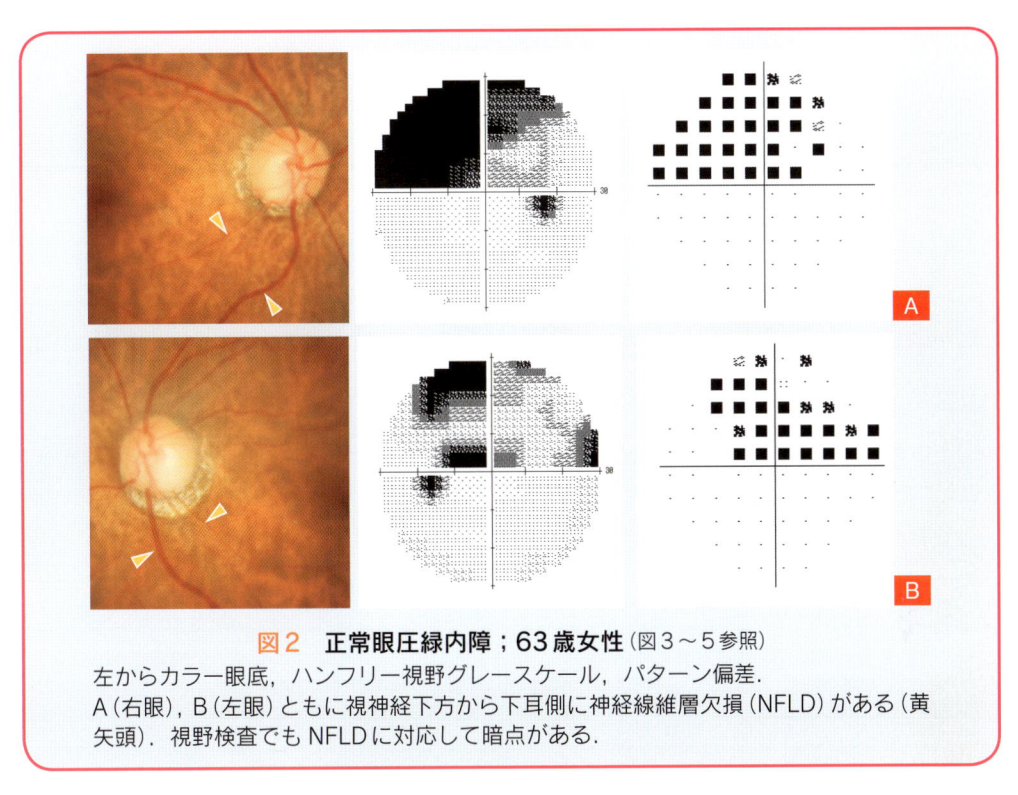

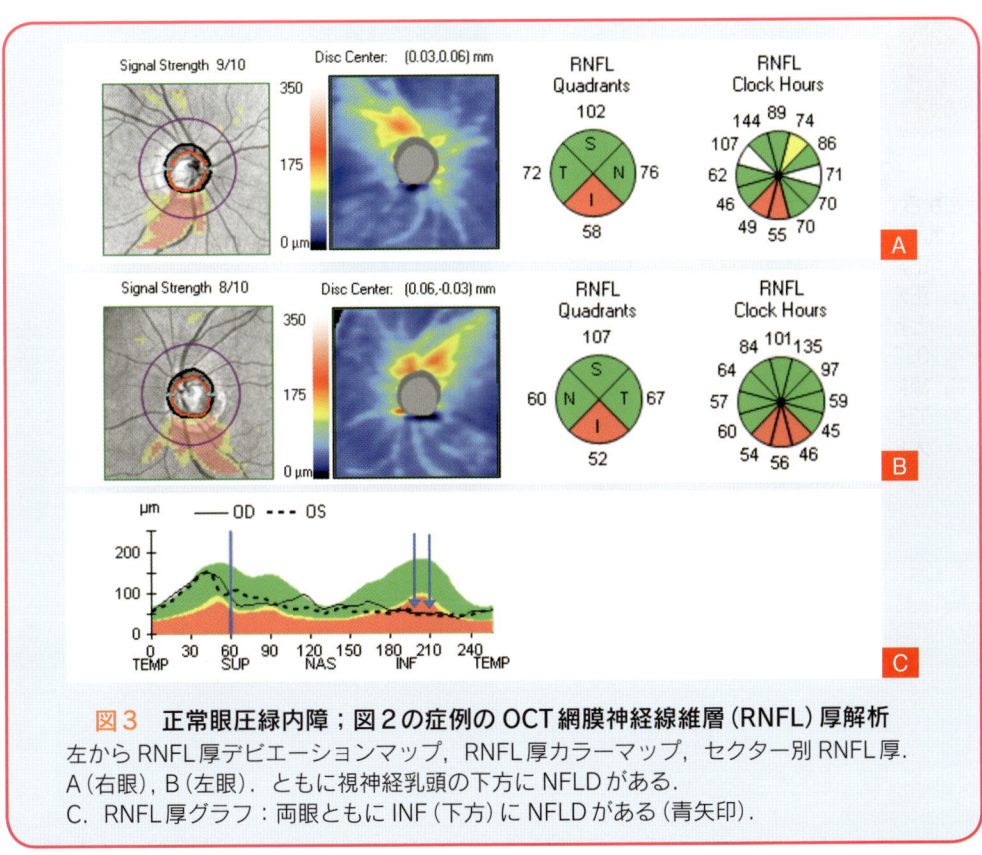

図3　正常眼圧緑内障；図2の症例のOCT網膜神経線維層（RNFL）厚解析
左からRNFL厚デビエーションマップ，RNFL厚カラーマップ，セクター別RNFL厚．
A（右眼），B（左眼）．ともに視神経乳頭の下方にNFLDがある．
C．RNFL厚グラフ：両眼ともにINF（下方）にNFLDがある（青矢印）．

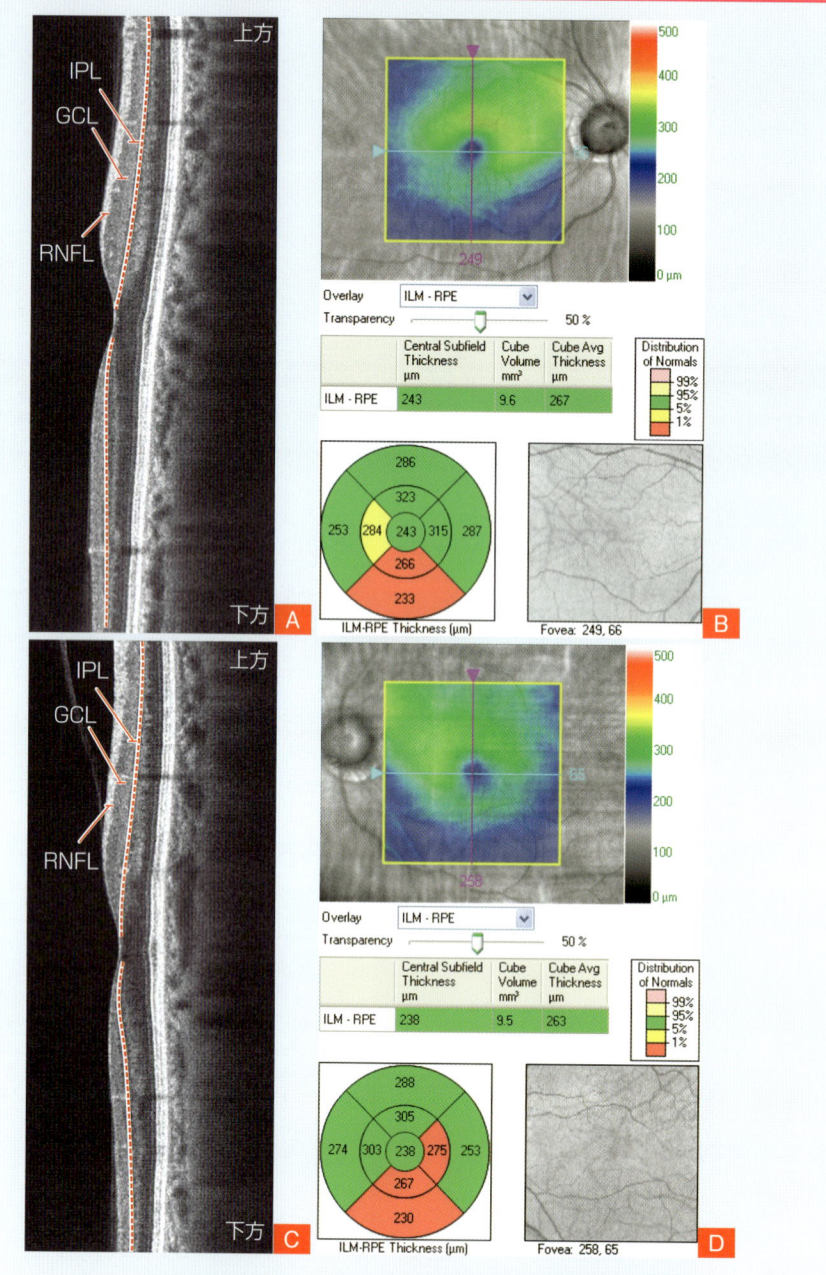

図4 正常眼圧緑内障；図2の症例の網膜断層像と網膜厚

A. 垂直方向のOCT（右眼）：中心窩よりも上方では網膜神経線維層（RNFL）・神経節細胞層（GCL）・内網状層（IPL）の厚さは正常であるが，中心窩から下方ではRNFL・GCLはほとんど消失している．
B. 網膜厚（全層）カラーマップ（右眼）：NFLDに一致して黄斑下方が菲薄化している．
C. 垂直方向のOCT（左眼）：右眼と同様に中心窩から下方ではRNFL・GCLはほとんど消失している．
D. 網膜厚（全層）カラーマップ（左眼）：黄斑下方がNFLDに一致して菲薄化している．

図5 正常眼圧緑内障；図2の症例の網膜神経節細胞（RGC）の解析（Cirrus™ HD-OCT）

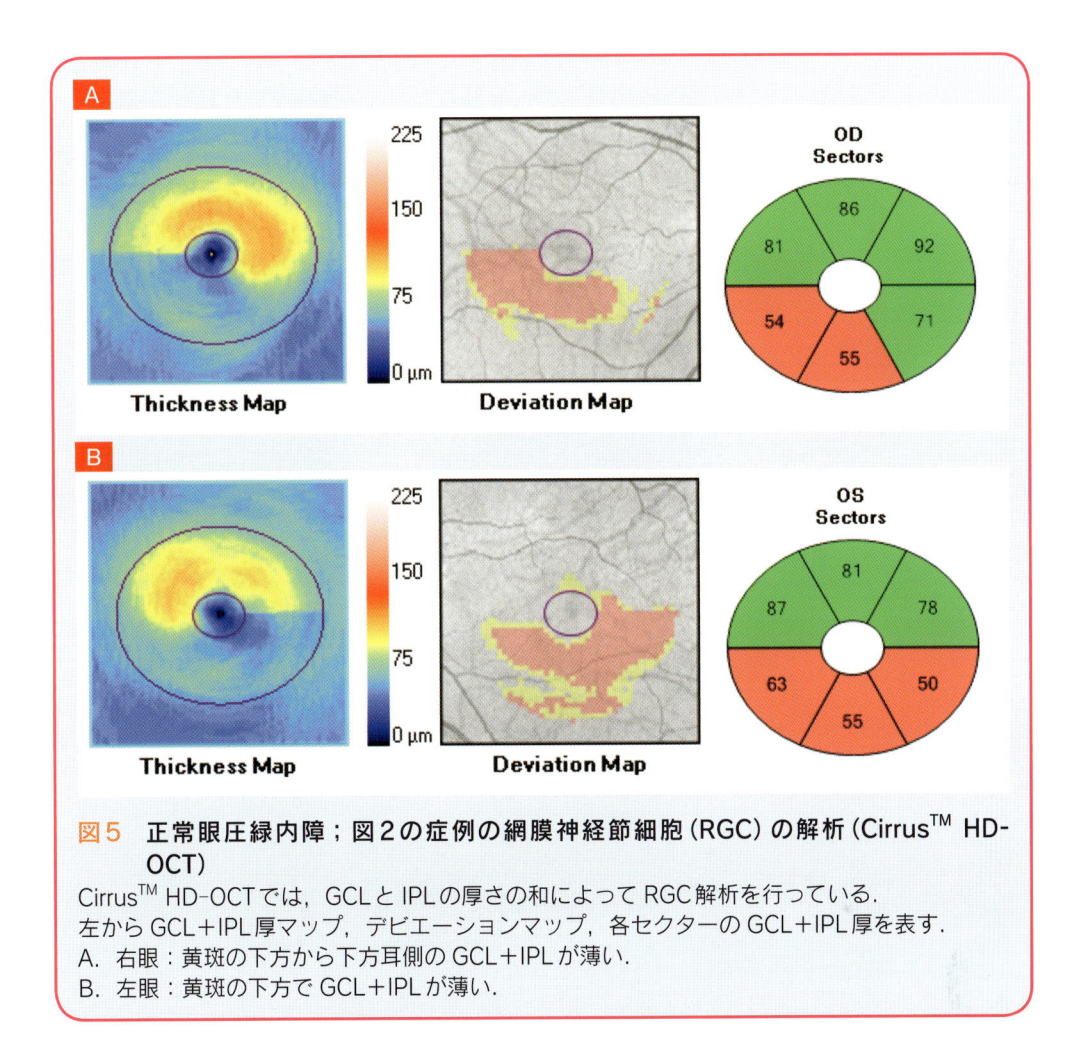

Cirrus™ HD-OCTでは，GCLとIPLの厚さの和によってRGC解析を行っている．
左からGCL＋IPL厚マップ，デビエーションマップ，各セクターのGCL＋IPL厚を表す．
A．右眼：黄斑の下方から下方耳側のGCL＋IPLが薄い．
B．左眼：黄斑の下方でGCL＋IPLが薄い．

- 乳頭周囲RNFL評価のためのスキャンには，3次元的スキャン（乳頭を含む一定の範囲を連続的にスキャンしてRNFL厚をマップで表示）とサークルスキャン（乳頭周囲の一定の直径の円に沿ってスキャンしてRNFL厚をTSNITグラフ表示）がある．
- RNFL厚カラーマップ：RNFLは，正常では視神経乳頭の上下で厚く，赤色で表示される．NFLDがあると赤色部分が減少する．
- RNFLデビエーションマップ：正常との比較でNFLDは色をつけて表示される．
- RNFL厚グラフ：グラフは，正常（緑）・境界域（黄）・異常（赤）で色分けされている．正常では視神経乳頭の上下でRNFLは厚い（double hump pattern）．NFLDのある部位ではRNFL厚が赤の領域に入る．

(3) 黄斑部解析（図4～7）

- 緑内障の本態はRGC消失であり，RGCの50％以上は黄斑部に存在するため，黄斑部網膜厚測定が注目されている．

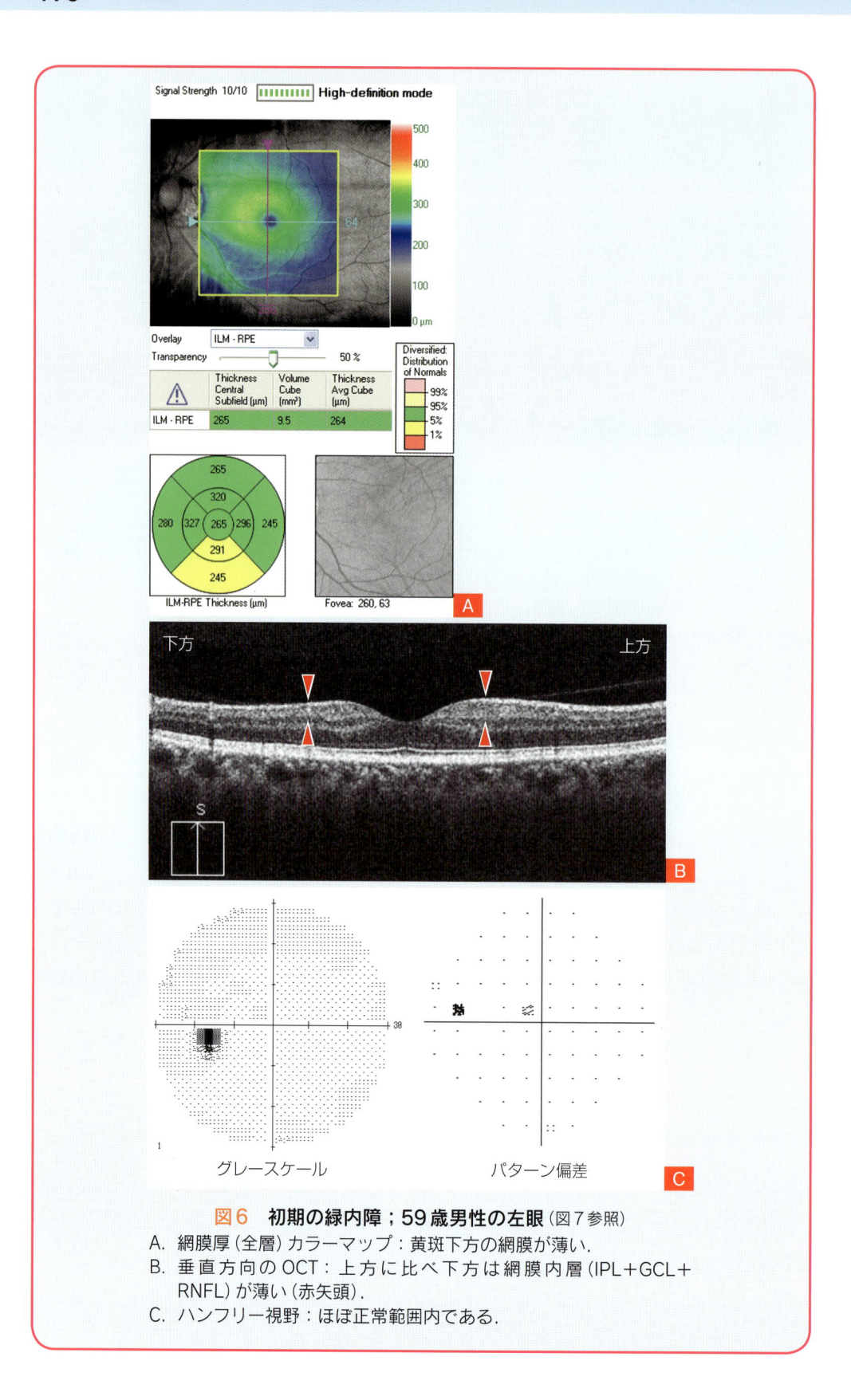

図6　初期の緑内障；59歳男性の左眼（図7参照）
A. 網膜厚（全層）カラーマップ：黄斑下方の網膜が薄い．
B. 垂直方向のOCT：上方に比べ下方は網膜内層（IPL＋GCL＋RNFL）が薄い（赤矢頭）．
C. ハンフリー視野：ほぼ正常範囲内である．

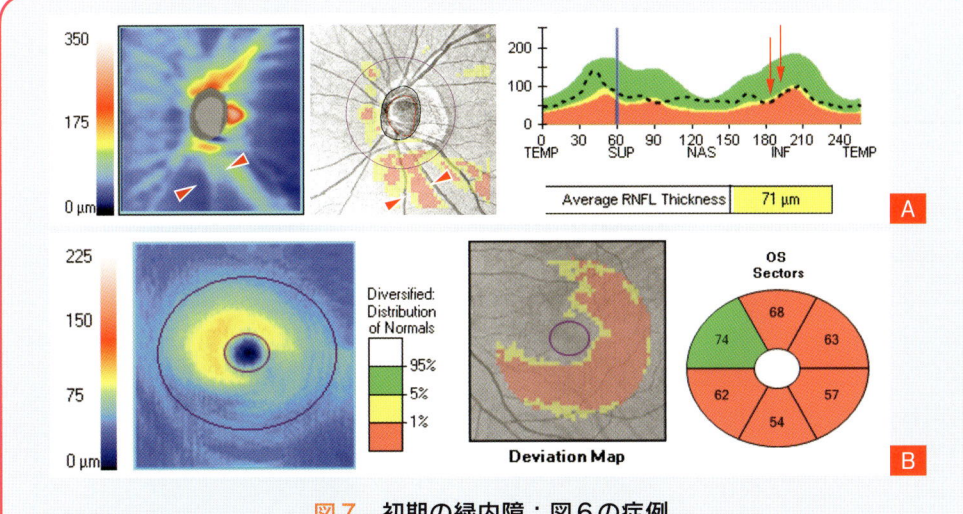

図7 初期の緑内障；図6の症例

A. 網膜神経線維層（RNFL）厚の解析結果：左からRNFL厚マップ，RNFLデビエーションマップ，RNFL厚グラフ．RNFL厚マップとデビエーションマップでは視神経乳頭下方にNFLD（赤矢頭）があり，RNFL厚グラフでも同じ部位のRNFLが薄い（赤矢印）．平均RNFL厚は71μmでボーダーラインである．
B. GCL+IPL厚の解析結果：左からGCL+IPL厚マップ，GCL+IPLデビエーション，セクターごとのGCL+IPL厚．黄斑下方から耳側にかけてGCL+IPLが薄くなっていることがわかる．視野が正常範囲内であるがGCLの障害はすでに始まっていることを示している．

- 黄斑部の緑内障診断では，網膜全層厚よりもRGC厚の解析が緑内障の早期発見に貢献すると考えられている[2]．
- RGC厚の解析は，RNFL+神経節細胞層（ganglion cell layer；GCL）+内網状層（inner plexiform layer；IPL）の3層を合わせた神経節細胞複合体（ganglion cell complex；GCC）の厚さを評価するところから始まった．最近のSD-OCTはRNFL，GCL，IPLの各層の厚さを単独で表示できるものもある．
- 過去の報告ではGCC厚を扱ったものが多いが，GCC厚測定とRNFL測定の緑内障診断能力はほぼ同等であると考えられている[2]．
- GCC厚が，前視野段階の緑内障の検出にも有効であるとの報告もある[3]．

文献

1) Rao HL, Zangwill LM, Weinreb RN et al：Comparison of different spectral domain optical coherence tomography scanning areas for glaucoma diagnosis. Ophthalmology 117：1692-1699, 2010
2) Tan O, Chopra V, Lu AT et al：Detection of macular ganglion cell loss in glaucoma by Fourier-domain optical coherence tomography. Ophthalmology 116：2305-2314, 2009
3) Takagi ST, Kita Y, Yagi F J et al：Macular retinal ganglion cell complex damage in the apparently normal visual field of glaucomatous eyes with hemifield defects. Glaucoma 21：318-325, 2012

索 引

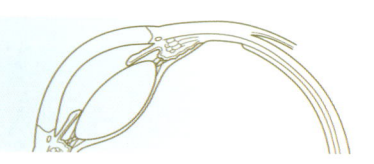

● 和 文

い
異常脈絡膜組織染　135

え
エリプソイド　4

お
黄斑　2
黄斑偽円孔　104
黄斑部　1

か
外境界膜　1, 6
外節　4
外網状層　1
杆体　4

き
局所性浮腫　51
近視性脈絡膜新生血管　151

こ
硬性白斑　57
後部硝子体皮質前ポケット　1

し
視細胞　4
視細胞内節外節接合部　19
視神経　7

視神経乳頭解析　193
視神経乳頭形状解析　26
視神経乳頭ピット黄斑症候群　173
若年網膜分離症　167
車軸様網膜分離　167
漿液性網膜剥離　56
硝子体黄斑牽引症候群　108
神経節細胞層解析　28
神経節細胞複合体　28, 199
神経線維層欠損　193
滲出型加齢黄斑変性　115

す
錐体　4
錐体外節端　22
錐体ジストロフィ　162
スペックルノイズ　11

ち
チェリーレッドスポット　74
中心窩　2
中心窩低形成　176
中心性漿液性脈絡網膜症　135

て
低コヒーレンスビーム　9

と
糖尿病黄斑浮腫　51
特発性黄斑円孔　89
特発性黄斑前膜　99

特発性傍中心窩毛細血管拡張症　84

な
内境界膜　1
内節　4
軟性ドルーゼン　129

の
嚢胞様変化　56

は
原田病　186

ひ
光干渉断層計　9
びまん性浮腫　51

ふ
フックス斑　151
ブルッフ膜　7

へ
ヘンレ線維　23

ほ
ポリープ状脈絡膜血管症　125

み

ミオイド 4
脈絡膜 7, 23
脈絡膜新生血管 115

も

網膜細動脈瘤 80
網膜色素上皮細胞 7
網膜色素変性 157

網膜静脈分枝閉塞症 66
網膜神経節細胞 193
網膜神経線維層 193
網膜神経線維層厚解析 27
網膜中心静脈閉塞症 66
網膜中心動脈閉塞症 74
網膜動脈分枝閉塞症 74
網膜内血管腫状増殖 129
網膜内新生血管 129
網膜剥離 144
網膜分離 144

網膜膨化 56

ら

卵黄様黄斑ジストロフィ 169

り

リポフスチン 164
緑内障 193

欧文

A

acute zonal occult outer retinopathy 179

B

Best disease 169
branch retinal artery occlusion 74
branch retinal vein occlusion 66

C

central retinal artery occlusion 74
central retinal vein occlusion 66
central serous chorioretinopathy 135
choroidal neovascularization 115
classic CNV 115
cone outer segment tip 22
cone sheath 6
cotton ball sign 101

D

double hump pattern 27

double layer sign 125

E

enhanced depth imaging OCT 14

G

ganglion cell complex 28, 199
ganglion cell layer 28

I

idiopathic juxtafoveolar retinal telangiectasis 84
inner lamellar cystic change 85
intraretinal neovascularization 129

J

junction between photoreceptor inner and outer segment 19

L

lacquer cracks 141

M

macular microhole 113
multiple evanescent white dot syndrome 182

N

nerve fiver layer defect 193

O

occult CNV 115
optical coherence tomography 9

P

polypoidal choroidal vasculopathy 125

R

retinal angiomatous proliferation 129
retinal ganglion cell 193
retinal nerve fiber layer 27, 193

S

spectral domain OCT　9
Stargardt病　164

T

time domain OCT　9

V

vitelliform macular dystrophy　169

W

Watzke-Allen test　90

● 略　語

AZOOR　179
BRAO　74
BRVO　66
CNV　115
COST　22
CRAO　74
CRVO　66
CSC　135

EDI-OCT　14
GCC　28, 199
GCL　28
IJRT　84
IRN　129
IS/OS　19
MEWDS　182
NFLD　193

OCT　9
PCV　125
RAP　129
RGC　193
RNFL　27, 193
SD-OCT　9
TD-OCT　9

著者 大谷倫裕（おおたに・ともひろ）

略歴
1989年　群馬大学医学部卒業
同年　　群馬大学眼科入局
2003年　群馬大学眼科講師
2008年　群馬大学眼科准教授
　　　　現在に至る．

身につく
OCTの撮り方と所見の読み方　定価（本体7,000円＋税）

2013年4月1日　　第1版第1刷発行
2014年1月10日　　第2刷発行
2015年6月1日　　第3刷発行
2018年8月1日　　第4刷発行

著　者　大谷　倫裕（おおたに　ともひろ）

発行者　福村　直樹

発行所　金原出版株式会社
　　　　〒113-0034　東京都文京区湯島2-31-14
　　　　電話　編集 ──────── (03)3811-7162
　　　　　　　営業 ──────── (03)3811-7184
　　　　FAX ─────────── (03)3813-0288
　　　　振替口座 ─────── 00120-4-151494
　　　　http://www.kanehara-shuppan.co.jp/

©2013
検印省略
Printed in Japan

ISBN978-4-307-35154-6　　印刷・製本／(株)真興社

JCOPY ＜出版者著作権管理機構　委託出版物＞
本書の無断複製は著作権法上での例外を除き禁じられています．複製される場合は，そのつど事前に，出版者著作権管理機構（電話 03-3513-6969，FAX 03-3513-6979，e-mail：info@jcopy.or.jp）の許諾を得てください．

小社は捺印または貼付紙をもって定価を変更致しません．
乱丁，落丁のものはお買い上げ書店または小社にてお取り替え致します．

身につくシリーズ第1弾
身につく 眼底検査のコツ

基本的検査機器＝双眼倒像検眼鏡の使用法を図でマスターするために!!

動画CD-ROM付　圧迫眼底検査の実際

著　川崎　勉　出田眼科病院 副院長

◆B5判　128頁　8図　原色151図　◆定価（本体7,800円＋税）　ISBN978-4-307-35141-6

身につくシリーズ第2弾
身につく 蛍光眼底造影検査手技と所見の読み方

明日から活用できる！臨床に直結する！蛍光眼底造影検査テキスト!!

著　大野　京子　東京医科歯科大学医学部眼科学准教授
　　森　隆三郎　日本大学医学部視覚科学系眼科学分野

◆B5判　96頁　原色76図　◆定価（本体5,800円＋税）　ISBN978-4-307-35143-0

身につくシリーズ第3弾
身につく 涙道疾患の診断と治療

低侵襲の涙嚢鼻腔吻合術を中心に，涙器・涙道の日帰り手術を解説!!

著　栗橋　克昭　栗橋眼科 院長

◆B5判　180頁　16図　原色173図　◆定価（本体7,200円＋税）　ISBN978-4-307-35144-7

身につくシリーズ第4弾
身につく 角膜トポグラフィーの検査と読み方

臨床で必須の角膜形状解析装置の使い方を分かりやすく解説!!

著　湖﨑　亮　医療法人湖崎会湖崎眼科 副院長

◆B5判　128頁　原色146図　◆定価（本体6,800円＋税）　ISBN978-4-307-35148-5

身につくシリーズ第5弾
身につく 結膜疾患の診断と治療

日常臨床で頻度の高い結膜トラブルを徹底解剖!!

著　秦野　寛　横浜市立大学医学部眼科臨床教授／ルミネはたの眼科院長

◆B5判　144頁　原色195図　◆定価（本体7,000円＋税）　ISBN978-4-307-35150-8

身につくシリーズ第6弾
身につく OCTの撮り方と所見の読み方

光干渉断層計検査のポイントを多彩な写真でわかりやすく解説!!

著　大谷　倫裕　群馬大学医学部眼科学

◆B5判　212頁　原色196図　◆定価（本体7,000円＋税）　ISBN978-4-307-35154-6

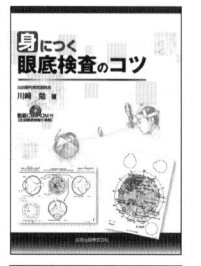

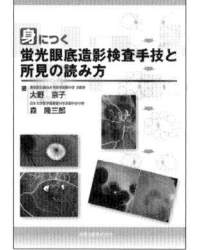

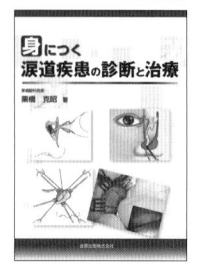

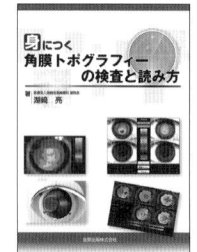

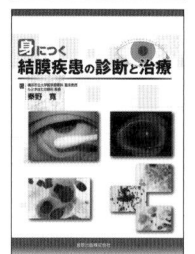

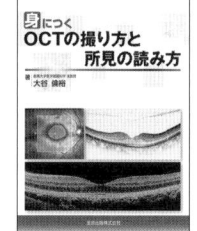

金原出版　〒113-0034 東京都文京区湯島2-31-14　TEL03-3811-7184（営業部直通）　FAX03-3813-0288

本の詳細、ご注文等はこちらから　http://www.kanehara-shuppan.co.jp/